感谢浙江大学金华研究院、"启真智库"
对本书出版的大力资助！

浙江大学中国科教战略研究院

| 启真智库 |

启真视界之
生命健康

QIZHEN VISION'S

LIFE AND HEALTH

吴 伟 林成华◎编

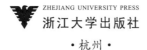

ZHEJIANG UNIVERSITY PRESS
浙江大学出版社
·杭州·

图书在版编目（CIP）数据

启真视界之生命健康 / 吴伟，林成华编. —杭州：
浙江大学出版社，2023.9
ISBN 978-7-308-24196-0

Ⅰ. ①启… Ⅱ. ①吴… ②林… Ⅲ. ①医疗保健事业
—研究报告—中国 Ⅳ. ①R199.2

中国国家版本馆 CIP 数据核字（2023）第 171441 号

启真视界之生命健康

吴　伟　林成华　编

责任编辑	李海燕	
责任校对	孙秀丽	
责任印制	范洪法	
封面设计	雷建军	
出版发行	浙江大学出版社	
	（杭州市天目山路 148 号　邮政编码 310007）	
	（网址：http://www.zjupress.com）	
排　　版	杭州好友排版工作室	
印　　刷	杭州宏雅印刷有限公司	
开　　本	710mm×1000mm　1/16	
印　　张	18.75	
字　　数	251 千	
版 印 次	2023 年 9 月第 1 版　2023 年 9 月第 1 次印刷	
书　　号	ISBN 978-7-308-24196-0	
定　　价	98.00 元	

序

医学具有科学、民生和经济等多重属性，是提升人民生命健康和维护社会稳定的重要保障，也是最具发展潜力的科技创新前沿领域。当前，医疗卫生事业的国家安全价值、经济发展保障价值进一步凸显，生命科学和健康医疗技术受到全社会广泛关注。在习近平总书记提出科技发展要"面向人民生命健康"后，医学乃至大生命健康板块成为我国科技创新布局的重点，并稳步成为实现高水平科技自立自强的关键抓手。解决未来重要医学技术、重点药物创制、重大疾病诊疗等问题的战略意义已经不亚于芯片制造，世界主要国家和地区也均已将生命健康科技创新纳入整体发展战略，生物医药、公共卫生等相关领域正进入百舸争流、蓄势突进的新阶段。

美国仍然占据全球生物技术、药物开发和临床研究的制高点，生命健康领域创新资源集聚效应明显，形成了以大学、研究机构和医药巨头为中心的"药谷"和生物技术研究园等大规模医药产业聚集园区。2020年，美国发布《健康公民2030》计划，瞄准人民生命健康问题，提出了四百余个医学研究目标，并以此为抓手逐步完善医学战略框架。《21世纪治愈法案》从法律层面保障了美国健康领域的基础研究、精准医疗等新疗法开发和临床转化，巩固其在全球生物医药创新中的全球领先地位。同时，美国还出台了系列重大战略行动：《国家生物经济蓝图》（2012年发布）推动合成生物学、蛋白组学、生物信息学等新技术的开发应用，《经济和临床健康信息技术法案》（2021年发布）旨在促进卫生领域的新兴信息技术融合，以及脑科学计划（2013 年启动）、国家微生物组计划（2016 年启动）、癌症"登月计划"（2022 年发布）等。

欧洲集聚了全球最多最大的生命健康科技创新集群，"欧洲地平线"计划提出 2021—2027 年的发展目标和行动路线，重点资助健康领域绿色和数字化转型。英国汇聚了欧洲三分之一的生物技术公司，以牛津大学、剑桥大学为代表的顶尖大学直接参与基础医学和生物科学的创新研究，其医学技术和生物学全球排名仅次于美国。2012 年，英国推出再生医学发展战略，重点规划医学科学研究，并在 2020 年最新成立四个再生医学新平台。2017 年，英国生命科学办公室发布《生命科学产业战略》，强调了加强科学研究与成果转化、强化基础设施建设、推进国家医疗服务体系（NHS）与行业的互动创新等主题。2021 年发布的《生命科学愿景》提出生命科学领域未来 10 年愿景，并阐述了其主要研究机构（包括学术界、政府、公司、医疗服务系统等）的职责。

中国是医疗保障覆盖人口最多、医疗卫生体系规模最庞大、医学研发能力发展最快的国家之一。党的十八大以来，以习近平同志为核心的党中央坚持以人民为中心，稳步推进中国特色医疗卫生事业和生命健康科技创新高质量发展，实现了我国医学科研攻关、医疗卫生保障、生命健康产业发展、国家生物安全等方面格局性变化。《"健康中国 2030"规划纲要》强调要构建国家医学科技创新体系，将国民健康上升至国家战略层面。《健康中国行动（2019—2030 年）》围绕疾病预防和健康促进，提出"大卫生、大健康"理念，坚持医学改革创新，促进以治病为中心向以健康为中心转变。国家"十四五"规划把"全面推进健康中国建设"列为专章阐述，并全面部署了生命健康领域基础研究与原创性开发、关键核心技术攻关、医药领域临床转化等重点内容。可以说，我国生命健康科技创新事业迎来了崭新的发展阶段。

党的二十大报告在"实施科教兴国，强化现代化建设人才支撑"部分明确提出"强化科技战略咨询",这要求我们不但要关注科技本身发展,更要着力开展战略研究,甚至将其置于技术布局和实际工作推动之前。《启真视界之生命健康》就是这个方面的积极探索,此书汇集了浙江大学多学科研究人员的战略研究成果,是大家对医、药、临床、器械、生物安全、公共卫生等相关议题的最新思考。书中收录的不少报告曾获得有关领导肯定性批示或相关部门采纳,在汇编成书过程中予以适当内容调整,兼顾了政策性、可读性和一定的学术性,其中所提建议具有很好的针对性、操作性和战略性。

编者邀我为此书作序,我欣然同意。此书对医学相关学科的研究人员,以及对公共卫生政策研究感兴趣的政策制定者、管理服务人员、社会普通公众迅速了解生命健康领域技术前沿,明晰当前医药卫生体制机制改革现状及趋势、问题及瓶颈等都有很好的参考价值。我也衷心希望此书的出版能对生命健康战略研究起到一定的推动作用。

是为序!

中国工程院院士、浙江大学医学院院长　刘志红

2022 年 11 月

目 录

CONTENTS

第1篇　提升国家医学科技整体能力[①]

报告核心内容

医学及生命健康领域是世界科技前沿和国家科技创新体系中最为活跃、最具潜力的战略板块,也是提升人民生命健康水平、增进人类福祉、推动社会文明进步的重要保障。我国医学基础研究和原创能力较为薄弱、重大前沿突破较少、医疗设备仪器对外依存度高、开放创新生态亟待完善,强弱项、补短板、扬优势、强体系已刻不容缓。在"四个面向"指引下,我国要强化战略思维和系统观念,全面谋划中长期医学科技发展,塑造国家医学科技整体能力,开辟医学发展新领域新赛道,培育未来竞争优势。为此,本报告提出优化顶层设计、健全投入机制、夯实基础研究、推动交叉会聚、加强成果转化、增进开放协同、强化底线思维、注重伦理规范等建议。

医学科技创新是保障人民生命健康的基础性、战略性支撑,是建设世界主要科学中心、重要人才中心和创新高地的关键依托领域。我国医学科技创新水平同国际一流水平相比仍存在较大的差距,医学科技整体能力还

① 本报告编入本书过程中有较大调整。撰写人:吴善超(中国科协创新战略研究院党委书记,研究员)、吴伟(浙江大学中国科教战略研究院副研究员)。

不强。在公共卫生事件频发、全球公共卫生治理格局深度调整、科技革命和产业变革加速演进的时代背景下,我国医学科技创新面临千载难逢的战略机遇,也面临全球各国之间战略博弈日益激烈复杂的严峻挑战。

一、新时代呼唤医学科技事业高质量发展

(一)增进人民健康福祉更加倚重医学科技创新

党的二十大报告明确了党在未来的中心任务是以中国式现代化全面推进中华民族伟大复兴,中国式现代化是人口规模巨大的现代化,是全体人民共同富裕的现代化,是物质文明和精神文明相协调的现代化,提升人民健康水平是题中应有之义。没有高水平的医学科技,就难以支撑全民健康,难以实现中国式现代化,人民健康福祉提升越来越倚重医学科技创新的快速发展和整体能力提升。医学科技创新无疑是"国之大者"、责之重者,其首要落脚点是为了更好满足人民群众对健康幸福生活的向往,是为了有效解决影响人民生命健康和经济社会发展的重大医学问题。随着国民经济和社会快速发展,人民生活质量逐渐达到小康水平,应用化场景极大拓展,我国疾病谱系产生重大变化。重大非传染性慢性疾病的发病率明显上升,包括心脑血管病、肿瘤、循环系统和呼吸系统疾病、糖尿病等代谢性疾病以及精神神经性疾病等,严重影响着人民生命健康。同时,随着老龄化加速,阿尔茨海默病、帕金森病和骨疾患等老年性和退行性疾病也呈快速增长之势。此外,出生缺陷、用药不当等造成疾病以至死亡、外伤和灾难造成的伤害等问题也持续影响着居民健康幸福指数,给国家经济社会造成沉重负担。

(二)技术围堵要求医学科技创新后发制人

近年来,西方加大了对我国科技创新尤其是高精尖缺技术领域发展的

遏制甚至围堵。与其他高科技领域一样,我国在医学科技领域面临着众多关键核心技术"卡脖子"的风险。其中,医学研究相关高端科研仪器实验设备断供风险较为突出。目前我国中级以上医院频繁使用的大型分析仪器,如核磁共振仪、高分辨质谱等,以及成像仪器,如超分辨率荧光成像仪、冷冻透射电镜等设备技术难以实现独立自主可控,严重依赖进口。中美贸易冲突以来,美国采取各种手段"围堵"我国重点科技领域,企图压制我国日益增长的国际影响力。尽管近年来我国已陆续成立各种生物医药领域的研究中心,如国家蛋白质科学中心(2010)、中国国家基因库(2016)、国家生物信息中心(2016)、AI 药物研发中心等,但是启动晚、技术积累先天不足;同时医药科技领域内,创新资源大量错配,"小而散""短而浅"的研究仍有较大市场,创新链上"原始创新"和"转化应用"两头薄弱,我国在医药健康领域中的基础科学原理发现与临床诊治方面同美欧日等主要发达国家存在显著差距。

(三)公共卫生事件频发提出传染病防控与应急医学攻关新要求

我国虽然已取得了统筹疫情防控与经济发展的总体性胜利,但传染病防控与应急医学攻关的综合能力仍不容乐观。相较发达国家,我国在重大传染疾病的发病机制、病理研究、病毒溯源、药理研究等方面仍然存在研究能力不足、反应不够及时等问题。同时,我国还需加强对流行病学、传染病学的研究,对重大病毒进行跟踪溯源,持续投入创新药物的研发,避免面对重大传染性疾病只能采取改剂型药、传统制药等制药模式。再者,我国各级医疗机构应对突发事件能力参差不齐,医学实验室以及科研专用平台建设不足以满足应急科研攻关需求,难以实现新药研发与临床应用的无缝连接。最后,传染病防控和应急医学科技攻关能力亟待提升,需加强如"核酸信息预警系统""医疗数据可视化"①等应急防控系统的研发,有效增加医

---

① 刘春鹤,张晗,惠文,李艳君,赵玉虹.国内外医疗数据可视化研究的现状分析与展望[J].世界科技研究与发展,2021(3):312-330.

学防控工作者的工作效率,降低传染病漏检风险,全面提高防控能力与应急公共卫生科技水平。[①]

二、着眼战略层面提升医学科技创新体系化能力

(一)以系统观念谋划医学科技发展战略

万事万物是相互联系、相互依存的。必须坚持普遍联系、全面系统、发展变化的观点考察医学科技发展,从而准确把握医学科技创新规律。医学科技需把握系统的动态协调性,需要做到统筹兼顾、综合平衡,在战略前沿脉络中洞见趋势,采取以系统科学为代表的复杂科学理论思维与实践策略研究解决问题。基于此,部分学者认为我国有必要创建具备整合特征的健康服务体系,包括整合创新链前端的科研活动、教育活动,中端的服务事业、预防事业,以及后端的管理活动等,继而最大限度地应对未来挑战。[②]通过系统的宏观把控,助推医学科技创新更符合科技创新规律、科技管理规律,更加适应人民生命健康需要,以点带面推动我国整体医学科技优化精进。医学科技发展战略中的系统观念至少体现为三点:一是平衡好医学科技体系内部关系,统筹推进医、药、临床、公卫、医疗仪器等研发工作,坚持预防为主与防治结合,坚持重大慢病防治与传染病防控并举,坚持身体与心理、精神的协调。二是跳出职能部门局限和项目领域局限,防范"隧道视野效应",系统推进平台、资金、人才、基地设施等的一体化配置,对科学问题、技术问题、工程问题施以不同的支持机制。三是处理好医学科技各相关任务板块间关系,贯通好医学科技创新与医学人才成长、医学科技管

① 何文斌,冯毕龙,王莹,王蓓,程晓琳,陈小艳.常态化疫情防控下医疗机构核酸信息预警系统的设计及应用[J].华西医学,2022(3):344-348.
② 樊代明,陈鸿波,蔡超,柴象飞,刘铁昌,许军普.构建生命健康领域产学研深度融合创新体系[J].科技导报,2021(16):44-46.

理、医学平台建设,统筹谋划好医学科技创新与医疗设施条件、健康治理创新的一致性推进。

（二）以战略视野制定医学科技长远规划

医学科技的战略思维包含本质思维与跨界思维,这就需要立足"两个大局"透视国内外发展环境,洞察医学科技趋势和规律,跨越学科边界、领域边界、产学研组织边界,强化医学科技对创新体系效能提升、国家综合实力提升和人民幸福安康的重大支撑作用。当前,生命健康成为科技创新体系中增长潜力最大、溢出效应最强的重大板块,在此领域率先取得颠覆性成果的国家必将立于国际竞争的不败之地。生命健康领域自身具备复杂巨系统特性,在战略规划制定中除需统筹把握医药科技的综合平衡外,还需处理好医学科技要素同相关领域的关系,如精准医学、合成生物学等衍生领域的突破,不单具有增进人民健康福祉的意义,还具有极大的产业价值、国家安全价值。同时要坚持"开放性"与"兼容性",从世界医学前沿技术与基础研究中汲取尖端医学科技要义,切实推进与全球各国的深度协作。此外,我们要从医学发展趋势出发,强化源于临床科学问题的临床与转化研究,重视基础医学与临床医学的有机结合和深入融合,推动学科纵向深化与横向交叉融合。

（三）以创新思维促进医学科技创新体系进化发展

从实践来看,科技创新体制机制仍然是我国治理体系和治理能力现代化的一个短板,医学科技创新植根的理论架构、创新体系尚未完全构建起来,相关探讨较为匮乏,这将掣肘医学科技创新事业的可持续、高质量发展。比如,科技创新投入还不能成为各级政府的约束性指标,科研伦理规范在很多时候还十分苍白,企业主导的产学研协同、创新链产业链资金链人才链深度融合还缺乏有效的激励机制等。科技创新与制度创新如鸟之两翼、车之双轮,医学科技制度安排应当是与时俱进、大胆创新、不断完善的过程,必须通过体制机制创新来实现对理论开拓、方法使用、路径设定、任务选择等的重新塑型。事实上,医学科技体制和制度创新是从制度规制和政策实践层面推动医学科技创新发展的主要路径。作为"人命关天"的事业,医学科技创新的制度性保障更为迫切,具体可能突破的医学前沿方向随着重大疾病的出现与重大基础前沿的拓展动态发展,进一步探索符合自然科学规律的资助与管理机制,并保持这种机制的适应性、灵动性,就显得尤其重要。而基于创新组织和战略管理理论,我国医学科技创新体系的重构亟须打通生命健康基础研究、医药合成技术突破、诊疗预测技术应用、新药研制产业开发等全链条。① 医学科技创新体系的建设要在动态中形成制度框架,激发医学创新主体与创新要素的活跃度,逐步进化成为主体完备、定位清晰、功能优越、高效协同的医学科技创新体系。

三、聚焦中长期目标完善医学科技创新的策略路径

(一)优化顶层设计,筑牢医学科技发展法治保障

通过单独的或嵌入整体的法治体系建设,明晰医学科技发展的资助主体、投入机制、监管责任、应急反应以及卫生健康、疾病控制、医疗机构、研发组织之间的协同关系。在完善法治保障之下,还要加强医学科技发展的顶层设计,重在设定研发领域布局、应急研发责任、创新研发平台、创新人才培养和技术手段储备等。实现《"健康中国 2030"规划纲要》目标,需构建医学科技创新体系,协同创新力量组织实施重大医学科技工程与项目攻关。新冠疫情的全球流行,使人们意识到当前重大突发传染病频发及危害骤增的不确定性增强,要解决这一重大人类健康问题,需优化医学创新政策环境与条件保障,由上至下推进健康产业技术的孵化,强化与柔性医疗

---

① 胡志民,贾晓峰.创新系统理论视角下我国医学科技创新体系的框架与内涵分析[J].科技管理研究,2022(3):10-16.

卫生系统相适应的医学科技发展的敏捷性。

（二）健全投入机制，激发医学科技创新活力

如前，科技创新竞争是当前大国竞争的核心，而医学和生命健康领域则是角逐主战场。医学领域存在临床诊疗操作性强、学科交叉度高等特点，需根据其特点，遵循医学学术发展规律、医学人才成长规律、医学管理规律，采取多元化分类管理机制与投入方式，激发医学科技创新活力。针对医学整体不足的短板，可借鉴美国国立卫生研究院的机制设计，建立统一的国家级生物医学资助体系，囊括现有的国家自然科学基金委医学科学部、中国医学科学院等资助主体[①]，继而实现在国家层面统筹科研资源配置、加强转化医学研究和协同医学相关的人才培养、队伍建设、科学研究等，打造医学领域的国家战略科技力量。同时，提供全局式的分子信息数据库等基础数据设施的支撑，收集整合样本相关的基本数据和诊断信息、病体表型、基因组学、蛋白质组学及其他组学信息等，提升医药系统的设施建设投入力度。值得注意的是，对医学科技创新的支持，不能单靠政府尤其是中央政府的投入，还应该充分激发科研院所、医药领军型企业等多渠道投入甚至慈善机构等社会力量投入的积极性。

（三）夯实基础研究，提升医学原创贡献度

基础研究对高新技术及产业的影响机理已成为科技学界颠扑不破的共识。20 世纪以来，创新突破往往发端于重大的科学理论命题产生，新兴产业的诞生已与前沿技术领域的基础研究密不可分。例如，DNA 双螺旋结构的发现，奠定了现代医学遗传技术和生物技术发展的基础。面向未来，我国仍然需要强化对基因组学、蛋白质组学、代谢组学等全球热点创新领域的支持力度，催化医学科技创新水平的全面提升。同时，还需推动临床医学靶点技术、疾病作用机理机制、新药研发与应用与实验用动物培育

---

① 王雪，李爱花，李沛鑫，李永洁，唐小利.英国 MRC 和 NIHR 研究体系建设及对我国医学科研规划的启示[J].科技管理研究，2020(7)：46-52.

等医学创新的攻关。① 此外,依托于人体健康基础问题研究,整合现有的预防生物学、临床诊疗学、基础病理学、医药开发与交叉学科研究,夯实从基础问题研发到临床诊治的全创新链条。加强医学团队专利申请的产权意识,提高专利前瞻性与实用性开发布局,将创新创造转变为现实生产力,保护我国医学原创性研究成果,逐步提升我国医药健康领域的竞争地位。

(四)推动交叉会聚,主动适应医学科技创新范式变革

学科交叉会聚是当前科技创新范式变革的重要指向,也成为形成新的学科生长点以及汇聚新的学术思想、产生重大原创突破的重要渠道,逐渐引起医学科技界的重视。同时,当前医学研究已步入大数据时代,通过大数据的交换、整合、分析,新的知识、新的规律被不断发现,新的意义、新的价值被不断产生和创造,最终带动相关产业发展。② 我国医学科技发展应坚持拓展医学研究的广度、深度、精度,既重视纵向学科分化与深化的研究,也重视学科横断面的拓展,鼓励学科综合交叉与融合的研究,将传统学科与新兴学科、交叉学科、边缘学科有机整合,齐头并进。同时,以学科交叉带动创新范式的转型,积极应对数据驱动型“第四范式”的研究革命,协同政产学研用各界力量,共同促进医学科技重大突破。当前,医、药、临床密不可分,这种领域间的协同是医学科技创新范式转型的核心要义之一。为此必须高度重视创新药物及生物治疗新技术的新理论、新概念、新构思、新策略、新技术与新方法研究,以及基于医学大数据赋能的人工智能技术的疾病防、诊、治新技术突破,联动实现医学科研仪器与设施创新研制、创新发展。

(五)加强成果转化,全面支撑临床诊疗水平提升

医学科技发展的最终目的是保障人民生命健康,增进人类福祉,这有

---

① 陈宜瑜.加强组织建设优化资助结构提升我国医学自主创新能力[J].中国科学基金,2009 (6):321-322.

② 付磊,尹岭,朱曼璐,马劼,高润霖.我国基础与临床医学创新体系建设研究[J].中国工程科学,2017(2):72-78.

赖于创新成果转化为临床技术和解决方案。基础医学与临床医学是医学科技的两翼,其有机结合也是提升彼此水平的重要路径。基础医学更关注理论前沿,临床医学更关注实践应用,二者并重有利于开展有针对性和实效的高质量创新研究。如果说二者都致力于应对和解决生命健康的科学技术问题,那么最具创新价值的研究应当是源于临床(科学技术问题的来源)、高于临床(运用国际医学科技界通用的科学方法对问题加以凝练、归纳等)、归于临床(最终研究成果可转化为临床应用)。完善基础研究成果向临床转化的有效机制不提倡单纯从文献到文献的研究,这往往聚焦于从文献的夹缝中发现理论问题,进而寻找研究的切入点、结合点、着力点,而没有从临床实践中寻找真问题、实际问题。当今世界主要科技强国纷纷加强医学基础研究与临床研究的合作,加速研究成果向临床应用的转换。我国医学科技创新亟须平衡基础医学和临床医学,从医学发展趋势出发,强化源于临床科学问题的临床与转化研究,以转化医学为桥梁纽带,促进医学前沿知识的转化应用。

(六)增进开放协同,拓展国际医学科技界信任合作

医学是最易从人类道义高地凝聚最大共识、最能促进民心相通的重要科技领域之一。在人类命运共同体意识的号召下,加强国际医药合作,携手应对全球性重大传染性疾病等生命健康风险挑战,是中国乃至世界医学科技共同体的共同使命。从科技事业、科技群体的开放来看,医学科技创新应主动接受科技界和社会的他律监督,同时加强科技社团等组织在强化科学道德自律、涵养优良学风等方面的作用。此外,医学科技工作者是推动民间科技交流的重要主体,还应进一步增强中国医学科技界的使命情怀、世界责任,推动开放、信任、合作的人类卫生健康共同体建设,推动以医学科技支撑构建人类命运共同体,展现我国医学科技界在全球科技治理中的新角色新担当。

（七）强化底线思维，统筹医学创新发展与生物安全

近年来世界各国屡屡发生的生物恐怖事件、食品和药品安全事件等，使安全保障成为公共卫生新的内涵。强化医学科技支撑保障人民生命健康，防范应对生物安全风险，防控重大突发传染性疾病，是维护国家安全的重要内容。统筹医学科技发展和安全，一方面要推动医学科技本身的安全发展，包括促医学领域的学科建设，维护医学人才安全，保障医学信息安全、疾病资源安全等；另一方面，要以医学科技创新保障和维护国家安全，健全医学科技科研攻关机制，加强对各项医学实验室的投入与监管，在确保生物安全的前提下有序开展生物育种等领域的研究。此外，我国人口与健康领域正面临着工业化、城市化、老龄化、现代社会生活方式、不安全的生活环境、非人为灾害和全球化等所带来的挑战，从医学科技创新的角度出发，揭示这些因素对健康影响的深层次规律，为应对上述挑战提供科学依据，也是医学科技对维护国家总体安全的实质性贡献。

（八）注重伦理规范，营造医学科技向善理念和社会氛围

当前，人类社会比以往任何时代都依赖于新的、强大的科学技术，同样也比以往任何时代都忧心于人工智能、转基因等带来的科学信任危机，受困于科学引发的人类集体焦虑情绪等全球共性问题。医学科技发展应把握科技本身的"双刃剑"特征，前瞻思考医学前沿技术发展带来的伦理挑战，加强源头风险防控。医学伦理是科技伦理中与人类关系最为密切、影响最为深刻的领域，科研伦理风险防范及科技向善机制在医学科技创新领域远比在其他领域更加重要，如"基因编辑婴儿"等事件就暴露出我国伦理治理的极大缺失。为此，我国需重视医学前沿科技的伦理风险防范，完善医学科学研究的伦理审查机制，平衡好医学科技发展与伦理治理的关系，既要促进医学科技前沿快速发展，又要加强新技术应用等方面的伦理治理。加强健康教育和健康知识普及是医学科技发展的重要内容，全民医学健康教育构成国家文化根基和底蕴并决定其科技发展治理和社会发展未

来。同时,医学科学普及有助于建立公众对医学的信任,有助于孕育医学科技创新发展的肥沃土壤。在医学科技战略布局中强调科技创新与科学普及"同等重要"的战略思想,强化支撑全民科学素质提升的制度设计,应鼓励医学科研人员深刻认识研究与传播同等重要,在重视医学的学术价值的同时,也重视研究的广泛社会影响。

第2篇 以科学思维引领生命健康科技创新高质量发展①

报告核心内容

　　生命健康科技创新具有科学价值、民生价值和产业价值,是我国实施创新驱动发展战略、深度参与全球科技创新竞争的重点领域。推动生命健康科技创新高质量发展,必须厘清当前生命健康科技创新的新特征、新趋势、新情境,并在科学思维指导下进行协同性、系统性、超前性谋划和布局。在科技发展"三个面向"跨越到"四个面向"的背景下,本报告认为谋划生命健康科技创新要立足于学科思维、系统思维与范式思维,并提出实践层面的三个建议:一是加快学科会聚与高能级平台前瞻性布局;二是坚持医药、临床、产业一体化发展;三是系统化配置坚持人才、基地、平台和资源。

　　当前,科技创新已经成为全球竞争格局变化的关键变量,生命健康科技创新也已进入百舸争流、蓄势突进的快速发展阶段,基础研究突破不断

　　① 本报告为中国工程科技发展战略浙江研究院咨询研究项目"浙江省生命健康科技创新面向2035的战略发展与布局研究"的部分研究成果(项目编号2020C04021,项目实施时间为2020年年初至2022年年初),相关内容发表于《科教发展研究》2022年第4期。撰写人:刘志红(中国工程院院士,浙江大学医学院院长)、朱慧(浙江大学党委副书记,研究员)、吴伟(浙江大学中国科教战略研究院副研究员),编入本书过程中做了适当删减。

引领创新前沿，社会需求推动研发模式转型，新型领域和创新突破正加速演进。生命健康科技创新已凸显出保障民生福祉和助力共同富裕、塑造创新全球竞争力、保障经济社会高质量发展等多重价值，全球各国竞相开展战略性部署。在 2016 年召开的全国卫生与健康大会上，习近平总书记明确提出"没有全民健康，就没有全面小康"，强调把人民健康放在优先发展的战略地位，努力全方位、全周期保障人民健康。[①] 新冠疫情暴发以来，"面向人民生命健康"已被提升至前所未有的战略高度，以政府、医药领域龙头企业、研究型大学、新型研发机构为代表的多元创新主体正加快建设高水平平台载体、集聚高水平创新资源、力图攻克"卡脖子"关键技术，从理论与实践双重维度探索生命健康科技创新的行动路线。

一、新时代生命健康科技创新的新态势

随着第四次工业革命的纵深发展，科技创新前沿突破对人们生产生活产生了日益广泛而深远的影响，生命健康领域的学科交叉与产业链贯通呈现新态势，跨界技术融合催动生命健康科技发展迈向新台阶。

（一）学科交叉会聚的新特征

当前，生命健康领域呈现大量跨学科、跨科研团队的交叉融合，生物医学同物理学、化学、材料科学、信息技术、系统工程等学科的协同创新已相当普遍。有学者基于文献挖掘度量了医学学科的交叉规模与趋势，发现我国医学与自然科学、工程、管理科学、法学等 10 个学科产生了不同程度的交叉，所有交叉领域文献数量当前正急剧增长。[②] 可以预见，以人工智能、大数据为代表的新一轮科技革命和产业变革，以数据密集型科研和融合研

---

① 习近平在全国卫生与健康大会上强调把人民健康放在优先发展战略地位，努力全方位全周期保障人民健康[N].人民日报,2016-08-21;01.

② 齐燕,高东平.特定学科跨学科交叉发展态势分析:以医学为例[J].情报杂志,2020(9):200-207.

究为核心的科研范式变革,将全面推动医工理文融通,多学科、多理论、多技术、多方法的创新趋势将孕育医学新专业、新学科和新成果。[①]

生命健康科技创新学科交叉会聚的新特征主要体现在:一是医学与工学交叉会聚,医疗需求成为诸多工学技术发展的巨大驱动力。康复治疗领域的需求促进了新型柔性感知结构、机器人技术和新型传感器等技术的创新;中医治疗设备与科学定量诊疗的需求催生了穿戴式检测设备、新型传感器、人工智能等技术的革新;基于器官/组织的复杂性结构,种类繁多的生物3D打印技术被开发出来用以针对不同的应用场景,拓宽了技术边界。二是医学与大数据交叉会聚,生命健康已成为规模最大的大数据领域。高通量实验技术的突破直接将生物医学数据从以基因组为代表的PB量级时代推升到多组学融合的EB量级时代,并呈爆发式增长态势,持续向ZB量级迈进。[②③] 三是医学与脑科学交叉会聚,类脑研究全面提速生命健康产业(如制药产业)发展,并推动各种神经影像技术、脑—机接口、神经科学生物银行、功能性移植脑刺激、虚拟现实及远程监控等一系列前沿技术的研发。四是医学与人工智能交叉会聚。AI赋能病理分析,在医疗读片、影像分析、使用自然语言处理录入病例等易于建立标准的应用领域有着绝佳的工作效率与准确率,临床诊断领域已利用AI技术分析射线成像和心血管图像、估测骨龄、量化血管狭窄等;运用基于深度卷积神经网络的小肠胶囊影像识别技术平均16毫秒就可以识别一张图像,病变识别准确率高达99.5%。

(二)产业链贯通的新趋势

当前,科技创新与产业创新的联动更加紧密,知识发现转化为技术成

① 张林.加快新医科建设 推动医学教育创新实践[J].中国大学教学,2021(4):7-12.

② 张国庆,李亦学,王泽峰,赵国屏.生物医学大数据发展的新挑战与趋势[J].中国科学院院刊,2018(8):853-860.

③ 张大璐,李萍萍,潘子奇.生物医药大数据:发展现状与政策建议[J].中国生物工程杂志,2019(12):110-115.

果和市场产品的过程不断缩短。大健康产业呈现三大趋势：一是大健康产业逐渐形成闭环，其商业模式也逐步向精细化方向发展。二是以云计算、大数据、物联网、区块链为代表的信息技术已逐渐渗透到大健康产业各个环节，在服务传统生命健康产业的同时也壮大了医疗信息服务产业。三是分布式创新引领大健康产业发展。

在应急医疗物资生产、病原体诊断与鉴别诊断、疫苗研发、新药研发等方面，我国构建了从基础研究与技术攻关、临床试验、成果转化与设备开发、产业孵化的完整产业生态体系，生命健康产业链逐渐融通、产业能级大幅提升。疫情以来，我国率先发现新冠病毒并分享获取的全基因组序列、披露新冠肺炎临床特征与危险因素、构建首个新冠病毒动物模型，突破瞄准新冠病毒诊疗的临床药物、试验疫苗的关键性技术缺口等，涌现了阿尔茨海默病等领域全球首研新药、PET-CT（正电子发射计算机断层显像）等国际一流医疗器械，大大拓展了生命健康产业链的完整度。同时，信息产业发展为大健康产业带来了新动能，业务模式向"平台即服务"和"数据即服务"转变，智能医护机器人、大数据健康码管制系统、人工智能辅助医疗诊断等新兴技术成为产业创新源泉，大幅提高了需求侧和供给侧的传动效率。[①] 此外，由于大健康产业的复杂生态和多元性，点状创新汇聚成面的趋势正引领生命健康产业发展，GE 医疗、企鹅杏仁、君实生物、至本医疗科技、轻松集团、好大夫在线等一系列服务于我国生命健康科技创新的大健康企业均在围绕国产、数字赋能、合作共赢，致力于利用分布式创新打造智慧医疗生态圈，提升我国大健康产业能级。

（三）技术融合的新情境

当前，生命健康科技创新与数字化转型跨界融合，以信息科技与生命科技融合为主要趋势的科技创新已经成为影响和改变未来世界发展格局

---

① 唐钧.大健康与大健康产业的概念、现状和前瞻——基于健康社会学的理论分析[J].山东社会科学，2020（9）：81-87.

的关键因素。欧洲集聚了全球最多最大的生命科技创新集群，"欧洲地平线"科研资助框架提出 2021—2022 年的发展目标和行动路线，并重点资助健康科技领域。其中包含 AI 工具预测慢性非传染性疾病风险、利用国家联络点(NCP)网络促进健康集群的建设、研究室内空气质量对健康的影响、开发用于制定患者分层新策略的计算模型等技术融合方向。美国《21世纪治愈法案》关注精准医学计划、癌症"登月计划"、脑科学计划、国家微生物组计划的推进和实施。英国生命科学办公室发布"生命科学愿景"(Life Sciences Vision)政策，提出生命健康领域的未来 10 年战略，包括开发影像分析技术等新型诊断和数字技术、利用基因组和遗传分析技术描述癌症等。

把握数字化改革机遇，不断加深生物技术、信息技术、物质科学与工程的技术融合，是我国科技创新发展抢占制高点、掌握主动权的新路径。合成生物学(Synthetic Biology)就是体现技术融合特征十分典型的前沿交叉领域。它以现代生物学、系统科学、合成科学等为基础，以化学、物理学、计算机等相关学科为支撑，融合标准化、模块化等工程学设计思路，并对基因组测序、计算机模拟、化学合成等多种技术进行应用，是知识大爆炸时代全球高度关注的、最有可能实现颠覆性原始创新的前沿技术领域。[①] 生命健康相关前沿技术融合作为产业突破发展的重点方向，将吸引全球产业创新资源集聚，生命健康领域将拥有更为广阔的发展空间和新的更大机遇。

二、谋划生命健康科技创新的科学思维

我国生命健康科技创新已成为科技创新工作的重要组成部分，从基础研究到临床应用、从学科建设到人才培养和队伍建设、从实验室研究到市

---

① 李诗渊,赵国屏,王金.合成生物学技术的研究进展——DNA 合成、组装与基因组编辑[J].生物工程学报,2017(3):343—360.

场化产品研发的全景式政策支持体系正不断完善，在创新载体建设、创新资源集聚、创新成果产出等方面取得了快速进步。但是，面临源头创新、临床转化、产业孵化相对薄弱，以及高能级科技创新资源不多、前沿交叉领域引领度不够、生命健康产业不大不强等实际情况，有必要从根本上明确推动生命健康科技创新高质量发展的科学思维。

（一）以学科思维谋划生命健康创新大尺度融合

面向生命健康世界科技前沿和国家战略需求，需进一步把握学科思维，完善生命健康医学学科布局，以跨学科交叉融合思维谋划生命健康科技创新长远规划。

生物学是生命健康领域的基础学科，也是推动生物科技与健康医疗发展的基石。美国科学家提出了基于区块链技术的 X Genomics 人类基因储存计划，加快整合、利用基因大数据资源，构建共赢的基因产业生态。我国需围绕"健康中国"战略目标和创新驱动发展战略，充分依托环渤海、长三角、粤港澳等区域创新集群优势，发挥生命科学与信息科学等多学科交叉融合优势，积极探索生命科学研究前沿，围绕非编码 RNA 与 RNA 医学领域，重点聚焦生命调控网络、新型核酸技术以及疾病导向的临床转化研究。目前，生物与信息技术高度交融与全链式整合使数字医学这一全新领域呼之欲出，"互联网＋医疗"与"AI＋医疗"等领域涌现了一批独角兽企业。我国需前瞻布局未来数字医疗关键技术，加强对未来无边际数字医疗的关键基础研究与创新技术，积极打造以数字化医疗等前沿技术为支撑的科技创新平台、以疾病防治为核心的健康产业创新载体，同时在防范伦理风险背景下开展数字医疗相关法律政策研究。我国要牢牢把握医工交叉前沿领域，充分"用好学科交叉融合的催化剂"，面向前沿，突出特色，支持我国新型研发机构与各大创新载体联合打造医工结合的新高地。

（二）以系统思维推动生命健康创新链式整合

我国大健康产业正处于发展的初期阶段。截至 2021 年 9 月，我国健康产业仅占国内生产总值的4%～5%,而美国则高于15%。此外,我国大健康产业主要分布于华东地区,而西北和东北地区产业集中度最低,发展不均衡导致产业整体效能不高。以我国川渝地区为例,其医疗机构数量与长三角地区几乎一致,但医疗器械生产企业数却不足长三角地区的1/8。而更为本质的问题是,川渝地区在吸引生命健康领域全球优质项目和落地转化产业链高端环节的成效较低。

加强我国生命健康科技创新需把握医学系统的动态协调性,以全链协同、成果转化为重点,建立更加协同、高效、开放的生命健康科技创新体系,从不同切入口加强政策供给和政策叠加。以系统思维做到统筹兼顾,在部分重点领域的前沿研究取得进展的同时,也需要重视技术相对不成熟的领域,克服"木桶效应",聚焦生物制品、高端医疗器械、现代中药以及智慧医疗等领域,推动全产业链高质量发展,提高创新整合融通效率。同时,优化区域布局是实现我国生命健康科技创新系统性提升的重要维度。要重点考虑我国产业布局特征进行梯度开发与转移,在充分了解地区所处的经济阶段与资源聚集情况的条件下,以系统思维实现产业发展与资源禀赋特征的结合。结合各区域的优势与特色,如环渤海地区科研实力与科技转化能力突出;长三角地区全球化资源整合能力强;粤港澳地区先进制造业强;川渝地区中医药特色医疗和健康旅游优势突出,把握产业均衡化与区域差异化发展的关系,打造创新集成优势。① 此外,从创新领域和创新组织形式看,基于对现实基础、技术预测、方向研判等方面的深入调研与全面考察,我们认为生命健康科技创新全链条高质量发展的重点领域应该包括生物科技、基础医学、转化医学、再生医学、脑健康与脑医学、数字医学、创新药物、医药融合、中医药传承创新、主动健康、应急医学、智慧口腔、生殖健康和新兴交叉领域,其间应形成全链条、立体化的协同支撑关系。

---

① 杨玲,鲁荣东,张玫晓.中国大健康产业发展布局分析[J].卫生经济研究,2022(6):4-7.

（三）以范式思维激发生命健康创新导向转型

当前,传统的科学研究范式已无法解决日趋复杂的重大科学问题,在揭示科学规律上的效应有所减弱。而在生命健康领域,许多重大的前沿问题有赖于以信息技术为代表的尖端技术突破。以人工智能、大数据技术为核心的"科学研究第四范式"(也称"数据密集型科学研究范式"),有助于跳出既定思维,并通过机器学习和大数据归纳整理发现或产生新知识。有专家认为,智能医学是医学未来的发展方向和学术前沿,其能高效发掘新型临床诊治方法,并催生信息科学与医学相结合的众多新兴学科,是对传统科研范式的超越。除了科学范式的转型,生命健康科技创新导向的范式思维还指向创新范式转型,其本质内涵在于开展有组织科研与集成攻关。其核心是在开放协同条件下强化整体创新要素供给,形成多技术并用、多线程并进的态势,尤其体现为面向关键核心技术攻关的汇聚与分布式创新模式。[①]

生命健康科技创新高质量发展也应遵循科学范式和创新范式转型的基本规律,立足信息技术,以范式变革推动核心技术突破、解决"卡脖子"关键问题、减少创新成果到应用的时间与投资成本;同时,在传统医学基础与信息技术优势上,注重以知识驱动型范式向问题驱动型范式转型,利用新兴信息技术与医学交叉融合,解决人类面临的各种复杂性生命健康问题。[②] 具体到数字化,我国要统筹运用数字化技术、数字化思维、数字化认知,推动以移动互联网、大数据、云计算、人工智能、物联网等为代表的新一代信息技术广泛应用于生命健康科技创新,着力在高水平医学研究、疫情防控、智慧医疗、居民健康监测和管理等方面发挥数字赋能作用。

---

① 吴朝晖.21 世纪创新型大学的构建[J].科教发展研究,2022(2):1-17.
② 董家鸿.医者,应有顶天的追求立地的情怀[N].光明日报,2022-06-25(4).

三、推动生命健康科技创新高质量发展的重大建议

生命健康科技创新正成为赋能创新体系和区域发展的新动力。谋划生命健康科技创新高质量发展要面向 2035 的中长期目标,立足于建立更加协同、高效、开放的科技创新体系,为提升人民健康福祉、加快健康产业发展、推进"健康中国"建设提供更加坚实的科技支撑。

(一)加快学科会聚与高能级平台前瞻性布局

坚持科教融合与学科会聚需聚焦生命健康领域科学范式、创新范式的转型,聚焦重点科学方向和国家重大战略需求,整体性、系统性、高起点促进生命健康科技创新发展,以问题导向思维实现科教融合、医教协同、政教联动,解决生命健康领域关键核心技术问题以及制约医学发展的"卡脖子"问题。

一是推动信息技术赋能医学基础学科,集中交叉学科精锐力量,强化生命科学与信息科学的交叉融合创新,把医学置于健康促进、生命演化、农业与环境、社会治理的发展大局中去考量,真正实现从支持以治病为中心到推动经济社会绿色可持续发展的转变。

二是支持高校与领军企业共建国家级实验室、省实验室、省重点实验室等,推进各类科技创新平台的协同创新,促进知识创新、技术创新、成果转化等方面的深度有效衔接,积极争取更多医工信交叉融合方面的国家工程研究中心的落地,建设高端医疗器械领域的工程和技术科学研究高地。

三是多主体协同布局生命健康高能级创新平台,支持各大创新主体打造体系化、任务型的创新联合体,并引导其服务区域医疗健康和新型经济产业发展,为生命健康科技创新提供"全周期服务"。

(二)坚持医药、临床、产业一体化发展

坚持医药、临床、产业一体化创新发展,通过不断提升制度创新的精准

性、产业链条的完整性、融合协同的稳定性,对冲外部的不确定性;以区域一体化思路加快健康产业结构布局调整,全流程革新生命健康科技创新成果产业链条。

一是完善生命健康科技创新链,推动医药制造与应用能力升级,催化创新药和高端医疗器械制造产业化,加快医药产品创新和产业化技术突破。重点领域补短板和优势领域锻长板相结合,加快关键核心技术攻关。以信息技术赋能医药研发与生产运营深度融合,推动医药产业数字化转型升级,鼓励医药企业强化体系化制造优势,促进创新药物、创新医疗器械的应用推广。孕育核心产业集群,通过产学研合作强链,贯通基础研究、技术研发、临床诊治、设备开发、成果转化、新药创制等产业链。

二是整合全国生命健康科技创新优势力量,规划区域大健康产业空间布局,打造产学研用一体化新局面。秉持区域错位发展与梯度开发理论,扩大我国生命健康优势地区的辐射效益,催发我国潜在优势健康产业,提高产业发展空间,激发我国生命健康科技创新整体活力。

三是在生物医药技术前沿领域布局"超链接"型新型研发机构。新型研发机构能够链接广泛的创新主体、汇聚广泛的创新资源,是创新生态网络中的"超链接"组织。同时,还能实现创新链上下游之间的贯通,以及创新领域的大跨度协同,能较好实现创新成果快速进入转移转化通道。在生物医药技术领域布局一批集基础研究、成果转化于一体的新型研发机构,建设若干产医融合创新示范基地。

(三)系统化配置人才、基地、平台和资源

瞄准国家中长期需求和科技创新高水平自立自强,坚持人才培养、基地建设、资源分配、平台布局的一体化配置,加快构建生命健康科技创新的战略性支撑。

一是集聚全球医药高层次人才。实施更加积极、更加开放、更加有效的人才引进政策,招揽顶尖医学战略科技人才。依托重大人才工程,以生命健康领域基础前沿重大科学问题突破为导向，重点引进能够引领世界科技前沿、善于整合科研资源的"帅才型"战略科学家。以领军型科技创新人才为核心，加强世界一流科技创新团队培育，加强博士后、访问学者、海外专职科研队伍建设，继而提升国际资源吸附能力。

二是发挥数字产业"硅谷效应"。依托国家重大创新平台、大科学计划汇聚国际顶尖创新资源，打造高能级科研基础设施。以提升科研组织化、体系化能力为突破口，依托高水平研究型大学等国家战略科技力量，争取国家级重大科研平台和重大科技基础设施新增布局。围绕生命健康的基础前沿研究领域，主动发起或深度参与国际、区域性重大科学计划和科学工程，汇集多边力量协同推进生命健康科技创新向高质量一体化发展迈进。

三是构建生命健康创新联合体。构建科技领军企业牵头、高水平大学（院所）支撑、医疗机构和科技领军企业相互协同的生命健康创新联合体。统筹布局项目、人才、平台、网络、基地，整合各类生物样本库等医药信息资源，发布科研成果、技术指标、运行计划、共享机时等信息，最大限度实现科学数据共享。

第3篇　加快生物科技创新发展①

报告核心内容

生物技术革命浪潮席卷全球并加速融入经济社会发展,发展生物经济和保障生物安全,对推动经济社会发展和维护国家安全具有重大意义。但在生物科技领域,我国仍面临原创能力薄弱、产业化应用滞后、高能级创新平台偏少、国际合作不确定性增强等诸多问题和挑战。在美西方不断加大对我国科技创新围堵背景下,本报告建议:实施生物科技创新战略,壮大生物科技国家战略力量;加快推进生物科技产业化应用,培育塑造生物经济支柱产业;加快构建高等级生物安全实验室集群,提升生物安全保障能力;坚持全球开放创新和人才引育,实现科技自立自强,构建生物经济高质量发展新格局。

当前,生命科学已成为自然科学中发展最迅速、竞争最激烈的前沿领域,生物技术发展日新月异、突飞猛进。随着生物医药研发不断取得突破,合成生物学研究快速发展,先进工业生物技术迭代升级,生物产业已成为世界主要发达经济体科技产业布局的重点领域之一。党的十八大以来,我

---

① 本报告完成于 2022 年 10 月。撰写人:翁宇(浙江大学科学技术研究院科技开发部部长,浙江大学公共管理学院博士生),杨波(浙江大学科学技术研究院院长,浙江大学药学院教授)。

国生物经济发展取得巨大成就,产业规模持续快速增长,门类齐全、功能完备的产业体系初步形成,一批生物产业集群成为引领区域发展的新引擎。^① 生物领域基础研究取得重要原创性突破,关键核心技术攻关见行见效,高价值发明专利规模稳步扩大,创新能力大幅提升。据统计,我国学者发表的生物科学领域前1%以内高被引论文(以下简称"前1%论文")总量占全球14.1%,位居第二,仅次于美国;医学领域前1%论文总量占全球8.0%,位居第三,仅次于美国和英国;农学领域前1%论文总量占全球24.8%,位居第一。同时,我国科学家积极应对新冠疫情,在病原生物学和分子流行病学研究、检测技术建立、药物和疫苗研发方面均取得重要进展,现有高被引论文1450余篇,热点论文200余篇,占比均为世界总数20%左右^②,为全球抗疫科研攻关作出了中国贡献。

随着我国科技水平和综合国力不断提升,生物技术领域发展迅速,推动生物经济再上新台阶,但我国生物科技领域仍面临原创能力较为薄弱、生物产业化应用有待推进、高能级科技创新平台总量偏少、国际合作不确定性增强等诸多问题。2022年10月27日,据《华盛顿邮报》报道,美国或考虑在生物技术等领域对中国实施新的出口管制措施,以限制中国获取一些最前沿的新兴技术。鉴于目前我国在生物科技领域的技术发展状况及前沿趋势,我们提出如下建议。

一、强化生物科技创新战略引领

生物科技已成为国家科技创新战略的重要组成部分。近年来,主要发

---

① 国家发展和改革委员会."十四五"生物经济发展规划[EB/OL].(2022-05-10)[2022-06-21]. https://www.ndrc.gov.cn/xxgk/zcfb/ghwb/202205/t20220510_1324436.html? code = &state = 123.

② 张先恩.世界生命科学格局中的中国[J].中国科学院院刊,2022(5):622-635.

达国家和地区相继出台生物经济政策,不断加快科技前沿布局。美国在纲领性战略《国家生物经济蓝图》指导下,逐步细化各项规划和举措,2019 年出台《生物经济行动实施框架》;2020 年 5 月,参议院通过《2020 年生物经济研发法案》,明确将建立国家生物经济研发计划;2022 年 9 月,拜登总统发起一项国家生物技术和生物制造计划(National Biotechnology and Biomanufacturing Initiative),旨在推动 Biotech 美国本土化,并减少对中国生物制造的依赖。2020 年 3 月,欧盟生物基产业联盟(BBI JU)发布《战略创新与研究议程(SIRA2030)》;欧盟委员会于 2021 年 5 月发布《生物经济未来向可持续发展和气候中和经济的转变:2050 年欧盟生物经济展望》。2020 年 7 月,英国政府发布研究与发展路线图。2020 年 6 月,日本发布新版《生物战略 2020》基本措施版。各国对生物经济的关注已从最初利益层面的关注发展到纳入总体政策框架,受重视程度前所未有。

新一轮中美科技博弈背景下,我国亟须加强生物科技战略顶层设计:一是加快制订《"十四五"生物技术创新专项规划》。发挥新型举国体制优势,加强战略性、系统性、前瞻性战略谋划,加快国家重大科技基础设施建设,拓展实施国家重大科技项目和重点研发计划,打造生物科技领域国家战略科技力量。二是显著提高生物科技创新投入。进一步加大公共财政投入和社会投资引导力度,强化对原创性、引领性科技创新的支持,打好关键核心技术攻坚战,集中力量补齐底层技术、关键部件、共性基础技术和材料等发展短板。三是进一步优化资源配置方式。健全生物技术科研攻关机制,探索非竞争定向配置方式,引导国家战略科技力量开展生物科技创新任务,突出激励原始创新。四是加快促进生物科技创新范式变革。应对生物技术与信息技术融合发展新趋势,大力促进生物技术与信息技术、纳米技术融合发展"会聚技术",大力提高生物科技的信息化、系统化、工程化水平。五是强化生物资源保护和综合开发利用能力。构建基于先进信息技术的生物资源开发、利用、追踪体系;建设种质资源筛选平台,加强优质基因的繁育利用和品种改良；大力建设生物资源技术研发创新平台，加快发展生物资源循环利用新技术。六是大力培养跨学科人才。强化前沿交叉学科体系建设，促进生命科学与医学、物理、工程、信息、化学、能源、农学、食品等学科交叉融合，培养生命科学复合型人才。

二、加快推进生物科技产业化应用

生物经济是继农业经济、工业经济、信息经济之后提出的一种全新经济形态，以生命科学和生物技术的发展进步为动力，以保护开发利用生物资源为基础，以广泛深度融合医药、健康、农业、能源、环保、材料等产业为特征，正在勾勒人类社会未来发展的美好蓝图。现代生物技术逐渐进入大规模产业化阶段，全球生物经济快速发展，工业生物技术作为生物经济的支柱，支撑着生物制造、生物能源、生物农业、生物医药、生物环保和生物服务业等产业发展。① 麦肯锡研究院 2020 年报告分析预测，生物革命将在未来 10～20 年内产生 2 万亿～4 万亿美元的直接经济影响，其中一半以上来自医疗卫生以外的领域，包括农业和纺织业等。② 各国对生物经济极为重视，如英国 2018 年发布《发展生物经济——改善民生及强化经济：至 2030 年国家生物经济战略》，日本 2021 年发布新版《生物战略 2020》市场领域措施版，中国 2022 年 5 月发布《"十四五"生物经济发展规划》。

为实现生物科技自立自强，提升产业链供应链安全稳定水平，构建生物经济高质量发展新格局，我们提出：一是完善政策支持和激励措施，助推

---

① 陈方，丁陈君，陈云伟，等. 工业生物技术领域国际发展态势及我国发展前景展望[J]. 世界科技研究与发展，2018(2)：133-148.

② McKinsey Global Institute. The Bio Revolution：Innovations Transforming Economies，Societies，and Our Lives［EB/OL］.（2020-05-13）［2022-08-21］. https://www. mckinsey. com/industries/pharmaceuticals-and-medical-products/our-insights/the-bio-revolution-innovations-transforming-economies-societies-and-our-lives＃.

生物经济创新发展。研究出台保障生物科技企业保持合理利润的制度；优化完善有效的监管/药物审批制度；实施强有力的知识产权保护制度。二是持续拓展生物技术应用场景。发挥有效市场和有为政府的资源优势，加快生物技术向多领域广泛融合赋能，促进生物医药、生物医学工程、生物农业、生物制造、生物能源、生物环保、生物技术服务等加速发展，加快培育生物领域新产业、新业态、新模式，推动形成一批具有国际影响力的新技术、新产品、新设备，塑造生物经济支柱产业。三是优化生物技术创新公共服务平台。加快推进生物资源库、文献库和各类专题数据库建设，同时建立疾病监测系统和高性能计算系统，完善细胞工厂、生物银行和生物分子资源等基础设施建设，强化生物技术服务平台国际竞争力和辐射带动作用。四是加强政产学研用深度融合。大力建设生物科技成果转化平台，支持生物科技龙头企业和高水平研究型大学、科研机构共同建立创新联合体，支持有影响力的应用单位牵头建立生物产品技术创新和示范验证中心，支持生物科技大企业与中小企业融通创新，加快建设研究型医院、临床医学中心和转化医学中心等。

三、构建高级别生物安全实验室集群

生物安全实验室是指在生物学、医学等领域，通过防护屏障和管理措施防止发生病原体或毒素暴露及释放等，从而达到生物安全要求的生物实验室。高级别生物安全实验室是国家生物安全体系的基础支撑平台，是国家战略科技力量的重要组成部分。高级别生物安全实验室包括生物安全四级（Biosafety Level 4，BSL-4）实验室和生物安全三级（Biosafety Level 3，BSL-3）实验室，其中 BSL-4 实验室是目前世界上最高等级的生物安全实验室。[①] 据不完全统计,全球目前共建成 51 个 BSL-4 实验室,正在建设和计划建设 6 个 BSL-4 实验室。[②] 就国家来看,美国 BSL-4 实验室最多(13 个),其次为英国(8 个),澳大利亚和瑞士分别有 4 个,德国、加拿大、法国、意大利、日本、捷克、印度的 BSL-4 实验室均达到 2 个或以上。[③] 此外,美国疾病控制和预防中心(CDC)注册的 BSL-3 实验室数量在 2010 年已达 1495 个[④],同时其在全球其他地方还建有 200 多个研究实验室。[⑤] 而我国现仅建成 1 个 BSL-4 实验室(2018 年才正式开始运行),在建和待建的 BSL-4 实验室各有 1 个,BSL-3 实验室只有 80 个[⑥],在高级别生物安全实验室在建设体量方面,目前我国与其他国家相比仍存在较大差距。

为提高我国生物安全保障能力和生物经济创新发展能力,建议全面整合综合类大学、医学类大学等高校学科优势及其附属医疗机构资源,加快规划和布局高级别生物安全实验室建设:一是适时启动 BSL-4 实验室新设施的战略规划和建设。二是在统筹 BSL-4 实验室和 BSL-3 实验室的基础上,加快布局建设 BSL-3 实验室,条件好的省份建设 8 个左右,条件一般的省份至少保证有 1 个。三是依托高水平研究型大学建设高级别生物安全实验室。四是鼓励和支持国内企业国际化并购或"走出去"自建生物研究实验室。五是完善相关法律法规和政策体系,建立与疾控部门、卫生健

---

① 国家发展和改革委员会. 高级别生物安全实验室体系建设规划(2016—2025 年)[EB/OL]. (2016-11-30)[2022-10-03]. https://www.ndrc.gov.cn/xxgk/zcfb/ghwb/201612/t20161220_962213. html? code=&state=123.

② WHO. WHO Consultative Meeting on High/Maximum Containment(Biosafety Level 4) Laboratories Networking[EB/OL]. (2017-12-13)[2022-08-09]. https://apps.who.int/iris/bistream/ handle/10665/311625/WHO-WHE-CPI-2018.40-eng.pdf.

③ 宋琪,丁陈君,陈方,张志强. 国际生物安全四级实验室建设和实验室安全管理现状[J]. 世界科技研究与发展,2021(2):169-181.

④ KAISER J. Taking Stock of the Biodefense Boom [J]. Science,2011,333(6047):1214-1215.

⑤ Euvsdisinfo. Disinfo: US-funded Laboratories for the Testing Biological Weapons are emerging in Russia's Neighborhood [EB/OL]. (2019-06-21)[2022-07-08]. https://euvsdisinfo.eu/ report/us-laboratories-test-biological-weapons-emerging-russia-neithbouring-countries/.

⑥ 田金强,何蕊,陈洁君,潘子奇. 我国生物安全科技工作成就与展望[J]. 生物安全学报,2019 (2):111-115.

康部门的联动机制,贯通研究、临床、预防和政策实施,切实保障高级别生物安全实验室健康有序发展。

四、坚持全球开放合作创新

积极参与全球科技合作,不断汇聚全球高水平科技创新资源,依然是实现我国科技创新高质量发展的必由之路。中美学者合作发表的科学论文数量已持续数十年增长,中美学者相互成为重要的学术合作伙伴,2019年双方合作论文达 66600 多篇,创下历史新高;然而近两年,因世界政治经济格局发生深刻变化,中美学者合作发表论文数量于 2020 年首度下降,减少1.5%,2021 年继续下降 5.9%(生命科学合作论文减少 9%)。① 生命科学是人类命运共同体的联系纽带,具有长期的国际合作传统,继续坚持开放性研究和国际科技合作,有助于解决跨国、跨区域和涉及全人类共同利益的生物科学难题。

为加快推进生物科技领域全球合作与创新,构建国内国际双循环的新发展格局,我们建议:一是基于联合国组织机制推进开放创新。充分利用世界卫生组织(WHO)和国际粮食及农业组织(FAO)等联合国组织机制,积极参与全球生物安全治理和科技创新合作。二是开展双边和多边国际合作。在国家生物科技、生物经济和生物安全治理体系框架下,积极开展生命科学、生物技术双边和多边国际合作。在条件相对成熟的特定传染性疾病疫源地国家和地区部署海外基地,形成覆盖全球的疫情防治研究网络体系。积极推进与"一带一路"沿线国家建立更加高效共赢的国际药品、医疗器械研发合作模式,为共同构建人类卫生健康共同体提供智慧和方案。三是主动发起和参与国际大科学计划。积极参与生物资源保护利用、医药

---

① 张先恩. 世界生命科学格局中的中国[J]. 中国科学院院刊,2022(5):622-635.

卫生、生物制造等领域的国际规则和标准制定。加快集聚全球生物领域先进技术、人才、资本等创新资源和要素。四是积极参与全球生物多样性框架工作。通过服务国家公园和国家自然保护区等建设,为"生物多样性保护"中国智慧和中国方案打造示范标杆。五是继续在全球范围内引育一流人才。坚持"为我所用、堪当大用"的国际科技人才使用观念,引进和外聘国际高端科技人才,完善生物领域人才服务,为高端人才提供全方位政策保障。

第4篇　加快合成生物产业发展[①]

报告核心内容

合成生物学被公认为是新一轮科技革命与产业变革的触发点，是实现我国科技创新全球赶超的重大契机。我国合成生物产业发展面临顶层布局与底层技术脱节、企业开发使用与持续管理风险不可控，以及生物安全、伦理与多元场景监管不足等难题。本报告结合合成生物产业发展的现状及面临的问题挑战提出的建议包括：搭建多部门协同框架，健全法律法规体系；支持设施平台基建及开放共享，打造自主创新竞争力；构建安全责任体系，完善全流程风险控制；多源监管并行，衔接技术应用与产业发展；加强宣传引导，科学有序提升公众认知等。

2060 年前碳中和是中国融入新时期全球产业链，构建人类命运共同体的关键决策，将给中国发展带来深刻变革。实现碳中和的关键在于大范围推广绿色低碳技术，促进清洁能源系统建设和应用，最终实现技术、经济

[①]　本报告于 2022 年 6 月份撰写报送，受到有关部门的重视，编入本书过程中做了适当内容调整。撰写人：吴伟（浙江大学中国科教战略研究院副研究员）、连佳长（浙江大学化学工程与生物工程学院研究员）、许迎科（浙江大学生物医学工程与仪器科学学院教授）、徐金钟（浙江大学海洋学院副教授）、曹聪（宁波诺丁汉大学商学院教授）等。

和社会的全系统转型。本报告剖析绿色低碳技术发展中的清洁电力系统、核心技术、商业化等方面面临的主要瓶颈，并从技术发展体制机制、技术规划、技术投资和技术扩散角度提出实现净零排放的绿色低碳技术发展的对策建议。

合成生物学是指通过工程化的思路，以现代生物学、系统科学、合成科学等为基础，以化学、物理学、计算机等相关学科为支撑[①]，对生物体功能代码（如酶、合成途径以及底盘细胞的代谢调控网络等）进行重编与改造，以设计出具备新型功能的生命体，并完成特定用途的一门崭新科学。[②] 2014 年前后，基因编辑技术与生物医药、大数据等融合发展，标志着合成生物学进入全面提升期。截至 2021 年底，全球合成生物学相关产业呈现井喷态势，市场规模达到 736.93 亿美元。到 2025 年，合成生物学与生物制造的经济影响预期攀升至 1000 亿美元，并将于 2030—2040 年带来 1.8 万亿至 3.6 万亿美元/年的庞大经济收益，影响席卷众多领域。[③]

一、我国合成生物产业发展现状

（一）通过系统提升、协作创新极大提高了技术研发能力

合成生物学研究"设计—构建—测试—学习"循环的每一个环节，通过 DNA 合成、基因编辑、基因组测序及注释等底层技术突破推动行业发展。我国合成生物基础研究进入从"量的积累"向"质的飞跃"的重要时期，关键

---

① 《生物产业技术》编辑部.合成生物学：从科学内涵到工程实践——访中国科学院院士赵国屏[J].生物产业技术，2010(5)：87-89.

② Cameron D. E., Bashor C. J., Collins J J. A Brief History of Synthetic Biology[J]. Nature Reviews Microbiology，2014，12(5)：381-390.

③ 智研咨询.2021 年全球及中国合成生物学行业发展趋势：市场规模爆发式增长，发展前景广阔[EB/OL].(2022-06-15)[2022-07-16].https://caifuhao.eastmoney.com/news/2022061509233877 6819960.

技术已呈现出"并跑"与部分领域"领跑"的局面,初步形成了以深圳、天津、上海等为代表的城市产业集群。部分研发成果进入全球第一方阵:酵母基因组合成、单染色体酵母人工合成、复杂基因调控回路与光遗传学基因元器件设计等已达世界先进水平;远红光响应的人工定制细胞,小鼠胰岛素分泌控制等技术取得重大进展;丁二酸、丙氨酸、D-乳酸、肌醇等传统化工产品的人工生物合成在国际上率先取得突破,颠覆了传统石油化工发展路线并实现了产业化;天然化合物药物合成的生物器件、医疗基因线路、固氮与抗逆途径等领域取得一批创新成果,人参皂苷、天麻素、灯盏花素、维生素 B12 等生物合成物已具备产业化潜力。

同时,国内龙头企业大力开展跨领域的合成生物创新研究,在碳中和、新材料、生物制造和医疗等领域探索合成生物技术广阔的应用价值。其中,在碳中和领域,中石化、首钢集团与朗泽公司密切合作,专注于利用工业废气直接生产化学品和燃料乙醇。[①] 在新材料领域,万华化学集团设立合成生物学联合研究院,推动聚乳酸等可降解塑料的绿色高效制造。[②] 在生物能源、生物材料、食品营养、天然产物合成等领域,中粮集团布局合成生物学研究,并与中科院深圳先研院共同成立合成生物产业应用联合实验室。在医疗领域,华东医药在糖尿病、肿瘤、免疫和抗生素等方面布局合成生物学研究,多项成果取得突破性进展。

(二)相关企业发展起步较晚,但正迎头赶上

总体看,国内合成生物相关企业大多处于初创阶段,与国外企业依旧有一定差距,正处于"起步较晚、跟跑并争取迎头追赶"的状态。

---

① 网易新闻.独家专访|获壳牌、中石化资本投资,牵手首钢合作建厂,biotech 初创能否成顶级"碳捕手"[EB/OL].(2021-08-23)[2022-08-17]. https://www. 163. com/dy/article/GI4530C30532PL1J. html.

② 天津科技大学新闻网.万华化学集团—天津科技大学合成生物学联合研究院揭牌仪式举行[EB/OL].(2020-08-05)[2022-09-22]. http://news. tust. edu. cn/kdxw/3dcecab7898b417ab95f608936515356. htm.

合成生物学产业发展有两类商业模式：一类是产品型商业模式，即借助合成生物学手段生产面向市场各领域的合成生物产品。其中的代表性公司包括华恒生物、凯赛生物、新日恒力、圣泉集团、科拓生物、三元生物、金丹科技、利尔化学、金达威等龙头企业。另一类为平台型商业模式，旨在提供与搭建生物体设计、软件开发等平台化的集成系统。其中的典型代表性企业有美国的 GinkgoBioworks、Zymergen 及中国的衍进生物、恩和生物等。现阶段，平台型商业模式的企业受限于应用层面的落地产品不足，盈利能力难达到预期；相比而言，产品型商业模式的企业已打通从生物改造、发酵纯化到产品改性的全产业链，近年来迅猛发展，盈利水平不断提升，部分平台型商业模式的企业逐步向产品型商业模式的企业转型。[①]

国内合成生物企业以下游的产品开发型为主，上游的底层技术型如DNA 合成、基因编辑技术开发等极少，为下游服务的平台型企业包括DNA 设计、菌株构建、高通量筛选等仍处于萌芽期。相较而言，国外的合成生物学领域的企业起步早，数量多，涵盖行业广，已形成近 500 家的规模，且部分龙头企业已实现从工具层、软件/硬件层到应用层的全产业层级布局，技术壁垒较高。

二、我国合成生物产业发展的风险与挑战

（一）资源融通与创新链协同存在不足

由于合成生物产业缺乏顶层设计和系统布局，致使产业整体未能体现规模效应。现有合成生物制品仿制技术多但自主专利产品少，生物技术企业多但具有独立研发能力的少；同时，由于协同创新机制缺失导致创新资源分离、分散、分隔等问题。围绕医药、化工、能源和环境、信息技术等重大

---

① 中信证券.合成生物乘势而起，颠覆传统引领未来[R].2022-03-21.

产品创建可控合成、功能导向的新代谢网络和新生物体缺乏统筹机制。

供需方面,市场需求强劲与技术、人才供给匮乏并存。"人造生命""合成基因组"等基础科学研究与技术创新、实验室技术创新与产品开发脱节严重,使得国内合成生物领域产业共性技术和关键设备对国外依存度高。而地区孤岛化、科技脱钩等国际紧张局势也加大了合成生物顶尖人才回流国内的困难,战略性科学家的"引才难""用才难"等问题致使产业发展缺乏后劲。

(二)技术开发使用与持续管理存在风险

生物合成对象"挑选难"制约合成生物技术开发使用。合成生物产品生产过程的第一个门槛是选品,错误的选品将加大后期商业化开发阶段的风险。[①] 技术开发周期难以控制、技术开发到产品落地之间缺乏有机衔接、产品市场判断不准等都可能导致选品失败。国内市场还普遍存在对技术壁垒低产品"一拥而上"而恶性同质化竞争的现象。

合成生物学发展过程中同样面临公共技术知识产权"维护难"的困境。自然存在的物质能否授予专利、软件专利如何促进知识转化等都是合成生物学专利争论的焦点。开放、开源与专利保护的矛盾致使合成生物学需重新考量和界定知识产权与公共开放领域之间的界限。同时,成果评估机构的缺乏,难以及时有效地对前沿技术成果持有人和研发企业给予产权保护,易造成"资本变成知识易,知识转为资本难"的割裂局面。

长远来看,合成生物学产品"可持续发展难"。合成生物学产品覆盖面广,包括生物化工、农业食品、电子制造和医疗等众多领域。但目前我国生物合成产品比较单一,多聚焦于生物化工和制药领域,合成生物学技术在其他领域的切入点、积累核心专利、畅通技术融资渠道、创新产品入市准入、开拓应用市场等方面的可持续发展难题尚存。

---

① 中信建设证券.合成生物学:蓬勃朝阳,蒸蒸日上[R].2022-04-28.

（三）生物安全风险与多元场景监管不够

不同于一般领域，"合成生命"带来的伦理挑战不容小觑。合成生物涉及制造生命有机体正当性问题[①]，若伦理审查和监管不足，将对传统生命含义、本质、价值和意义等观念产生冲击，挑战现有社会秩序、竞争格局和伦理准则。例如应用于人类胚胎干细胞的基因治疗可能致使人种进化，这需要密切监控合成生物学在保存、培养和改良哺乳动物细胞等方面的应用。

同时，网络生物安保问题可能引发社会风险。生物学实验室设备由物联网控制，而数字信息和计算越来越多依靠服务器和网络，合成生物学领域也面临网络生物安保问题。恶意行为体有更多机会与方法操纵或攻击自动化的生物实验，通过网络篡改合成生物公司或生物实验室数据，扰乱或改变制造过程继而造成危害。此外，使用公开可用数据合成生物造成的潜在危害更大，这对数据信息的开放共享限制、整体数据安全的监管与保护提出了更高要求。

从全球范围来看，我国在国际伦理监管领域处于失语状态。在基于"做了再说"原则的监管模式下，相关伦理规范仍欠缺，生物技术研究及应用方面较容易受到国际学界的伦理质疑。由此引发的相关决策滞后问题也一定程度上阻碍了研究发展，随之而来的安全风险与伦理问题使现有监管模式难以适应合成生物学发展需要。

三、加快合成生物产业发展的对策建议

（一）搭建多部门协同框架，健全法律法规体系

首先，我国需高度重视生物安全立法。加快制定《生物安全法》实施细

---

① 雷瑞鹏，邱仁宗.合成生物学的伦理和治理问题[J].医学与哲学，2019(19)：38-43.

则和各领域法律法规,确保合成生物学发展安全可控。针对医药、农业、环境等敏感领域,在农业法、环境保护法、药品管理法等专门法修订时考虑加入符合生物安全治理需要和合成生物学风险特征的条款。对生物实验室安全、生物安保、生物信息安全、生物安全评价、国际合作安全、研发风险控制、进出口安全监管、市场准入机制等具体制度予以重点关注,敦促生物实验室设立安全管理档案并定期考核、制定风险预警措施与紧急风险处理预案。

其次,建立跨部门协同的法律执行机制。制定框架性法规明确各管理机关的职责范围,避免政出多门、冲突龃龉;同时推动相关机构吸取转基因生物安全管理经验,建立回避制度,避免既当运动员又当裁判员。此外,建立监管体系、培训体系和执法体系,以科技行政执法为基础,联合具备资质的政府部门、事业单位和检测机构,加强监管力量。

同时,建立综合性的生物安保规制。通过建立对合成生物学相关的仪器或原材料的购买采用注册制度,或者对某些仪器和试剂发放许可证,以限制其扩散。注册制度通常还可以搭配制剂清单制度。如借鉴美国 2011 年制定的"联邦特定制剂计划",允许政府控制微生物和其他生物制剂(细菌、病毒、毒素等)的清单。同时,仪器、原材料的使用可以采用跟踪记录的制度,以提供一定程度的生物安保性。

(二)支持设施平台基建及开放共享,打造自主创新竞争力

"谋定后动",规划先行,制定科技、产业发展路线图。规划从基础研究到技术创新,从工程平台建设到产品开发、产业转化的多层次、分阶段的路线图。组织面向产业前沿与重大共性技术的集成性、系统性研发,为企业提供"合成生物工具"的定制化服务,支持建设用于转化研究的、具有合成生物学特色的元件库和工程技术平台等,并制定配套的开放共享机制。设立"科研特区",从"项目+人才+基地"整体给予支持,构建产业有机链条。

提供专业的科技基础设施支持,为合成生物产业发展创造有利条件。

搭建机器人工作站、基因蛋白元件库等一批"人机融合"的基础设施平台,建设软件控制、硬件集成与合成生物学应用进行系统整合的重大科技基础设施,建立以"智能化设计—自动化创建—高通量测试—机器学习"为闭环的工程化合成生物创建技术体系。充分发挥设施的科研平台属性和产业平台属性,为"从认识生命、改造生命走向合成生命、设计生命"提供全面支撑。

(三)构建安全责任体系,完善全流程风险控制

重视关键环节风险监管。按照风险程度和应用类型对合成产品实行分类管理,抓住实验研究和环境释放两个关键环节,重点监管研究的目标试验活动及其影响。强化研发与生产者的技术产品安全责任。建立产品监测机构,对各类合成生物学产品从研发、生产、加工与销售各环节进行监控。重视农业、食品卫生和环境领域的人工合成生物影响评价,特别是转基因对人体、环境的影响评估。严格审查从事合成生物学研究实验室的资质以及从业人员资格和自律性。

同时,建立以安全评价为核心的风险评价体系。建立国家合成生物学生物安全委员会,由分子生物学、工程学、计算机科学、环境科学、生态学、食品科学、生物医药等不同领域的专家组建评审小组,提供管理咨询建议,对新型产品实行小组评审,在加强安全评价的基础上推进新产品入市审批制度改革。建立化学品、原料药、药物中间体、新食品原料、食品级饲料添加剂等生物工业产品的科学评价体系,定期开展释放合成有机体的相关风险评估,评估可能造成的影响和监督机制的有效性。此外,明确合成生物学研究和技术创新的边界,设立合成生物学项目研发的"负面清单",明晰"可为"与"不可为"。

(四)多源监管并行,衔接技术应用与产业发展

在合成生物产业的长足发展中,加强知识产权保护与管理不容忽视。我国需积极建立知识产权布局的产业导向机制,通过资本运营和知识产权管理,在产业链各环节形成知识产权布局。让政府投资机构、学术机构和

专利机构等承担更多社会价值和社会责任。开发经济且易于使用的开源软件工具、不受知识产权限制的公共工具,提高专利质量和所有权透明度,探索许可准则和最佳实践。推动建立行业专利池,制定专利池入池、退出机制,制定合理的知识产权利益形成与分配机制。

在加强知识产权保护与管理的同时,还应坚持适度的伦理管制。明确合成生物伦理监督专责机构,两用性技术研究的监管可突破学科界限及学术界限,充分发挥伦理管理对科学研究的监督和保障作用。及时跟踪合成生物前沿研究,使伦理管制举措充分反映技术前沿、应对新的安全与伦理问题。加强对合成生物研究及应用参与人员的伦理教育,提高科研人员的伦理意识。

(五)加强宣传引导,科学有序提升公众认知

在宣传引导中强化媒体传播的监督管理。平衡公共知识的可及性与安全性,在科研项目的立项和实施、研究成果的发表和传播中确保相关知识与技术不被滥用。发布媒体传播指南,加强内部筛选程序,并通过短视频平台、官方媒体、报纸图书等渠道加强大众的科普教育。审慎对待科学信息出版或发表前的安保审查,警惕性地预判信息敏感度,并予以一定程度的限制。

通过建立常态化公众教育平台对公众进行普适性、实时动态的常态化宣传教育,让公众更容易触达合成生物领域。通过各种形式搭建与公众对话平台,建立全国合成生物学研究和生物安全的科普宣传平台,及时收集和发布风险信息。设立专门的合成生物学网站,介绍合成生物学的研发、生物安全、风险评价和风险管理情况。支持公共研究机构及时回应公众感兴趣的议题,并通过科学实验演示、制作科普影像等方式宣传合成生物学的有关知识。借助国际大赛如国际遗传工程机器设计竞赛(iGEM)、合成生物学专门会议等营造全社会关注合成生物领域发展的良好氛围,引导社会对合成生物学技术的科学认知与理解。

第5篇　推动合成生物学学科建设[①]

报告核心内容

当前,受社会需求拉动和科学发展规律影响,学科交叉融合已成为学科体系演化的长期趋势。在原有学科体系框架下获得合法性,是新兴交叉学科得以快速生长的必要条件。合成生物学的合法性获取涉及认知合法性、规范合法性、规制合法性三个层次,呈现合法性诉求与合法性获取策略的高度适配。学科合法性获取整体呈现从无到有、从初显到扩散、最终固化的阶段性演化趋势,多种合法性策略的综合运用推动学科合法性实现了范围上的扩散和程度上的加深。本报告基于文献支持开展纵向案例研究,提供了新兴交叉学科的合法性获取框架,有利于更好地认识合成生物学学科发展规律,也为优化政府学科管理制度和院校学科治理体系提供了理论支持。

破解传统学科体系桎梏,加快新兴交叉学科发展,对于增强国家科技创新能力和竞争力意义重大。此类价值取向正在高等教育、科技创新、产

① 本文发表于《大学与学科》(2022 年第 3 期,第 64-78 页,原题为"合法性视角下新兴交叉学科形成演化机制研究——以合成生物学为例"),编入本书过程中做了适当删减。作者为:吴伟(浙江大学中国科教战略研究院副研究员)、沈锦璐(浙江大学公共管理学院博士研究生)、徐梦玲[腾讯科技(深圳)有限公司 IEG 人力资源中心 BP 组员工]。

业发展、社会发展等政策领域不断得到反映。国家层面最新出台的两项重大举措——国家自然科学基金委员会新设"交叉科学部"和国务院学位委员会、教育部发文设置"交叉学科"门类，为新兴交叉学科发展创造了历史性机遇。合成生物学(Synthetic Biology)以现代生物学、系统科学、合成科学等为基础，以化学、物理学、计算机等相关学科为支撑[①]，融合标准化、模块化等工程学设计思路[②]，并对基因组测序、计算机模拟、化学合成等多种技术进行应用[③]，是知识大爆炸时代全球高度关注的、最有可能实现颠覆性原始创新的学科领域之一[④]，代表着新兴前沿领域的知识生产模式及知识生产组织的成形[⑤]，尤其体现了"工具性学科"对原有知识体系的勾连。作为重大社会需求情境下学科集成的典范，合成生物学已经具备了较好的合法性基础，对于观测新兴交叉学科不同生命周期阶段的合法性获取路径具有较好的案例价值。

一、合成生物学学科演化阶段与合法性获取

发展至今，合成生物学已形成了较为成熟的知识体系和社会建制，具备较好的合法性基础，对于观测新兴交叉学科的发展历程和合法化获取路径具有典型代表性。报告基于文献支持开展纵向单案例研究方法，识别不同阶段合法性获取策略与合法性诉求之间的匹配机制。报告利用多种数

---

① 《生物产业技术》编辑部.合成生物学:从科学内涵到工程实践——访中国科学院院士赵国屏[J].生物产业技术,2010(5):87-89.

② 李诗渊,赵国屏,王金.合成生物学技术的研究进展——DNA合成、组装与基因组编辑[J].生物工程学报,2017,33(3):343-360.

③ 王璞玥,唐鸿志,吴震州,等."合成生物学"研究前沿与发展趋势[J].中国科学基金,2018,32(5):545-551.

④ 熊燕,刘晓,赵国屏.合成生物学的发展:我国面临的机遇与挑战[J].科学与社会,2015,5(1):1-8.

⑤ 吴伟,徐贤春,樊晓杰,等.学科会聚引领世界一流大学建设的路径探讨[J].清华大学教育研究,2020,41(5):80-86,126.

据来源进行"三角验证",一方面,通过查阅文献、学科史档案资料、相关媒体资料以及互联网公开数据资料等,获取合成生物学发展历程信息,尤其是其间的标志性事件;另一方面,通过访谈获取合成生物学形成演化的一手材料,并从国内相关研究单位或科研团队获取学科发展史资料。访谈对象包括三个方面:一是学科政策制定者与执行者,即高校学科建设与发展规划部门管理人员;二是学科政策受众,即高校合成生物学学科带头人及生命科学领域专家学者;三是学科政策研究者,即高等教育研究相关专家。访谈过程中,围绕同一主题对多个受访者进行访谈,并对部分访谈对象开展了多轮后续访谈,以增加新发现的可靠性。

报告以学术发表作为考察合成生物学发展演化的定量依据,识别其从萌芽到成长、成熟不同阶段的基本轮廓。结果显示,30多年来合成生物学领域发文量总体呈不断增长趋势,2004年和2014年是合成生物学领域发文增长过程中的两个关键时间节点。1990—2004年,合成生物学仅发文2243篇;2004年以后,发文量增长显著加快,尤其是2005—2014年,发文量呈倍数增长。这可能与2004年第一届国际合成生物学大会(The 1st International Meeting on Synthetic Biology)召开有关。进一步查阅文献可知,这一年合成生物学研究内容从单一生物元件的设计转变为对多种元件和模块进行整合,这些变化成为合成生物学认知合法性形成和规范合法性初显的重要分界点。2015—2020年,合成生物学发文量增长速度趋于平缓。成为国家重点关注学科是学科进入成熟期的重要标志之一,2015年,美国国防部将合成生物学领域作为未来重点关注的六大颠覆性基础研究领域之一,我国《国家自然科学基金"十三五"学科发展战略报告·生命科学》将合成生物学作为关键研究领域重点推进等均证明了这一特征。基于此,本报告将合成生物学演化发展过程分为萌芽期(1990—2004)、成长期(2005—2014)、成熟期(2015年至今)三个阶段,以时间顺序对合成生物形成演化关键事件进行梳理(见图1)。

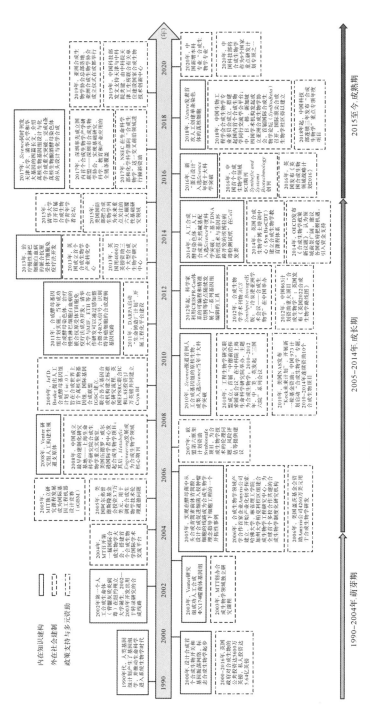

图1　合成生物学形成演化关键事件时序

（一）萌芽期：合法性初建阶段（1990—2004）

1. 认知合法性的获得

在萌芽期，合成生物学主要通过依从策略来获取认知合法性。一方面，合成生物学吸收了多个传统学科领域的方法和技术，充分发挥了"骑背效应"①。其采用分子生物学的技术手段，借鉴系统生物学"自上而下"的系统建模方式，借助生物信息学的数据分析和处理方法，以基因组装、编辑等新兴技术对生物体/生物系统进行设计、改造乃至重新合成，从而全方位建构自身的内在知识体系。另一方面，与已有的社会文化、认知保持一致。在传统学科的规范下，合成生物学领域专家不断探索并形成具有技术变革力量的学术成果，积极开展国际学术交流与合作，以塑造学科声誉并提高学科影响力。2003 年，美国麻省理工学院（MIT）创办国际基因工程机器大赛（iGEM Competition），并逐渐发展壮大为合成生物学领域的国际性学术赛事。此后，合成生物学研究热度持续升温，建构起认知合法性基础。

2. 规范合法性的初显

依从策略上，萌芽期遵循传统学科的专业标准进行合法性构建，逐步确立学科的内在知识建构和外在社会建制，如确立特定的研究对象和研究内容，组建研究队伍，建立学术会议、学术竞赛等知识交流载体。2004 年 MIT 召开的第一届国际合成生物学大会，标志着合成生物学搭建起首个专属领域的国际学术交流平台，引发了学术界广泛关注。创造策略上，合成生物学采用"自下而上"的正向工程学策略②，通过有目的地将人工构建

---

① 吴晓波，房珂一，吴东.超越追赶下制造企业服务化能力的动态演化[J].科学学研究，2020，38(11)：1944-1953，2019.

② 赵国屏.合成生物学：开启生命科学"会聚"研究新时代[J].中国科学院院刊，2018，33(11)：1135-1149.

元件引入生物体,或对已有生物分子进行干预,使其产生特定的功能[1];甚至重构生物体以达到理解生物体、创造生命体系的目标,创造了可预测、可设计以及可定量合成的全新学科研究范式和学科文化,为合成生物学形成系统的内在知识建构提供了基本框架。萌芽期塑造的基本范式奠定了其基本价值取向和发展方向。

(二)成长期:合法性扩散阶段(2005—2014)

1. 认知合法性的深化

快速成长期合成生物学由被动的依从策略逐步转变为主动的选择策略和控制策略。在选择策略上,合成生物学开始选择有利于其发展的协作主体和外部发展环境。一方面,多学科学术权威整合下规模稳定的专业报告及一定范围内联系密切的学术网络推动学科内部的自我认知不断加强。如由杰夫·博伊科(Jef Boeke)教授牵头,中、美、英、法、澳等多国专家参与合作的"人工合成酵母基因组计划"(Sc2.0 Project),旨在合成世界上首个真核生物基因组[2],并于 2014 年宣布完成合成酿酒酵母全部 16 条染色体中最小一条的重新设计。另一方面,产业化探索下合成生物学创新价值链条开始形成,外部市场对学科合法性的认知进一步拓展。例如,2006 年加州大学伯克利分校杰·基斯林(Jay Keasling)团队实现青蒿素前体青蒿酸的合成,其后在盖茨基金会资助下创办合成生物学领域首个产学合作共建企业——Amyris 公司,成为合成生物学领域最早的产业化实践。2013 年,以帝国理工学院为核心,英国组建了国家合成生物学产业转化中心(SynbiCITE),其在 2014—2016 年支持了特种化学品、移动医疗设备等 50 余家初创企业的发展。控制策略上,合成生物学研究通过对社会价值尤其

---

① 袁志明.合成生物学技术发展带来的机遇与挑战[J].华中科技大学学报(社会科学版),2020,34(1):5-7.

② 徐赫鸣,谢泽雄,刘夺,等.酿酒酵母染色体设计与合成研究进展[J].遗传,2017,39(10):865-876.

是潜在伦理安全与风险的公众讨论,推动学科认知合法性加深。例如,欧盟第六框架计划(EC-FP6 Programme)于 2007 年开展第一个解决合成生物学中伦理和安全问题的项目"SYNBIOSAFE",旨在促进学科发展中社会认可度的提升。[①] 2010 年,美国生物伦理问题研究总统委员会在研究报告《新方向:合成生物学和新兴技术的伦理研究》中要求建立评估潜在受益及生物安全和生物安保风险的流程制度。[②]

2. 规范合法性的扩散

在成长期,控制策略通过集体力量产生规模效应,对提升规范合法性的效果最为显著。合成生物学开始从传统学科话语体系中分离出来,通过跨学科研究组织会聚多学科资源、壮大研究团体,并成长为具有一定话语权的学术共同体。例如,2006 年,哈佛大学、麻省理工学院、加州大学伯克利分校成立了全球首个多校合作共建的合成生物学制度化研究组织——合成生物学工程研究中心(SynBERC);2008 年,上海生命科学研究院成立中国最早建制化的合成生物学研究基地——合成生物学重点实验室;2009 年,英国工程和物理科学研究委员会联合帝国理工学院和伦敦政治经济学院共建英国合成生物学与创新研究中心(CSynBI)等。创造策略上,合成生物学领域出现了专门的学术期刊和专业化的学术会议,如由美国化学会于 2012 年创刊的 *ACS Synthetic Biology* 成为合成生物学研究领域的专业期刊,加快了扮演学科规训角色的同行评议机制的建立;2010—2012 年,中国科学院与中国工程院、英国皇家学会与英国皇家工程院、美国国家科学院与美国国家工程院共同召开主题为"发展合成生物学 迎接 21 世纪的挑战"的"三国六院"系列会议(Six Academies Symposium Series),加深了主要科技大国间合成生物学领域的研究交流。

---

① Gómez-Tatay L, Hernández-Andreu J M. Biosafety and Biosecurity in Synthetic Biology: A Review[J]. Critical Reviews in Environmental Science and Technology, 2019, 49(17): 1587-1621.

② 马诗雯,王国豫. 合成生物学的"负责任创新"[J]. 中国科学院院刊,2020,35(6):751-762.

3. 规制合法性的初显

依从策略包括嵌入国家战略规划的明确的研究资助清单,联合政府、企业共建研发中心以获取稳定、持续的资金支持等。在美国国家科学院发布的"Keck 未来计划"(Keck Futures Initiative)指导下,合成生物学重点布局 13 个研究项目,以获取这些领域的国家资助。以"国家合成生物科技发展路线"为引导,英国各高等教育机构联合政府、企业建立多个研究中心,在全国范围内建立起庞大的研究协作网络。我国"973 计划"自 2010 年启动部署"合成生物学"专题研究,2010—2014 年连续资助了 10 个合成生物学重点项目;"863 计划"于 2012 年资助重大项目"合成生物学",重点支持酵母基因组的合成与应用。控制策略上,政府并未对合成生物学领域形成完全话语权,学术界对学科发展前沿热点的判断是政府部门形成资助清单的重要依据。例如,2014 年经济合作与发展组织发布的《合成生物学政策新议题》(*Emerging Policy Issues in Synthetic Biology*)报告就借鉴了 2011 年在美国加利福尼亚州召开的 SynBio5.0 会议和 2012 年在澳大利亚悉尼举行的"从合成生物学实现经济价值:当前的挑战和机遇"国际峰会与合成生物学论坛的讨论。[①]

（三）成熟期:合法性巩固阶段(2015 年至今)

1. 认知合法性的巩固

除遵循传统学科建制规范和标准外,依从策略的运用还遵从本学科领域已经构建的价值观和认知标准,推动学科知识的传承和社会影响力的持续发挥。其中多模式创新、多平台衔接、多主体协同的人才培养体系起着关键作用。最为典型的是 2014 年英国依托合成生物学战略研究项目建立的合成生物学博士培训中心(SynBioCDT),基于多学科模块的工程博士课

---

① OECD. Emerging Policy Issues in Synthetic Biology[R]. OECD Publishing,2014,4-6,88. https://www. oecd-ilibrary. org/docserver/9789264208421-en. pdf? expires ＝ 1632141621&id ＝ id&accname＝oid008303&checksum＝3AFC710FB7B249DB29C34A27FF89089C.

程体系、校企联培机制、双导师制等培养适应产业发展需要的合成生物学人才。2020年2月,我国教育部审批通过天津大学新增本科专业"合成生物学",初步形成了特色鲜明的合成生物学人才培养模式。创造策略上,合成生物学专门职业体系的创造改变了原有市场职业结构,带动了广泛就业。除从事合成生物学基础研究外,毕业生在生物医药领域就业最为集中,在能源、轻工、环境、农业等领域也有分布。此外,部分从事合成生物学研究的科研人员和毕业生独立创办生物技术公司,加速推动了创新成果产业化及学科社会空间拓展。

2. 规范合法性的强化

复杂多变的社会需求推动学科巩固和强化规范合法性,以学科的制度化进程为规制合法性的扩散奠定基础。在成熟期,合成生物学主要选择依从策略巩固规范合法性。这一时期合成生物学主动回应国家重大需求和区域产业需求,深度嵌入技术开发、成果孵化、产品中试等创新环节,形成了从基础研究到转化应用的知识生产、传播和应用链条,为未来发展确立了明晰路径。此外,以技术标准化为主的一系列创造策略也推进了规范合法性的提升,如成立合成生物学标准联盟(SBSC),开发合成生物学开放语言(SBOL),组建标准载体架构平台(SEVA)等。[①]

3. 规制合法性的扩散

在成熟期,合成生物学合法性构建的关键在于促进规制合法性更大范围地扩散。不同于成长期,成熟期控制策略的主动性和实际控制能力更强,所能控制的受众更广,如在学术共同体主导下与政府共建研究机构、基础设施等。此外,多主体共同参与的全球性学术生态得以形成,如2018年首届国际合成生物学论坛(SynBioBeta)召开,标志着全球顶尖合成生物学社区建立;同年,中国、日本、韩国、新加坡四国专家学者共同发起成立亚洲

---

① Tas H, Amara A, Cueva M E, et al. Are Synthetic Biology Standards Applicable in Everyday Research Practice? [J]. Microbial Biotechnology, 2020, 13(5): 1304-1308.

合成生物学协会(ASBA),在集聚研究力量和扩散专业知识方面发挥了重要作用。事实上,这一阶段规制合法性的扩散很大程度上是以学科前期积累的认知合法性与规范合法性为基础的,而政府信任的增强,也进一步强化了其他层面的合法性,充分体现了学科不同层面合法性之间的协同影响。

二、研究讨论

(一)知识逻辑与需求逻辑双元驱动力

知识逻辑与需求逻辑交织的内外部驱动力是推动新兴交叉学科形成演化的重要原因,两种逻辑均与合法性诉求密切相关。在萌芽期,新兴交叉学科以认知合法性为主要诉求,整合吸收已有传统学科的理论与方法形成新的知识结构,通过塑造研究范式、培育学科文化将知识"内化于心"。随着学科的成长与成熟,规范合法性和规制合法性的诉求逐渐凸显,需求逻辑的影响更为显著,合法性获取策略更加强调与国家重大需求、经济社会发展的"同频共振",同时伴随创新价值链条的疏通、市场职业结构的完善等。在此过程中,需求逻辑赋予了知识逻辑广阔的作用空间,知识逻辑则保证需求导向下的合法性获取不偏离学科内在规律,两种逻辑在一定的张力下互促互进,为新兴交叉学科发展提供了持续动力。

(二)多元主体约束限制与突破

新兴交叉学科形成演化过程中的合法性构建受不同合法性评价主体影响,每一主体都掌握着一定的合法性资源。政府、学术共同体、市场、社会公众等多元评价主体几乎同等重要地参与了合法性的赋予,社会公众、学术共同体以及市场认可的累积是获取政府合法性的逻辑起点,政府合法性的获取则有利于实现其他评价主体认可的扩散与巩固,并由此开启合法性获取的正向循环。在学科萌芽阶段,社会公众对新兴交叉学科的认知程度不高,故而通过研究重大问题、解决人类社会重大挑战、寻求社会公共利益获取合法性。在快速成长期,更注重通过整体优化布局构建并强化来自不同评价主体的合法性,从而实现合法性扩散。一方面,通过规范化社会建制争取更多发展资源获得学术共同体的认可;另一方面,积极开展产业合作、打造职业体系以获得市场认可和社会化资金支持,从而实现认知合法性和规范合法性的巩固与扩散。在成熟阶段,新兴交叉学科既需要重点突破建基于学科管理制度的学位点设立、学科分类评价等政府规制约束以获取规制合法性,也需要以满足国家战略需求为手段来获取、维护、巩固认知合法性与规范合法性。

(三)制度化与去制度化互动分析

学科制度化与去制度化是学科成长过程中最为显著的一对矛盾,制度化通过建构和建制形成稳定的学科组织形式,为学科知识传承创造条件;去制度化则通过打破原有规则与路径推动学科创新,使学科特色和学科影响力得以延续。[①] 新兴交叉学科的形成演化既需要遵从传统学科的社会规范与政策规制,又需要创造性地改变既有模式和社会认知。在萌芽期,新兴交叉学科依从传统学科的建制标准和规范获取合法性,形成学科知识体系、学科组织、学术交流载体等制度化组织形式。而在成长期,新兴交叉学科受去制度化思维的影响,合法性构建过程呈现高度的开放性和创造性。学科通过控制策略和创造策略改变现有政策规则、学科规范标准、社会文化和认知,为学科创新创造了条件。在成熟期,学科通过搭建多层次的学科关系网络,实现对现有学科组织结构的颠覆;同时以人才培养体系打造、职业体系完善等制度化形式实现学科自身的再生产,在制度化与去制度化两种力量的不断交织中推动合法性提升。

---

① 罗建平.世界一流学科成长的逻辑与路径[J].中国高教研究,2021(7):29-34.

三、推动合成生物学学科建设的思路建议

在社会需求拉动和专家学者呼吁下,我国学科体系正在发生显性变化,而基于研究资源配置的隐性变化在多年前就已经发生。即便如此,基于硬性的、权威的政府规制而形成的学科框架体系,以及建基其上的资源配置机制,仍然对新兴交叉学科发展造成很大阻碍,如造成跨学科研究、交叉学科人才培养运行不畅,很大程度上也与需求引领、创新驱动的知识生产模式转型不相适切。报告运用合法性理论阐释合成生物学这一新兴交叉学科的形成演化,描绘综合运用多种合法性获取策略推动学科合法性范围扩散和程度加深的过程,对优化政府学科管理和院校学科治理,以营造有利于新兴交叉学科成长的环境具有一定参考价值。

（一）政府层面:探索动态、灵活的学科规制体系

合成生物学合法性构建历程说明,政府"背书"和资源倾斜对于新兴交叉学科成长具有事半功倍的推动作用。因而,在学科分类制度调整、科技计划布局等学科规制层面,政府应建立较为灵活的新兴交叉学科准入机制,及时反映知识体系、科技创新和学科体系的动态变化。契合经济社会发展需要的新兴交叉学科,一旦取得了广泛的社会认可和规范的制度化建制,就可以考虑纳入相应的学科体系。带有资源配置功能的学科制度,如"双一流"建设、学科专业目录、学科评估,应强化"学科准入"的弹性和灵活性,给新兴交叉学科以足够空间。同时,基于政府与学科发展"外环境"的巨大控制力,应积极引导学会、期刊、会议、评价等学术运作体系变革,减少传统学科体系对新兴交叉学科发展的抑制。

（二）高校层面:营造学科交叉会聚的生态环境

受政府学科管理制度影响,当前高校层面形成了较为固化的"学科—

院系"框架,学科交叉融合面临强势阻隔。因此,高校必须进一步优化学科治理体系,以重大创新任务、重大交叉团队、高能级交叉平台为依托,促进学科间资源互通、组织协同,培育利于新兴交叉学科生长的土壤。当前不少高校建构的实体化多学科组织为新兴交叉学科发展提供了独立的发展平台和规范合法的身份认可,但同时有可能会形成新的固化单元。随着政产学研协作网络的泛在化发展,高校可以在加强与外部环境的互动中营造新兴交叉学科发展的环境条件,其基本路径是推动学科体系与创新网络间形成多元交互关系。在具体制度层面,教师跨院系/学科兼聘、跨学科成果认定、交叉研究项目实施、交叉研究生培养等是可能的新兴交叉学科发展激励政策选择。

（三）科研工作者层面:面向重大需求开展跨学科研究

推动新兴交叉学科发展建设,要求学科领域的学科带头人承担起推动学科获取合法性的使命与责任。具体地,要主动对接国家重大战略需求、区域产业发展需求等重大创新需求开展科学研究,通过嵌入与外部网络主体的协同互动,产出更多有价值的学科成果,服务人类、造福社会,从而提高新兴交叉学科声誉和社会影响力,满足其认知合法的诉求。此外,为避免学科社会建制泛化,科研工作者要重视对交叉学科知识建构的完善,推动拓展学科内涵与外延,完善学科理论体系,从而构建起新兴交叉学科发展的内在规范性认同。

第6篇　加快免疫细胞治疗的推广普及[①]

报告核心内容

近年来,免疫细胞疗法呈现快速发展趋势,其中嵌合抗原受体 T 细胞疗法备受关注。CAR-T 细胞疗法应用前景广阔,对于增进人民健康福祉具有重大意义,但又面临成本高昂、公众接受度不高等问题。结合 CAR-T 疗法的技术特点、专业优势以及产业现状,本报告提出推动 CAR-T 疗法稳步发展并推广普及的建议:积极推动 CAR-T 自体到通用型产品的技术突破,鼓励专项财政与机构自筹相结合的运营模式,打造国家级科创平台及多元化人才团队,加强相关学术推广和医患教育等。

免疫细胞治疗是指在体外对某些类型的免疫细胞如 T 细胞、NK 细胞、B 细胞、DC 细胞等进行针对性的处理后再回输人体内,激发或增强机体的免疫功能,从而清除肿瘤细胞、病原体或病毒感染等异常细胞的治疗

① 本报告于 2023 年年初撰写。撰写人为:孙洁(浙江大学基础医学院教授)、古莹(浙江大学遗传学研究所副所长)、甘宜超(浙江大学医学院博士)、张世泽(浙江大学医学院硕士生)、王益静(浙江大学金华研究院智库中心助理研究员)。

方法。[①] 人体有多种免疫细胞,通过针对不同种类免疫细胞治疗效果的研究,T 细胞成为目前免疫细胞疗法应用中最为主流的免疫细胞。其中又以 CAR-T 细胞治疗为代表的免疫 T 细胞治疗技术研究最为成熟、产业化步伐最快,是目前唯一获得上市批准的免疫细胞疗法。2011 年 *Nature* 杂志发文,提出免疫细胞治疗是一条可使肿瘤患者长期病痛得到有效缓解的重要选择。[②] 2013 年,免疫细胞治疗被 *Science* 评为年度十大科技突破之首。

多年来,免疫细胞治疗一直是各国临床医学和基础研究的必争之地。从现阶段临床试验开展的国家或地区情况看,2022 年数据显示,从 1 月 1 日至 12 月 31 日,中国与美国开展的 CAR-T 临床试验数量远超其他国家,共计 192 项,占比超过 75%。其中,我国开展 CAR-T 临床试验 109 件,全球占比 43.3%,居首位;美国开展 CAR-T 临床试验 83 件,全球占比 32.9%,位居第二。从临床试验赞助商或合作方来看,2022 年全年全球 CAR-T 临床试验赞助商或合作方主要集中于中美两国,其中中国机构与企业占 70%。[③] 中国在全球免疫细胞治疗领域发挥着越来越关键的作用。

一、推广 CAR-T 技术的重要性

《"十四五"生物经济发展规划》已明确提出发展免疫细胞治疗的要求,在"加快提升生物技术创新能力"板块的"开展前沿生物技术创新"部分提到,要发展基因诊疗、干细胞治疗、免疫细胞治疗等新技术,强化产学研用

---

① Ribas A, Butterfield L H, Glaspy J A, et al. Current Developments in Cancer Vaccines and cellular immunotherapy [J]. Journal of Clinical Oncology, 2003, 21(12): 2415-2432.

② Mellman I, Coukos G, Dranoff G. Cancer Immunotherapy Comes of age [J]. Nature, 2011, 480(7378): 480-489.

③ 范月蕾,张博文,陈琪,韩佳,江洪波,毛开云.2022 年免疫细胞治疗发展态势[J].生命科学,2023,35(1):88-94.

协同联动,加快相关技术产品转化和临床应用,推动形成再生医学和精准医学治疗新模式。[①] 2022 年,在免疫细胞治疗领域,尤其是在上市、生产和流通领域,我国相关政策与规范进一步完善,有力推动了细胞治疗的产业化进程。2022 年 1 月,国家药品监督管理局发布《药品生产质量管理规范——细胞治疗产品附录(征求意见稿)》;2022 年 5 月,国家发展和改革委员会印发了《"十四五"生物经济发展规划》;2022 年 10 月,国家药品监督管理局食品药品审核查验中心(CFDI)正式发布《细胞治疗产品生产质量管理指南(试行)》。随着行业监管日趋完善,国内细胞免疫治疗产业化进程进入规范化的高速发展期。

技术推广的重要性主要体现在其医学价值和科技战略价值两方面。

(一)CAR-T 技术对人民健康事业意义重大

肿瘤是严重威胁人类健康和生命的主要疾病之一,每年全球罹患癌症的人数超过 1400 万人,而死于癌症的人数超过 800 万人,高发病率和高死亡率与临床中缺少有效治疗手段相关,CAR-T 细胞疗法的出现为肿瘤治疗带来新希望。CAR-T 细胞疗法,全称为"嵌合抗原受体 T 细胞免疫疗法"(Chimeric Antigen Receptor T-Cell Immunotherapy),即先从患者血液中分离纯化 T 细胞,然后通过基因工程改造技术让 T 细胞携带识别肿瘤细胞的 CAR 形成 CAR-T 细胞,将这些 CAR-T 细胞体外扩增后再输回患者体内,以达到高效杀伤肿瘤细胞的目的。目前,美国食品药品监督管理局(FDA)已经批准了 6 款 CAR-T 细胞疗法上市,用于治疗白血病、淋巴瘤、多发性骨髓瘤等血液系统恶性肿瘤。CAR-T 疗法是近年来最有前途、最先进的免疫疗法之一,尤其是 2021 年阿基仑赛注射液、瑞基奥仑赛注射液以及 2022 年西达基奥仑赛依次在中国、美国获批上市之后,"细胞免疫疗法治疗癌症"的社会关注度居高不下。与传统化学药物或抗体药物相

_____

① 国家发展改革委印发《"十四五"生物经济发展规划》的通知,2022 年 5 月 10 日。

比，CAR-T 细胞治疗具有单次治疗、长期获益的作用优势和可用于治疗多种难治疾病的潜力，有望为肿瘤患者及各类免疫疾病患者带来福音。CAR-T 疗法在治疗血液肿瘤领域一直遥遥领先，其中最被世人熟知的典型治疗案例就是 2012 年第一例使用 CAR-T 疗法治愈的白血病患者 Emily 已无病生存至今。此外有研究在 2014 年收治入组 30 名复发难治 B 淋巴细胞白血病患者，经过 CAR-T 细胞治疗后有 27 名患者得到完全缓解，即 CAR-T 治疗的完全缓解率达到 90％。这些令人振奋的疗效令很多肿瘤患者对 CAR-T 治疗满怀希望。

关于 CAR-T 疗法在实体瘤（如肝癌、胃癌、肠癌、肺癌等）治疗中的探索也在不断突破，随着近年来大量的科学研究者针对 CAR-T 进行多种改造，或不断地发现新靶点，逐步突破 CAR-T 治疗实体瘤"瓶颈"，CAR-T 疗法攻克实体瘤捷报频传。根据 ClinicalTrials. gov 提供的数据，截至 2022 年 4 月，将近 1800 项细胞治疗的临床验证正在进行，比 2021 年增长了 44％，其中实体瘤临床试验涨幅超过血液肿瘤。这也意味着 CAR-T 疗法攻克实体瘤越发有效。同时，CAR-T 细胞技术也在治疗非小细胞肺癌、消化系统肿瘤和中枢神经系统肿瘤等肿瘤中展现出了独特的治疗优势，同时还有望为非肿瘤疾病（如心脏疾病、系统性红斑狼疮及艾滋病等）提供新的、更加安全有效的手段。[①]

（二）加快 CAR-T 技术开发有助于提高中国免疫细胞治疗行业国际竞争力

在 CAR-T 技术的实现过程中，越来越多的新兴企业、医疗卫生单位、高校和科研机构进入细胞治疗领域，带动了细胞治疗市场规模的不断扩大。随着产业化进展，细胞免疫治疗所需要的装备、试剂耗材需求增加。目前，免疫细胞治疗领域仍严重存在设备、试剂、耗材等不能国产替代问

---

① 秒香，高鹏翼，郑浩呈，李贺，秦瑜，王铁山. CAR-T 细胞疗法新兴治疗的前沿进展[J]. 中国医药导刊，2022，24(10)：974-982.

题,进口依赖十分突出,而进口产品价格昂贵。这为降低 CAR-T 医疗产品成本、保障患者可及性带来了巨大挑战,但同时也带来了细胞治疗国产设备发展的广阔空间。

《中华人民共和国国民经济和社会发展第十四个五年规划和 2035 年远景目标纲要(草案)》在"强化国家战略科技力量"板块中提出,从国家急迫需要和长远需求出发,集中优势资源攻关新发突发传染病和生物安全风险防控、医药和医疗设备等领域关键核心技术。《"十四五"生物经济发展规划》也指出,发挥生物领域龙头企业引领支撑作用,引导大企业向产业链上下游开放科技创新、供应链、金融服务等资源,推动与中小企业融通创新。在技术更新迭代加速的背景下,各国医疗前沿技术与高端装备竞赛日益加剧,完善 CAR-T 技术相关产业链至关重要。研发环节的进口替代最终会推动生产环节设备的进口替代,政策利好有助于细胞治疗国产设备项目突破,引导市场转向,从研发环节到生产环节加速实现进口替代。

二、我国 CAR-T 技术推广面临的突出问题

目前国际上对以 CAR-T 为代表的基因修饰型细胞治疗产品的监管政策分两种模式:一种以美国和欧盟为代表的单轨制,即药品监管模式;一种以日本和中国为代表的双轨制,即药品和医疗技术两种监管模式。[①] 我国对于细胞治疗实行"双轨制"监管模式:即由国家卫健委对医疗机构自行研发制备并在医疗机构内开展的体细胞治疗进行监管,对按照药品生产的体细胞制剂则依照原国家药监局 2017 年发布的《细胞制品研究与评价技术指导原则(试行)》申请临床试验和上市许可。[②] 虽然免疫细胞治疗发展

---

① 虞淦军,吴艳峰,汪珂,等.国际细胞和基因治疗制品监管比较及对我国的启示[J].中国食品药品监管,2019,(8):4-19.
② 王月丹.优化监管,迎接细胞治疗时代的到来[J].中国医药导刊,2022,24(10):962-965.

势头较好,但临床、上市、生产、流通等环节的监管仍处于探索阶段,商业化应用与产业规范发展急需更多政策供给。

（一）CAR-T 技术的成本高昂

我国药品医疗监管开闸之后,CAR-T 技术发展面临的关键问题是如何推广和普及定价高昂的细胞疗法。CAR-T 疗法为一人一药,生产耗时长、成本高、产品定价高、患者可及性低,是影响 CAR-T 市场放量的核心障碍。具体分析来看:

一是时间成本高。CAR-T 产品高度个体化、定制化,导致产能有限、成本居高不下。治疗过程需要用患者的自体细胞制备,由医疗机构采集患者的外周血淋巴细胞,再送往药企,药企通过基因修饰技术改造 T 细胞,并进行扩增生产,最终回输给患者。这一过程可能包括几百个步骤,不仅耗时 2～4 周,而且由于癌症患者体内淋巴细胞计数低,进行 T 细胞的扩增与生产难度大,存在较高失败风险。

二是生产成本高。据兴业证券研报数据,制备一份 CAR-T 细胞的成本约在 20 万～50 万元。在整个生产流程中,占用成本最多的是培养及传导 CAR-T 所用的培养液、质粒、核酶、病毒载体等耗材,占总成本的 49%～51%。且目前工业界仍然未开发出一个成熟的 CAR-T 生产工艺,许多 CAR-T 产品只能由人工制作。目前,国内已获批的两款 CAR-T 疗法的价格分别为 120 万元/针和 129 万元/针。参考两款美国同类产品的价格,Yescarta 为 37.3 万美元,约合 240 万元人民币;Breyanzi 为 41 万美元,约合 265 万元人民币。

（二）CAR-T 治疗的普及性弱

一是就医制度不健全。对病人来说,必须到指定的医院就医,随之产生相应问题:全国到底要设多少这样的医院才能满足广大患者就医需求,供应链和冷链物流如何管理,病人如何从其他非指定医院导入到具备 CAR-T 产品治疗的医院,如何定价收费,患者如何获得医保,如何推动商业大病保险来减少患者的经济负担等。其中,还交织着商业化运作与传统公共卫生体系的协同性问题,更是需要在体制机制上进行不断摸索。

二是患者对于安全性的忧虑。在临床试验中,细胞免疫治疗已有多起试验失败案例,引发社会广泛关注,影响了政策出台、项目开展,甚至引发市场动荡。另外,CAR-T 疗法的主要临床风险包括细胞因子风暴和神经毒性,严重时会危及患者生命。

三是规范产品标准缺失带来误用风险。对细胞治疗产品进行有效监管十分必要,但必须应对其多样性和复杂性特征。同时,细胞疗法的不当应用也影响了细胞疗法的发展和应用。举例而言,"魏则西事件"中,未获批准的 DC-CIK 疗法被应用于恶性肿瘤的商业化临床治疗,预期治疗效果并未达成,细胞治疗疗法的推广和应用受到严重影响,这也是细胞治疗产业陷入低迷的重要诱因之一。[①]

三、推广普及 CAR-T 技术的建议

CAR-T 细胞免疫治疗在恶性肿瘤和难治性疾病的治疗方面发挥着不可替代的作用,有巨大的临床需求,但在推广普及上还面临上述一系列问题。为此,我们提出以下建议。

（一）积极推动 CAR-T 自体到通用型产品的技术突破

在自体 CAR-T 疗法中,患者自身采集的 T 细胞受既往治疗影响,细胞质量和治疗效果可能不甚理想。从自体到通用型产品的技术创新突破是重要路径之一。若能够提供健康供体来源或诱导多能干细胞分化的 T 细胞,即同种异体疗法,更有利于大规模生产,促进患者可及和降低 CAR-T 生产以及专业化人员培养的成本。"创造性人工智能的快速发展"是

---

① 王月丹.优化监管,迎接细胞治疗时代的到来[J].中国医药导刊,2022,24(10):962-965.

Science 评选的 2022 年度十大突破之一。研究人员现已能够利用人工智能预测或设计出蛋白质已有或全新的结构,应用于疫苗等多个领域。未来人工智能技术的快速发展,一方面或许可以预测出每个人最适合的 CAR-T 结构,为每个人量身定制相应的治疗方案,从而提高患者的生存率和生活质量。另一方面,人工智能与自动化的结合,可以使得 CAR-T 部分复杂的生产工艺被机器的自动化所替代,进而减少技术人员操作上的失误,增加产品生产的稳定性和安全性以及 CAR-T 生产效率。

(二)鼓励专项财政与机构自筹相结合的运营模式

设置"国家 CAR-T 技术攻关专项资助"计划,加大 CAR-T 技术开发财政投入力度,定向补助从事产业关键技术以及配套关键原料、零部件技术等开发的科研机构和企业等的激励措施。成立相关的研发基金,专门用于支持临床前研究特别是前期实验及安全性评价所需经费。鼓励研发机构通过集资、融资等渠道筹集后续资金。发挥关键核心技术开发应用对产业链、供应链稳定的带动作用,实现 CAR-T 技术全链条的自主可控,支撑构建 CAR-T 产业新发展格局。

(三)打造国家级科创平台及多元化人才团队

建立政产学研合作机制,通过 PPP 模式布局 CAR-T 领域国家级科技创新平台,在北京、上海、浙江等产业优势区域建设 CAR-T 示范中心和产业示范园区。围绕 CAR-T 产业细分领域加快培育一批功能型机构、高能级项目、重大平台和龙头型企业。相关部门设置技术类岗位,配置各种技术专攻型实验技术人员,负责从事临床前研究和各种外包研发检测、实验把关、技术培训和指导等,临床前研究所有实验项目实现"精确分工、团队合作、专人专岗",保障其快速化、系统化和专业化。

(四)加强免疫细胞治疗相关学术推广和医患教育

近年来,随着国内外政策的放行与导向支持,免疫细胞治疗相关的系列临床研究在全球相继开展,相关企业也随之兴起。免疫细胞治疗作为一种新兴的肿瘤疗法,与临床中传统的肿瘤治疗方法相比,具有安全性、针对性、持久性、全身性以及适应证广泛等特点,备受业界关注。以 CAR-T 细胞治疗为例,如前所述,其与传统药物在治疗及生产模式等方面差距极大,医生和患者都需要一定时间从技术流程上认识、从观念思想上接受这种新疗法,因此关于 CAR-T 细胞治疗的学术推广普及和医患教育沟通就非常必要。为此,要依托相关领域的学术权威专家或借助高影响力的宣传推介平台,向医生和患者介绍 CAR-T 细胞治疗新技术的应用原理和临床新进展,并开展具有较高社会接受度的科普教育,提高大众对细胞免疫治疗的认知。

第7篇　生物医药创新评述2022[①]

报告核心内容

近年来,我国生物医药行业快速发展,但与欧美发达国家相比仍存在一定差距,特别是在前沿的、革命性的领域。我国的生物医药产品和技术正面临着关键性临床结果和商业化双重考验,生物医药创新陷入"求稳同质化,求新则风险大"两难处境。2021年至今,全球生物医药领域取得许多新进展,主要包括:从物理学的视角关注生物学;一批新的药物技术不断涌现,并呈现出模拟生物自身的调控方式、程序化制药、药物形式的互换、组合和升级等趋势;人工智能和递送技术等赋能药物发现。全球高水平的创新趋势和差异化策略为我国医药创新带来新启发。

---

① 本报告于2022年2月撰写,相关内容首发于在线平台,产生了广泛影响,编入本书过程中做了相应精简。撰写人:谢雨礼[微境生物医药科技(上海)有限公司和苏州偶领生物医药有限公司创始人]。

一、我国生物医药行业发展现状

自 2015 年药政改革以来,中国的生物医药行业发展较快,短短几年取得了令人瞩目的成绩。截至 2020 年,中国生物医药行业市场规模为 3.57万亿元,预计 2022 年中国生物医药行业市场规模将突破 4 万亿元。[①]单抗和细胞治疗等新技术迅速填补空白,拉平与欧美发达国家的差距,尤其是在核酸、蛋白降解靶向嵌合体(PROTAC)、基因疗法、基因编辑以及人工智能制药等新兴领域的差距也在缩小,有的甚至已与全球先进水平同步。中国的资本市场为创新提供了充足的资金支持。然而,与欧美发达国家相较,年轻的中国生物医药行业仍处于急起直追的阶段,整体上缺乏全球竞争力。

（一）产品和技术面临关键性临床结果和商业化考验

近两年,中国自研和引进产品临床失败的现象逐渐增多,某些产品即使临床成功,要么限于中国市场,要么同质化严重,有的甚至一上市就面临仿制药的竞争,商业价值有限。集采和国谈等医保政策延续,药品降价依然是主旋律。拥有上市产品的明星公司在商业化道路上痛苦挣扎。而新近登陆资本市场的中国生物医药公司迎来大规模破发潮。这显示出生物医药产业环环相扣,技术如果无法实现商业化,其估值必然下降,创新也就得不到资金保障,进入恶性循环,进而导致整个创新生态系统崩溃。

（二）生物医药创新陷入"求稳同质化"困境

中国生物医药创新正面临着"求稳同质化,求新则风险大"的处境。这两种策略走极端都不利于医药行业的健康发展。而我国更趋向于"拒绝风

[①]　王宏广. 抢抓生物医药产业风口[EB/OL]. (2022-09-16)[2022-10-02]. http://lw. news. cn/2022-08/15/c_1310652575. htm.

险,过度求稳"的极端。当前药物研发创新存在一种盲目的一窝蜂现象,药物靶点和适应证高度集中,同质化严重。[①] 众多公司扎堆热门靶点和技术的现象愈演愈烈。创新研发逐渐进入无序竞争状态,尤其创新药临床试验深陷同质化内卷,创新研发出现"拔苗式"助长。[②]

为破解困局,中国生物医药行业必须正视风险,加大创新力度,积极探索差异化,创造具有全球价值的产品。

二、全球生物医药领域新技术和新进展

生物医药创新是发现疾病背后的生物学机制并找到包括药物在内的治疗手段。2021年至今,生物医药各个领域取得不少进展,从中可以一窥全球高水平的创新趋势和差异化策略,以期对处于转型路口的中国生物医药发展有所启示。

(一)新的生物学

通过基础研究来发现新的生物学机制一直是药物创新的源头。基于实验室的发现,科学家在风投的支持下成立公司,请专业的团队进行药物开发是欧美国家比较流行的转化模式。特别值得关注的是近两年欧美国家出现了一些物理学视角下的新概念。自1953年DNA双螺旋结构被揭示后,还原论指导下的分子生物学飞速发展,成为现代药物发现和生命科技背后的核心科学。从化学的角度看,分子生物学就是研究蛋白质和核酸等生命分子的化学反应和相互作用,而新药研发就是找到干预这个过程的

① 国家药品监督管理局药品.审评中心2021年审评通过47个创新药——新药研发再创历史新高,创新成效如何[EB/OL].(2022-09-16)[2022-10-02].https://www.cde.org.cn/main/news/viewInfoCommon/e4e0039ac5a133d32a1909b1fc93e848.

② 赵彬彬.全国人大代表、齐鲁制药集团总裁李燕:抓好医药产业规划落地 组建产业创新"国家队"[EB/OL].(2022-09-16)[2022-10-09].http://www.zqrb.cn/finance/lianghui/2022-03-03/A1646310966983.html.

有效手段,比如抑制酶的催化反应和蛋白相互作用的药物。

如今,各种光学、影像、微流控、单细胞和人工智能技术的进步推动了生物学和物理学的交叉研究,给分子生物学的研究和药物发现带来全新的视角。生命分子的物理状态必然与疾病的发生发展有关,因此可以成为药物干预的目标,比如蛋白质在细胞膜和溶液里的状态、生物凝聚体及其成分、浓度、离子强度和酸碱度等各项指标、基因表达和蛋白合成的时空变化、生命分子的空间距离、动态构象和运动轨迹等。

按照整体论的观点,凝聚态必然产生区别于单个分子的集体性质。近年来,生物分子凝聚体的概念兴起,相关研究被《科学》杂志评为 2018 年十大科学突破。蛋白和核酸等生物分子凝聚至一定浓度后,有时会发生一种类似于油水分离的生物相变,从而形成一个临时的、独立于体系的、没有膜结构的小液滴。这样的小液滴具有重要的生理功能,是信号调控、免疫应答、应激反应和转录调控的临时中枢。它们既可以局部提高信号分子的浓度,促进化学反应和信号转导,也可以将不想要的分子隔离在外。

研究发现生物相变几乎参与到生命活动的各个环节,与肿瘤、中枢神经系统病变、自身免疫和感染等疾病高度相关,逐渐成为药物开发的前沿方向。2019 年底,第一家基于生物相变的 Biotech 公司 Dewpoint 成立。随后,Vivid、Transition Bio、Nereid 和 Faze 等欧美国家初创公司也纷纷获得大额风险投资。生物相变成为生物医药领域的重要赛道。而国内发展则相对滞后,奕拓医药于 2022 年 1 月宣布与罗氏上海创新中心就相分离技术平台达成合作协议,这应该是国内第一个公开报道的相关公司。

（二）新的药物技术

近年来,生物医药领域涌现了一大批新的药物技术(见表 1)。药物技术沿着生命"中心法则"历经百年,由外及里全面覆盖了蛋白质、核酸和基因三个环节,包括最早靶向蛋白质的传统药物,重新崛起的核酸药物以及最新的精确操控 RNA 和 DNA 分子的基因疗法和基因编辑等。药物形式除了经典的小分子，多肽、蛋白、多糖和核酸，还出现了细胞、病毒和肠道菌等更加复杂的活体药物。

表 1   生物医药领域新技术

小分子	大分子	细胞治疗	基因疗法	其他
Protac	蛋白药物：	CART 双靶点	AAV 基因疗法	溶瘤病毒
分子胶	双特异单抗	CART 通用	核酸药物：	个性化治疗疫苗
ATTEC	多特异单抗	CART 安全开关	反义 RNA（Ionis）	肠道菌
AUTAC	纳米单抗	CAR-NK/	RNAi/a（Alnylam）	赋能技术：
ENTAC	Probody	iNKT	mRNA（Moderna）	新型给药系统
LYTAC	融合蛋白	CAR-iNKT	环形 RNA	合成生物学
ARM 技术	偶联药物：	CAR-macrophage	基因编辑：	表观组学
PPI 技术	ADC	TCR-T/Treg/γδT	CRISPR-Cas9,13…	生物相变 PS
共价/变构技术	PDC	TILs	单碱基修饰	AI 药物发现
赋能技术：	mAb-RNA	赋能技术：	Prime editing	AI 预测蛋白结构
DEL	mAb-protein	iPSC 干细胞技术	表观编辑	单细胞技术
MicroED	核素偶联	细胞挤压 SQZ	其他基因编辑工具	

新的药物技术发展主要存在以下三种趋势：

一是模拟生物自身的调控方式。传统的药物化学曾非常排斥共价抑制剂，认为它们容易带来副作用。而以往的共价药物毒性大，其原因在于缺乏特异性。如今则可以根据蛋白的结构设计具有高度选择性的共价抑制剂。如合理设计的丙烯酰胺类化合物只有在靶蛋白的微环境下才能与半胱氨酸的巯基发生快速迈克尔加成反应。

多层次控制是生命的基本规律。中心法则的每一个环节都需要全方位的调控，包括基因、表观修饰、转录和蛋白表达等。具体到蛋白这个环节，药物的调控目标又包括蛋白质的合成、降解、功能，构象和与其他生命分子的相互作用等，且对于同一靶点，调控方式不一样产生的生物学和表型有差异。调节蛋白构象的变构抑制剂和抑制蛋白互作的 PPI 近年来成为热门的小分子药物技术。

诱导蛋白降解的药物不同于传统的蛋白功能抑制剂，具有克服耐药和增加选择性等优点，近年来成为热点研究方向。这些蛋白降解技术包括常见的 PROTAC(Arvinas，Nurix 和 Kymera) 和分子胶(Monte Rosa)。比较新的技术有斯坦福大学 Carolyn Bertozzi 教授的细胞膜蛋白降解技术 LYTAC(Lycia) 以及细胞外蛋白降解技术 ATAC(Avilar)，复旦大学鲁伯埙教授基于自噬蛋白 LC3 开发的 ATTEC(PAQ)、自噬降解 AUTAC、分子伴侣介导的蛋白降解 CHAMP(珅诺生物)，降解 RNA 的 RIBOTA、降解 DUB 的 DUBTAC(Stablix)、双功能降解技术 (Amphista) 和抗体偶联降解药物 AnDC(Orum) 等。这些技术一般都是模拟泛素化、自噬和内吞等生物内在的蛋白降解机制。

分子胶是模拟生物调控方式的典型案例。分子胶是指一类能够将两种蛋白质分子黏合在一起的化合物。两个分子接近会相互发生化学反应和生物学效应。如当其中一个蛋白质分子为泛素连接酶时，分子胶可以引起另外一个蛋白质发生泛素修饰，并通过蛋白酶体途径发生降解。植物生长素即吲哚乙酸就是通过这一原理降解基因抑制蛋白的一种分子胶。研究发现，免疫调节药物 Lenalidomide 和抗癌药物 Indisulam 等也有类似的作用机制。

邻近性原理普遍存在于大自然，在药物设计中得到广泛应用。经典的双抗实质是一种"细胞胶"技术，或者叫做细胞接合器(Cell Engager)。如基因泰克的 BiTE 双抗一头结合肿瘤细胞的抗原 CD19，另一头结合 T 细胞的受体 CD3，将肿瘤细胞和 T 细胞拉在一起，让 T 细胞就近杀死肿瘤细胞。获得诺贝尔奖的 CRSPR-Cas9 基因编辑技术来自细菌，实质上也是生物邻近性原理的应用。sgRNA 相当于一种分子胶，根据碱基配对的原则将目标 DNA 与具有 DNA 切割能力的 Cas9 蛋白定位于一起，获得了一种高效可控的 DNA 剪切工具。

2013 年，加利福尼亚大学旧金山分校学者发现突变的 Cas9 蛋白不具备切割 DNA 的能力（dCas9）但仍然可以在 sgRNA 指导下与相应的 DNA 特异性结合。[①] 2016 年，哈佛大学刘如谦实验室在此基础上开发了单碱基编辑工具。他们将失活的 dCas9 与胞苷脱氨酶融合，在 sgRNA 指导下不是切割基因而是纠正基因的单碱基突变。这一工具将基因编辑的应用范围进一步扩大，而且减少了 DNA 断裂导致的致癌风险。[②] 刘如谦的工作可能是基因编辑应用领域最重要的突破之一。没有功能的 dCas9 这时相当于一种连接子（linker），通过蛋白融合可以嫁接其他具有不同生物活性的酶，为精确操控 DNA 和 RNA 分子提供了无限可能性。随后，刘如谦等人通过嫁接逆转录酶和 DNA 甲基化酶，又开发了可以搜索和替换大段基因的"Prime editing"技术（prime medicine），以及表观遗传编辑工具（Chroma 和 Omega）。

类似的原理也适用 RNA 单碱基编辑。人们发现乌贼和章鱼能够利用一种称为 ADAR 的酶和指导 RNA 的定位对特定 RNA 序列进行单碱基编辑。与 DNA 编辑造成的永久变化不同，RNA 编辑作用是暂时的，避免了长期风险。2017 年，张锋团队将 ADAR 的催化部分与 Cas13 蛋白融合开发了更加高效的 RNA 单碱基编辑器。这些技术都获得了大额的风险投资，成为当下热门的赛道之一（Korro Bio，Beam、Shape、ProQR、Locana 等）。

二是程序化制药。知名风投机构 Flagship 的创始人 Noubar Afeyan 将程序化制药解读为像计算机编程一样去设计和开发药物，进而提高生物学的确定性。目前已有超过 20 款核酸药物获批，数百项临床试验进行中，成为继小分子和单抗之后的第三大药物技术。

---

① Lei S Qi, Matthew H Larson, Luke A Gilbert, et al. Repurposing CRISPR as an RNA-guided Platform for Sequence-specific Control of Gene Expression[J]. Cell, 2013, 152(5):1173-83.

② Alexis C Komor, Yongjoo B Kim, Michael S Packer, et al. Programmable Editing of a Target Base in Genomic DNA Without Double-stranded DNA Cleavage[J]. Nature, 2016, 533(7603):420-4.

核酸技术包括反义核酸、小核酸、mRNA 等，与同样可编程的 DNA 合成，基因疗法和基因编辑一起构成了程序化制药的前沿领域。特别是 mRNA 疫苗在这次百年难遇的疫情中大出风头，进一步推动相关技术的发展，新技术和初创公司层出不穷。

核酸药物基于碱基序列快速直观的设计和可负担的生产成本让药物定制或单病人时代成为可能。2019 年，美国食品药品监督管理局历史上第一次批准了波士顿儿童医院为一个罕见病患者设计开发的反义核酸药物。Ionis 创始人 Crooke 博士最近创立了一家非营利组织 n-Lorem 基金会，专门为罕见病患者定制反义核酸药物。单病人时代是个性化医疗的极致，制药行业的研发、生产、监管、市场和支付模式将发生颠覆性改变。尽管商业模式不明朗，但可能孕育着巨大的商机和投资机会。

三是药物形式的互换、组合和升级。药物形式各有特点，不存在谁淘汰谁的问题，而是共存互补的关系。口服小分子药物替代单抗等注射药物成为药物开发的一种趋势。2021 年，小分子 PD-L1 抑制剂、PCSK9 抑制剂和 GLP-1 激动剂都有概念验证性的临床数据报道。

药物形式组合的经典例子是单抗小分子偶联药物（ADC）。药物技术组合最初是为了扬长避短，如 ADC 就是利用单抗的特异性将毒素带入肿瘤组织而减少对正常组织的伤害。Daiichi Sankyo 的 DS8201 代表了 ADC 技术发展的新趋势：一方面，高 DAR 值和旁观者效应使得中等活性和不同作用机制的毒素和载荷（payload）成为可能。创新的大门由此打开，载荷的可选范围大大增加。另一方面，载荷、单抗甚至连接子可以协同作用，进而创造新的生物学。

病毒、细胞和肠道菌是更加高级的活体药物（living medicine）。这种升级的活体药物同时也是各种药物技术组合的平台。溶瘤病毒（oncolytic virus）是一类能选择性感染和杀伤肿瘤细胞的治疗病毒，同时能激发免疫反应攻击残余的肿瘤细胞。当前，溶瘤病毒药物的发展趋势是利用病毒作为载体,插入 PD-1,炎症因子等免疫药物的基因,形成病毒和免疫蛋白药物的组合。目前,已有多款新型溶瘤病毒产品进入临床研究,包括 CAN-2409/Candel、MVR-C525/亦诺微、VG161/复诺健、RIVAL-01/Turnstone 和 BS001/滨会生物等。

抗体和细胞技术组合的 CART 在肿瘤领域取得了巨大成功。CART 面临着实体瘤效果差、炎症因子风暴和神经毒性以及个性化导致的高成本等问题。但这恰恰也是细胞疗法创新和发展的方向。具有归巢能力的 TCR-T、TILs 和 γδT 等有望突破实体瘤,而通用型 CAR-T 和 iPSC 来源的 NK 细胞(Fate,CAR-NK)可以像传统药物一样批生产从而大幅降低生产成本。也有公司尝试各种新的生产技术比如"Cell Squeeze"(SQZ)和细胞快速扩增纯化技术等实现成本的降低。

另外,Treg 细胞(GentiBio,1 型糖尿病)、NKT(Athenex)和巨噬细胞(Carisma,CAR-M)等其他免疫细胞也成为细胞疗法的目标,已经进入早期临床研究。细胞的体外基因编辑,以及与小分子、单抗和核酸技术的组合也是细胞疗法的发展趋势。

干细胞技术中,造血干细胞移植最为成熟,广泛应用于贫血和输血。间充质干细胞(MSC)治疗自免、肝病、肾病、心血管等诸多疾病处于临床试验阶段。MSC 修复组织和抗衰老作用暂时还缺乏严谨的证据。神经干细胞在学术界一直饱受争议,离真正的应用还存在一段距离。胚胎干细胞(ESC)理论上是最理想的干细胞,但受到来源和伦理的困扰。值得注意的是,干细胞技术也有安全性的问题,操作中任何环节不到位,都可能损害患者的健康,如干细胞导致眼疾病人失明的消息时有报道。

当前,诱导多能干细胞(iPSC)最受重视,有望解决干细胞的来源问题。难点在于保障 iPSC 的存活状态和形态功能。iPSC 和 ESC 一样,必须体外培育成合格的分化细胞后才能使用,否则容易失效或致癌。iPSC 分化的 T 细胞和 NK 细胞是细胞免疫疗法的热门方向。iPSC 技术用于其他特定疾病治疗也处于临床研究阶段。

人类其实是一种与细菌共生的体系。肠道菌是当前生物学研究的重点,其种类和代谢产物几乎对生命的各个环节都有调节作用,与疾病高度相关。2022 年,Douglas Hanahan 教授更新了著名的癌症十大特征(Hallmarks),将肠道和肿瘤内部的细菌列入癌症新的特征之一。[①] 细菌作为一种活体药物,也有产品进入临床研究,但效果不尽如人意。肠道菌的基因组学和代谢组学的深入研究有望推动这一领域的发展。

(三)药物发现的赋能技术

近年来,一些其他领域的技术不断赋能药物发现。

一是人工智能(AI)。AI 预测蛋白质的三维结构被评为 2021 年《科学》杂志的十大科学突破之首。DeepMind 团队开发的 AlphaFold2 模型在第十四届国际蛋白质结构预测竞赛(CASP14)上一鸣惊人,预测的准确度几乎可以与冷冻电镜的实验结果相媲美。目前,DeepMind 与 EMBL-EBI 联合开发的蛋白结构库在过去的一年内囊括了人类和其他 27 个物种的蛋白质结构,总数超过 35 万个。其他预测模型还包括华盛顿大学 David Baker 教授研发的 RoseTTAFold、百度的 PaFold、腾讯的 tFold 以及华深智药的新一代结构预测平台 HeliXonAI 等。蛋白结构预测让 AI 技术在分子层面上触及了生物学的本质,使得 AI 制药热度不断攀升,大额投资和跨国公司合作的消息层出不穷。

欧美近年来的趋势是新技术的"AI+"。2021 年 11 月 9 日,张锋创立的 Arbor 宣布完成 2.15 亿美元的 B 轮融资。这家公司主要是利用 AI 技术筛选基因编辑酶,目前已发现数十个 DNA 核酸酶(Cas12h,Cas12i)、RNA 核酸酶(Cas13d,Cas12g,Ⅲ-E 型)和转座酶(Tn7-Cas12k)。2022 年 2 月 8 日,国内公司博雅基因宣布与 Arbor 达成合作协议,以利用 Arbor

① Douglas Hanahan. Hallmarks of Cancer:New Dimensions[J]. Cancer Discov,2022,12(1):31-46.

全新的基因编辑工具开发肿瘤细胞疗法。2月份，生物相变公司 Dewpoint 宣布完成 1.5 亿美金的 C 轮融资，主要用于建设 AI 驱动的生物凝聚物数据平台。Moderna 最近发表了利用深度学习快速鉴定稳定性和活性兼顾的代谢酶的文章。[①] 这项工作显然来自他们 mRNA 药物 AI 发现平台。各大跨国公司也在通过自建和合作不断夯实自己的 AI 平台。

二是药物递送技术。递送技术是药物开发的"最后一公里"，有时甚至能直接决定一个新药或者一项新技术的成败。核酸药物和疫苗的成功就是得益于脂质纳米颗粒（LNP）和 GalNac 偶联技术的日益成熟。

近期，张锋和刘如谦相继发表了各自实验室开发的病毒样颗粒（VLP）递送技术。VLP 也可以应用于类似于 ADC 的偶联递送（VDC 药物）。2017 年拉斯克奖获得者 John T. Schiller 等人发现 HPV 病毒颗粒能选择性地与肿瘤细胞表面的硫酸乙酰肝素蛋白聚糖（HSPG）结合。

2021 年，哈佛大学 George Church 等人创立的 Dyno 获得了近 1 亿美元的 A 轮融资，该公司通过机器学习和高通量筛选建立了 AAV 衣壳蛋白改造的平台。哈佛医学院另一位教授 Lon Vandenberghe 创立的 Affinia 则是利用新型的 AAV9 系统开发肿瘤和罕见病药物，目前产品仍处于临床前阶段。

2021 年 Flagship 孵化的 Ring Therapeutics 宣布完成 1.17 亿美元的 B 轮融资。Ring 的核心技术是基于指环病毒（Anellogy）的递送系统。这类病毒在细胞内停留较长但不会激发免疫反应，使其成为可替代 AAV 的潜在给药系统。他们开发的工程化指环病毒携带单链环状 DNA，入核后无法与其他 DNA 整合，从而降低了基因变异的风险。指环病毒的安全性如果在人体上得到验证，将为基因疗法带来新的给药选择。

LNP 是最早产业化成功的 RNA 递送系统，2018 年 FDA 批准的第一

---

① Andrew Giessel, Athanasios Dousis, Kanchana Ravichandran, et al. Therapeutic Enzyme Engineering Using a Generative Neural Network[J]. Scientific Reports, 2022, 12(1):1536.

款 siRNA 药物 Onpattro 和 mRNA 新冠病毒疫苗均采用了该项技术。LNP 倾向于肝脏中累积而对其他器官的选择性较差。2020 年,美国西南医学中心 Daniel J. Siegwart 团队报道了一种被称为选择性器官靶向(SORT)的技术,通过添加新的脂质分子改变 LNP 的摩尔组成和内部电荷,实现了 RNA 靶向肝、肺和脾等不同组织的特异性递送。[①]

RNA 是强极性分子,内吞进入细胞后一般卡在内吞体(endosome)当中,只有 1‰ 不到的分子能够逃逸进入胞内发挥作用。Siegwart 团队 2021 年开发了一种由新型磷脂(iPhos)组成的、具有强内吞体逃逸(endosome escape)性能的新型 LNP 递送系统(iPLNPs)。该系统显示极高的体内 mRNA 递送和 CRISPR/Cas 基因编辑效率,而且通过 iPhos 化学结构和比例调控可实现器官选择性递送(25)。另外,Entrada 公司的小环肽递送系统(EEV)也宣称可以有效加强药物的内吞体逃逸。

外泌体除用于诊断,近年来也被广泛应用于药物递送。如天然蛋白质和脂质组成的外泌体可以穿过血脑屏障,是包裹 CNS 药物的理想载体。与 AAV 和 LNP 比较,天然的外泌体具有低毒性和低免疫原性的优点,并有一定的归巢功能和组织选择性。

空心的红细胞一直被研究作为治疗药物的载体。全球约有七家公司的技术发展相对成熟,其中 Rubius、EryDel、EryTech、西湖生物医药等公司已有产品处于临床阶段。随着基因编辑技术的成熟,干细胞衍生的工程化红细胞递送技术获得快速发展。美国的 Rubius 是这一技术的开创者,公司重点布局了癌症和自免领域的产品。基于血小板的药物递送系统落后于红细胞,大部分产品仍处于临床前,领先的公司包括 Plasfer、PlateletBio 和 Cellphire Therapeutics 等。意大利公司 Plasfer 的血小板转

[①]　Qiang Cheng, Tuo Wei, Lukas Farbiak, et al. Selective Organ Targeting (SORT) Nanoparticles for Tissue-Specific mRNA Delivery and CRISPR-Cas Gene Editing [J]. Nat Nanotechnol,2020,15(4):313-320.

移技术（PTTTM）能够在血小板里高效转染遗传物质（mRNA、siRNA、microRNA、质粒 DNA）并递送到目标器官。

其他药物发现赋能技术包括解析小分子结构和晶型的类似于冷冻电镜的 MicoED 技术，赋能 PROTAC 和传统化药开发的 DNA 编码化合物库，靶点鉴定的质谱技术、单细胞技术和合成生物学等在 2021 年都获得了长足进步，在这里不再一一展开。

第8篇　加快推进生物医药产业创新发展[①]

报告核心内容

生物医药产业是人民健康和国家公共卫生安全的重要保障,也是新时期经济转型发展的重要战略性新兴产业。欧美主要发达国家大力发展生物医药产业,并持续保持生物医药领域霸主地位。我国生物医药产业起步较晚,近年来已建立起比较完整的产业体系,但仍面临着创新力不足、人才短缺、化学原料药和相关仪器设备依赖进口等瓶颈,与美国等发达国家还存在一定差距。为此,本报告建议:一是构筑优势,着力提升原始创新能力,建立互联互通创新机制;二是补齐短板,加快攻关支撑关键技术,减少进口依赖;三是引育并举,加强生物医药人才队伍建设,构建梯次人才分类管理机制;四是建立壁垒,依托我国在临床资源等方面的优势,发展颠覆性前沿技术,构筑国家非对称技术优势。

生物医药产业由生物技术产业与医药产业共同组成,是当前全球发展

[①] 本报告于 2022 年 8 月份撰写。撰写人:胡誉怀(浙江大学智能创新药物研究院院长助理、科研部部长,研究员)、何俏军[浙江大学药学院教授,浙江大学智能创新药物研究院副院长、浙江大学(杭州)创新医药研究院副院长]。

最为迅速和最有前景的产业之一。健康是人民群众对美好生活的重要期盼,作为世界公认的战略性新兴产业,生物医药产业不仅是人民健康和国家安全的重要保障,在推动国民经济发展中也具有不可替代的作用及地位,成为21世纪的"朝阳产业"。[①] 在经济全球化竞争中,生物医药产业市场规模持续快速增长,欧美发达国家占据绝大部分市场份额,美国、欧洲、日本占据全球药品市场销售额的80%,企业数量占比高达90%。在生物医药产业蓬勃发展过程中,美国凭借雄厚的科研实力、优秀的技术人才、高效的企业竞争环境等因素,一跃成为生物医药领域竞争力最强的国家,其开发的药品数量和市场销售额均占到全球35%以上。[②] 我国自"十三五"以来,医药产业迅速发展、产值快速扩大,国际著名咨询公司麦肯锡在报告中指出,从已上市和在研药物数量看,中国已迈入国际第二梯队。但在新药创制的能力和水平方面,尤其是原始创新能力上与制药强国之间仍存在较大差距。

一、生物医药强国的创新优势

(一)政策优势

发达国家拥有完整的创新链和产业链,并持续予以高度重视。除国防研发外,生物医药是美国政府科研经费预算投入最多的领域,2016—2020年投入的研究经费保持较快增长,年均增速6.4%,2020年投入达到419亿美元,主要资助方向为重大科学计划和重大疾病研究。同时,出台《合作研究法》《技术转移法》等一系列法律法规,形成对知识产权、技术转让、技

---

① 石光,刘芳瑜.我国生物医药产业发展的现状与对策[J].中国卫生政策研究,2016,9(3):4.

② Carlson R. Estimating the Biotech Sector's Contribution to the US Economy[J]. Nature Biotechnology,2016,34(3):247-255.

术扩散等强有力的法律保护体系[①];2016 年颁布《21 世纪治愈法案》,从法律层面提供 48 亿美元保障未来 10 年创新研究,旨在为长远规划前瞻布局。近日,拜登签署的新行政命令《国家生物技术和生物制造计划》要投入超 20 亿美元以加强美国国内生物制造的供应链,提出减少生物制造领域对中国的依赖。

欧盟于 2013 年 7 月 10 日发布创新药物 2 期计划(IMI2),通过集中整合多方科研创新力量,为研究突破性的疫苗、药物和治疗方法铺平道路,解决欧洲健康问题。日本政府早在 2002 年就制定了"生物产业立国"战略,旨在促进生物技术产业的发展。韩国政府于 2014 年发布"药业 2020 前景",规划在 2020 年前需投入 89 亿美元用于药品研发,扶持更多药企进入世界市场。

具有优势的发达国家通过配套出台多项政策措施,持续助力生物医药产业发展以保持战略优势,在国际生物医药产业竞争中占领先机。

(二)科技优势

生物医药创新的源头在于原创理论的提出和关键技术的突破,这需要长期而扎实的基础研究积累,其中雄厚的研发实力与完善的研发体系必不可少。在基础科研方面,美国生物医药产业已在世界上确立了绝对优势,其在生物医药相关论文数量、生物药专利数量、在研生物药数量、生物医药企业数量等方面均位列全球第一。在关键技术方面,自西药出现以来的 130 多年间,与新药研发相关的原理突破均出自新药创制发达国家,新药创制代表性技术概念,包括目前处于研发前沿的核酸药物、细胞药物、多糖疫苗、先进药物制剂应用辅料等也是由美国、欧洲等发达国家率先提出及开发的。[②]

①　胡海鹏,袁永,莫富传.美国促进生物医药产业创新发展政策经验及启示[J].科技和产业,2021(009):235-241.

②　薛倩,曹煜影,丁甜,等.生物医药产业专利布局分析研究[J].中国发明与专利,2022(1):19-26.

（三）产业优势

美国生物医药产业起步较早,具备全球最先进的技术体系、最多的成果储备,产业链成熟完善,发展环境优越,资本市场结构合理,形成了发展势头良好的产业集群体系,拥有旧金山、波士顿、华盛顿、北卡罗来纳、圣地亚哥五大生物技术产业集聚区。其中,位于旧金山的硅谷生物技术产业从业人员占美国生物技术产业从业人员的一半以上,销售收入占美国生物产业的 57%,企业研发投入占 59%,其销售额每年以近 40% 的速度增长。生物制药行业也是美国经济中研发强度最高的产业,研发投入比例占行业销售总额的 20% 左右。据 PhRMA 统计,2018 年,美国制药业收入约 4070 亿美元,研发支出约为 796 亿美元,生物医药研发投入占销售额比例高出其他制造业行业 6 倍。据调研报告显示,2021 年全球 10 大生物技术公司中,美国企业占据首席。[①]

（四）人才优势

美国拥有丰富的生物医药人才资源,根据 Quacquarelli Symonds 公司每年发布的 QS 世界大学排名显示,2021 年生物科学 QS 世界排名的大学中,美国的大学依旧表现亮眼,不仅在全球前 20 中占了半壁江山,更包揽了本次榜单的前四名。[②] 同时,美国行业人才年增速达 5%,居全球之首,其中美国生物技术研究人才博士数量居全球最高,占比超 1/3,且 33% 的生物技术研究人才拥有 15 年以上从业经验,工作经验丰富,职业成熟度高,这使美国成为生物医药顶尖人才的"聚集地"。

二、我国生物医药产业发展主要瓶颈

生物医药行业是新一轮科技革命和产业变革的重点领域之一,当前我

①　尹政清. 美国生物医药产业竞争力分析与启示[J]. 中国生物工程杂志,2020(9):8.

②　QS World University Ranking by Subject 2022:Life Science & Medicine[EB/OL]. (2022-04-07)[2022-11-29]. https://www. qschina. cn/subject-rankings/2022.

国正处于从生物医药大国向强国转变的关键阶段,也正经历从仿制药向跟踪式新药的转型,以及由跟踪式创新向"全球首创新药"的全面转型。2021年7月30日,中共中央政治局召开会议,要求强化科技创新和产业链供应链韧性,加强基础研究,推动应用研究,开展补链强链专项行动,加快解决"卡脖子"难题。

（一）产业整体创新力不足

相较于发达国家,我国生物医药产业整体创新力不足主要体现在基础研究和转化能力与全球领先水平相比存在较大差距,这在源头上制约了产业的创新发展。

在基础研究方面。2020 年中国生物医药领域论文发表数量达到近 29万篇,但其中在《自然》《科学》《细胞》三大顶级学术期刊发表的论文比例只有 0.17％,远低于欧美生物医药领先国家普遍高于 0.6％的水平;2020 年中国基础研究在研发总投入中的比例虽达到了 6％,但同全球生物医药领先国家普遍在 15％以上的水平还有差距。

在成果转化方面。《2020 年中国专利调查报告》显示,在 735 所受访高校和 381 所受访科研单位中,有效发明专利的实施率分别为 14.7％和28.9％,低于美国高水平高校约 37％的专利转化率。[①] 其中,核心原因在于缺少衔接产品导向、高效联动的转化应用研究技术体系。临床研究方案设计缺陷、临床基地基础建设薄弱以及开展临床研究的规范化与国际化程度不足等问题也加大了成果转化尤其是原创成果的转化难度。

（二）人才结构性短缺

人才短缺成为我国生物医药产业发展的"绊脚石"。2020 年 ESI 全球前 1％生物医药领域高被引学者共有 1790 人次上榜,其中美、英、德位列前三,上榜人次分别为 943、171、111,合计占比近 70％,而中国上榜人次仅

---

① 国家知识产权局战略规划司,国家知识产权发展研究中心.2020 年中国专利调查报告［R］.2021-05-07.

为 25。人才的短缺不仅体现在生物医药产业各个研发、生产环节有明确技术要求的岗位,而且创新领军人才、生物医药生产管理人才、专业招商引资人才、市场推广人才等也出现不同程度的短缺。高校培养人才模式较为单一,难以满足企业对交叉型、复合型人才的需求,也是导致我国生物医药产业人才短缺的重要原因。[①]

(三)关键支撑条件受制

关键试剂与耗材、关键仪器设备与制药装备等是支撑生物医药产业发展的重要条件。发达国家开发了一系列精密的科研仪器设备用于分析和辅助,研发了多种高端试剂、耗材,并形成了相应的产业链。我国生物医药产业虽在过去 20 年进入快车道,但科研关键支撑条件的产业方面刚刚起步,存在明显短板和不足,在新冠疫情叠加贸易摩擦双重冲击导致的逆全球化背景下,产业链短板尤为突出。目前,我国生物医药领域核心装备和试剂多数依赖进口。

调研报告显示,国内某药学专业科研机构 50 万元以上的科研设备基本依赖进口,国产处于空白或与国外产品质量差距较大。生物医药研发关键支撑条件的短板主要有:相关高水平仪器设备几乎被国外垄断,如蛋白纯化系统几乎一直被 GE 等公司垄断;高端生物试剂主要掌握在欧美企业手中,如美国西格玛、美国赛默飞、日本 TCI 等;化学原料药出口市场萎缩;高端辅料市场垄断;制剂领域国产制药装备稳定性不足,很多参数达不到质量标准要求,对同系列设备依赖度较高。支撑创新药物项目的关键产品研发与制造技术缺乏给我国当前生物医药领域高质量发展带来巨大

---

① 曹慧莉,魏国旭.2022 年我国生物医药产业发展形势展望[J].科技中国,2022(1):43-46.

隐患。①②③

三、相关对策建议

为积极有效应对世界生物医药竞争带来的挑战,我国生物医药行业必须为可持续发展做好顶层设计,构建可持续的创新生态环境,促进和提升创新主题活力,认清我国生物医药行业的短板,定位好我国相应领域的目标,才能为我国生物医药产业进入全球产业链从而提高全球市场份额提供保障。

(一)着力提升原始创新能力,建立互联互通创新机制

发挥举国体制优势,促进"政产学研金服用"创新要素有效集聚和优化配置。发挥政府在产业发展战略、方向及规划设计方面的指导作用,重点支持市场调节机制失灵、国家急需的创新领域;加强应用导向的基础研究,激活源头创新,着力提升原创理论、原创药物靶点等原创性发现,产出一批重磅创新产品;支持国家级临床/医学研究中心建设,加强原始创新药物的临床研究能力与国际化水平;有效引导企业界、金融界和地方政府参与产业发展;鼓励企业进一步突出创新主体地位,充分开展产学研合作,提高自身研发效率,增强自主创新能力和国际竞争能力;在保证安全的前提下,适当放宽药物临床试验Ⅰ期、Ⅱ期申报程序,加大鼓励创新力度。

(二)加快攻关支撑关键技术,摆脱关键产品进口依赖

一是针对国际大宗原料药市场日趋白热化的竞争,开辟新兴市场业

---

①　刘昌孝.盘点2021:我国生物医药创新发展之浅见[J].中国药业,2022(4):1-7.

②　张帆,杨穆瑶,张志娟,宋瑞霖.中国医药创新面临的挑战及其应对[J].医学与哲学,2022(2):1-6.

③　JIANG YP,ZHAO XX,LV HQ,et al. Drug Screening and Development from the Affinity of S protein of New Coronavirus with ACE2[J]. Eur J Clin Microbiol Infect Dis,2021,40(4):715-723.

务。引导国内原料药生产企业避免在美国、欧盟等成熟市场激烈竞争,逐渐开辟东南亚、南美洲等新兴市场,依托国内大循环谋篇布局内外双循环。二是加快化学原料药高端化发展。加快发展一批市场潜力大、技术门槛高的特色原料药新品种以及核酸、多肽、分子砌块等新产品类型,大力发展专利药原料药合同生产业务,促进原料药产业向更高价值链延伸。三是针对生物医药行业仪器设备、高端生物制剂,提高国有仪器设备、高端生物制剂质量和自主创新力,组织高校、科研机构、优势企业加大经费投入力度,优化经费分布,加快突破进口生物医药高端仪器设备、高端制剂的技术壁垒,从源头上解决国内生物医药研发面临的风险,确保在未来国际竞争中的战略主动。

(三)加强生物医药人才队伍建设,构建梯次人才分类管理机制

高科技产业的竞争归根到底是优质人才的竞争,培养优秀人才已经成为一项重要而紧迫的任务。优化高校生物医药人才培养模式,根据市场需求、产业需要多维度调整人才培养方式,补充发展新兴交叉学科,推进普通教育、继续教育和其他灵活的培训制度(岗前培训、技术考核培训、技术证书培训等)的有机结合。构建梯次人才分类管理机制,对战略型人才、科技领军型人才、产业高端人才、工匠技能人才等进行分类管理,打通多类型人才发展渠道。面对新兴技术机遇,各类人才在创新链关键环节上各司其职,共同加快新技术产业化,推动创新发展的新局面。①

(四)发展颠覆性领先技术,构筑国家生物医药产业优势壁垒

"卡脖子"技术是一国技术之短,而"杀手锏"技术则是一国之长,两项技术均是制约我国生物医药产业的瓶颈技术。我们既要快速突破制约产业发展之"短",提升我国整体创新能力和水平,又应厚积薄发占领战略高地之"长",避免发达国家的"杀手锏"技术进一步发展转变为制约我国产业

---

① 中国医药创新促进会,中国外商投资企业协会药品研制和开发行业委员会."构建中国医药创新生态系统"系列报告第二篇:推动基础研究,激活创新源头[R].2021-06-11.

发展的"卡脖子"技术。面向世界科技前沿和未来国际竞争高点,依托我国人口、资源等优势,布局人工智能制药、细胞与基因治疗药物研发、仿生医疗器械等前沿技术和产品研发;依托我国丰富的中药应用经验、中药材资源库和对中医药传统文化的理解,结合先进理论与科技创新,赋能中药研发新范式,构建具有中国特色的生物医药产业技术壁垒,全面提升国际竞争力。

第9篇 促进生物医药技术和生物制造产业发展①

报告核心内容

2022年9月,美国启动了"国家生物技术和生物制造计划"(简称"美国生物技术法案"),这被认为是继"芯片法案"后,拜登政府在高科技领域"针对中国"的又一重要举动。本报告在对相关行业企业调研的基础上,分析了美国生物技术法案对我国生物技术产业特别是医药生产带来的影响,并从促进融通创新、加速工业化转化和完善全球合作网络等方面提出了具体应对建议。

虽然不如信息技术和数字经济那么吸引眼球,但是作为21世纪末一个市场价值可能会接近30万亿美元,而且每年对GDP贡献率与信息产业接近的产业,生物经济已经成为全球各国发展重点。在2012年奥巴马政府发布的《国家生物经济蓝图》(National Bioeconomy Blueprint),和2019年特朗普政府主办的美国生物经济白宫峰会(White House Summit on

---

① 本报告于2022年10月份撰写。撰写人:金珺(浙江大学管理学院、浙江大学创新管理与持续竞争力研究中心副教授,浙江大学金华研究院智库中心资深研究员)。本文不少信息来自作者团队对相关企业的访谈调研,在此向多位受访者表示诚挚感谢。

America's Bioeconomy)基础上,继参议院于 2021 年 6 月通过《生物经济研究与发展法案》后,2022 年 9 月 12 日,美国拜登政府宣布启动《美国国家生物技术和生物制造计划》(National Biotechnology and Biomanufacturing Initiative①)(简称"美国生物技术法案"),初步投资金额为 20 亿美元。

一、美国生物技术法案对我生物医药技术及
生物制造的影响

不同类型企业的受访者均表示,除了医药外包服务企业,美国生物技术法案对我国生物医药产业的短期影响不明显,且在医药企业预期中,但是长期影响一定存在,且长期影响不明朗。综合考虑半导体产业政策变化的启示、美国外国投资法案变化以及生物技术和生物制造发展趋势及技术特点以及访谈结果,我们认为,从长期看美国生物技术法案对我生物医药产业技术和生物制造主要存在以下三方面影响。

(一)生物制造工程技术和设备短板将制约生物制造和生物医药创新研发

我国生物化工技术不比美国差,但是我国医药设备和生物制造设备、工程技术存在较为明显短板,与国外设备存在一定差距。我国医药生产大企业和创新药研发技术公司在研发和生产的一些重要环节使用国外设备。其主要原因是国外设备的使用能保证较高的生产效率和较低生产成本,并保证医药产品制备所需的超高精细度,降低了企业的管理和生产成本。而且一些设备无法找到国产替代。以生物制药实验中研究蛋白质结构的重要工具冷冻电镜为例,只有美国的 FEI 公司、日本 JEOL 及 HITACHI 公

① Executive Order on Advancing Biotechnology and Biomanufacturing Innovation for a Sustainable, Safe, and Secure American Bioeconomy [EB/OL]. (2022-09-12)[2022-10-02]. https://www. whitehouse. gov/briefing-room/presidential-actions/2022/09/12/executive-order-on-advancing-biotechnology-and-biomanufacturing-innovation-for-a-sustainable-safe-and-secure-american-bioeconomy/.

司可以生产。

美生物信息技术法案强调了生物制造设备和工程自主化,美国有可能会对生物基制备和生物制造各环节关键的生产和制造设备进一步加强管控。那么我国生物医药制备的效率和产品质量,以及在能源、肥料、农药等方面的生物技术应用和生物制造发展将会受限,也将影响我国原研药和创新药、生物基产品的研发和工业化转化。

长期而言,设备短板是我国生物技术和生物制造产业发展中存在的一个严重问题,若无法及时解决,该影响将会持续放大。

(二)生物技术产业转化以及与其他产业融合问题将凸显

在生物医药行业,实验室和产业应用间实际有着巨大鸿沟,工业化放大的过程中存在着太多巨大风险。Zymergen(曾经的合成生物明星企业)的发展表明,即使吸引了巨额投资的领头企业,一旦所选产品工业化过程失败,同样会处境艰难。国内的博瑞生物,虽然致力于开发市场需求极大的小核酸药物,但是由于无法形成营业收入,5年后终止审核上市。这也引发了我国科创板对生物研发企业上市更不乐观。工业化风险使得通常采取追随者战略的我国生物医药大厂对新技术和新产品的工业化投融资非常谨慎,较少投资早期技术,更愿意购买国外的生产风险较为清晰的产品和技术。这就会影响我国技术研发和转化,这也是我国生物医药的全产业链没有想象中那么完整的原因之一。

我国缺少生物技术与能源、国防、信息等技术的交叉融合的跨学科人才、缺少生物技术产业转化和工业化的交叉人才、缺少较为通畅的生物技术转化通路,不利于我国生物技术转化和我国生物制造的发展。例如在我国,类似罗伯特·兰格(生物科技发明家和莫德纳等公司的联合创始人)这类人才和激励这类人才持续技术发明和持续转化的环境有待挖掘。同时,"医学+基础科学"复合型人才以及临床研究专业人员是生物医药企业迫切需求的人才,但目前我国医学教育仍停留在医学(MD)和基础科学

(PhD)独立培养模式阶段。[①]

技术转化方面的影响会与前面所提的制造设备和制造能力问题的影响交织在一起,相互影响,进而可能会放大美国生物技术法案对我国生物技术和生物制造产业产生的不利影响。

(三)生物医药产业的海外布局和国际交流将会受阻,且存在停滞风险

我国医药外包企业,特别是 CMO/CDMO(生产外包)企业的国际业务直接受到影响。美国是全球最大的合成生物区域市场。2021 年,美国 6 家跨国药企的中国区订单超过 200 亿美元。如果美国将生物技术法案与贸易等法案综合使用,在贸易上提出对我国生物医药产品的限制,收缩业务往来,那么我国医药外包公司的业绩将受到较大影响。2022 年 9 月,中国医药外包(CXO)板块大跌,包括百亿巨头康龙化成、千亿巨头药明康德等在内的 4 家医药外包公司的 A 股个股均跌停超过 10%。目前临床前研发(CRO)、销售(CSO)的中国企业是否会受影响,还有待观察。

受美国加大对外国投资收购的严加审查等影响,我国生物技术和生物医药企业的国际化发展步伐将受阻。2021 年和 2022 年上半年,中国医药企业的海外并购数量在全球排名第二,仅次于美国。[②] 美国是中国医药国际直接投资的首选国别。美国生物技术法案发布后,我国几家医药公司在美的并购计划暂停。[③]

再者,我国医药人才的国际交流可能受到影响。我国一些大药企在美国设有研发机构和生产基地,一些新创的生物技术企业由美国回国人员创建。我国生物医药技术人才与美国交流较为频繁。如果美国生物技术法案执行范围扩大,那么国际人员流动、与海外机构的交流将会受限。目前

---

①　曹慧莉,魏国旭.2022 年我国生物医药产业发展形势展望[J].科技中国,2022(1):43-46.

②　Biotech 笔记,2022 上半年全球医药并购和 BD 交易一览(上)[EB/OL].(2022-07-27)[2022-10-02].https://xueqiu.com/4836203654/226415156.

③　张玲.中国药企跨境收购受阻背后 美生物技术法案能"卡脖子"吗[EB/OL].(2022-09-23)[2022-10-02].https://m.thepaper.cn/baijiahao_20042091.

已有医药企业人员碰到了赴美签证问题。

二、促进生物医药技术和生物制造发展的对策建议

由于我国生物技术和生物化工技术等并不比美国差,我们相信促进融通创新、加速工业化转化和完善全球合作网络,美国生物技术法案的出台只会进一步加速推动和促进我国医药企业的技术转型和产业转型,建设和完善我国生物经济的产业创新体系。只要有足够的利益存在,美国生物医药大企业与我国企业的合作和交易就会存在,美国生物技术法案的执行会被推迟或受阻。

(一)完善技术/产业协同机制和创新体系,提高生物技术和生物制造供应链韧性

一是在国家发改委印发《"十四五"生物经济发展规划》基础上,构建和完善生物技术相关的法规体系,包括信息管理、数据安全、生物数据保护、生物资源监管、生物伦理等各方面。二是构建不同部委、不同技术、不同产业内部和相互之间的生物技术和生物制造的协同机制,促进生命科学和生物技术与工程、计算、信息科学、材料科学等不同技术的相互融合和相互促进,夯实我国生物技术生态系统,共同推动生物经济发展,发挥生物经济作用。三是梳理在华进行生物技术试验的国际机构和合作项目情况,以及生物制造国际供应链情况。借鉴美国生物技术法案的一些做法,做好预案和措施,缓解人类生物数据的隐私标准和实践、生物数据的网络安全实践、生物相关软件的标准开发以及全球生物技术和生物制造供应链可能存在的风险。

(二)协同信息技术发展,提升生物制造和工程能力,加速生物技术工业化转化

一是辅以人工智能和海量数据计算等技术、结合智能制造发展,加速

我国生物制造和生物工程设备国产化发展,促进我国生物工程设备的创新能力、工程能力和工业化能力建设,助力我国生物技术产业链的全链和强链发展。例如,通过工智能生物学理解生命现象中的分子间相互作用与相互调控的规律,解决生命科学中的重大基本问题。[①] 二是建议设立生物制造和生物技术转化的专项基金,弥补融资问题存在的资金缺口问题,吸引中小生物技术研发中小企业积极投身创新和原创技术研发和工业化发展,鼓励各大中型企业加大生物技术研发、技术转化和技术工业化扩大。例如美国自然科学基金会拨款 500 亿美元用于支持生物技术等新兴技术领域为重点的协作与转化研究。三是设立生物技术＋X 的跨学科专业培养项目,培养同时拥有生物科学技术以及其他技术知识的专业人才,将生物科学和生物技术发现转化为更强大的中国供应链能力,让美国的生物医药企业离不开我国医药服务企业的医药研发、医药生产和医药销售。

（三）加速海外布局,构建和完善全球生物技术和生物制造合作网络

2022 年全球经济,特别是欧洲市场开始步入衰退,这是我国构建和完善全球生物技术和生物制造合作网络的契机。一是抓住全球生物技术二级市场的估值下跌机会,在科学判断发展趋势的基础上,鼓励和支持我国生物技术专业投资机构和具有实力的大药企寻找有潜力的科技初创企业和生物技术,加强并购、绿地投资、创新战略联盟等方式的国际合作。比如在生物法案影响下,全球领先的制药、生物技术以及医疗器械研发外包服务公司药明康德购买了上海乐纯生物技术股份有限公司的一次性生物反应器,进而开启了与国内生物技术公司的深度合作。二是设立生物技术和生物制造的全球招募项目(含基础科学和制造工程),和海外生物技术人才基金和合作基金,推动国际合作,吸引国外生物技术人才来华或在我国海外飞地工作,参与我国生物技术、生物工程和生物制造技术的教学、创新和

---

① 周祯,闫超,张辰宇.人工智能生物学——生物学 3.0[J].中国科学(生命科学),2022,52(3):291-300.

研发项目,助力我国全球生物科技创新网络的建设。三是加快海外布局,特别是"一带一路"沿线国家和地区、非洲和拉美的生物技术和生物制造产业布局,与合作伙伴和盟友建立繁荣、安全的全球生物经济。一方面通过这些项目,我国生物医药技术和生物制造的输出将扩大我国生物经济领域在发展中国家的地位,强化南南合作。另一方面通过不断扩大我国自有技术和自有设备在发展中国家的生物医药技术和生物制造项目的应用,提升我国生物制造和生物技术设备研发和生产能力,增强国产化水平。

第10篇 警惕霸权主义阻滞我国生物医药领域发展[①]

报告核心内容

　　生物医药领域的发展关系着全人类的生命安全和健康,相关基础研究和科技创新成为各国发展的重中之重。然而美国却通过霸权强权遏制生物医药科技与产业的全球交流,共通发展。美国利用"双重标准"的生物安全与法律制度、全球公共事务强大干预能力、学术研究话语体系以及科技霸权资本等综合多样性手段,建立并稳固自身生物医药霸权地位,干扰限制我国生物医药科技与产业发展,甚至威胁到我国乃至全球生命健康安全。本报告结合美国生物医药霸权的突出表现及对我国产生的影响,提出建议:进一步推进全球生物医药发展规则的重塑,加快实现生物医药领域的科技自立自强以及深度参与全球科技治理体系,高度重视并建立起生命健康安全防线。

　　① 本报告于2022年6月份撰写报送,获国家相关部门采纳,编入本书时做了适当调整。撰写人:李飞(浙江大学中国科教战略研究院副研究员、产业创新研究中心副主任,浙江大学国家制度研究院特约研究员)、郡雨(浙江大学金华研究院智库中心助理研究员)、吴伟(浙江大学中国科教战略研究院副研究员)等。

生物医药是中美科技对抗的焦点之一，对经济社会发展全局影响重大，更加关系到我国人民生命健康安全问题。美国拥有生物领域 90% 以上的根技术、世界上最大的生物资源库、其高等级生物实验室数量全球占比近 50%，过去 20 年美国生物安全研发经费累计达 1855 亿美元，是世界上唯一能够合成冠状病毒而不留痕迹的国家，也是世界上唯一拒绝《禁止生物武器公约》核查机制的国家。[①] 美国在生物医药领域已建立起全球霸权地位，持续干扰与限制我国生物医药科技与产业发展，甚至威胁到人民的生命健康安全，必须对此给予充分且高度重视，建立完善综合性应对方案。

一、美国生物医药霸权的突出表现

（一）构建起有利于美国的利益主张与制度规则，实现"双重标准"的"长臂管辖"

WTO 多边贸易规则中的"国家安全例外"规定赋予成员国自由裁量权以保护其"利益"，而由于 WTO 缺少对滥用"国家安全例外"的有效约束，其引用演变为美国实现贸易保护主义的正当化方法，成为施展"长臂管辖"的合法性工具，美国通过技术主权实现了技术霸权。[②]

近年来，美国持续实施生物医药技术封锁与打压，并且不断加码。美国国会提议《2019 中国技术转移限制法案》，单边管控生物医药技术出口，将中国生物技术相关企业加入实体清单进一步对其予以打压。根据美国工业与安全局官方统计数据显示，美国先进生物技术出口至中国的比重在

① 环球网.王宏广：以"两弹一星"精神抓生物技术［EB/OL］.（2022-05-13）［2022-06-21］.https://baijiahao.baidu.com/s? id=1732662664193826355&wfr=spider&for=pc.
② 张丽娟,郭若楠.国际贸易规则中的"国家安全例外"条款探析［J］.国际论坛,2020(3):66-79/157-158.

2019 至 2020 年期间,环比大幅下跌 19%[①];2020 年 7 月中国基因测序领域先驱公司旗下的两家子公司被列入实体清单[②];2021 年 12 月拜登签署行政命令打击芬太尼药物滥用和全球非法药物贸易[③];2022 年 2 月拜登当局又决定将 33 家中国企业列入美国商务部制定的"未经核实名单",其中包括药明生物[④]。

不仅如此,美国还严格限制他国在生物医药领域的投资交流与合作,却利用科技霸权资本在全球搜刮生物医药技术成果,通过专利"垄断"将科技资源成果"据为己有"。美国外国投资委员会(CFIUS)收紧外国企业和资本进入到美国 27 个敏感技术领域(包括生物医药)政策,对 27 个行业的外商股权投资进行更严格的国家安全审查。中国在美生物医药和生物技术领域的投资发生多起被拖延或被阻止的事件,甚至该法案颁布前成交的投资也被要求撤回,使得中国在美国的生物医药投资热度全面降温。根据数据提供商 PitchBook 的数据,中国投资者在 2019 年上半年参与了 7.25 亿美元的美国生物技术公司的风险投资融资,比去年同期的 16.5 亿美元下降近 60%[⑤];美国医药研发成果的授权引进(获取新药在中国的开发、临床、上市和销售的权益)的价格却正在水涨船高。相反,美国却通过各种经济技术手段无偿或者低价从发展中国家"巧取豪夺"大量生物资源,通过商业性开发利用和专利保护后再从提供生物遗传资源的国家攫取巨额利润。

①　金杜律师事务所.生物医疗企业应对美国贸易管制之道[EB/OL].(2021-12-23)[2022-06-21].https://www. kwm. com/cn/zh/insights/latest-thinking/ways-for-biomedical-enterprises-to-deal-with-american-trade-control. html.

②　新浪财经.旗下两公司被美列入"实体清单",华大基因发公告回应[EB/OL].(2020-07-21)[2022-06-20].https://finance. sina. com. cn/roll/2020-07-21/doc-iivhuipn4330577. shtml.

③　环球网.滥用制裁!拜登签令制裁 4 国实体与个人,包括 4 家中国药企和 1 名个人[EB/OL].(2021-12-16)[2022-07-08]. https://baijiahao. baidu. com/s? id = 1719261026975584169&wfr = spider&for=pc.

④　观察者.美国又将 33 家中国实体纳入所谓"未经核实名单"[EB/OL].(2022-02-08)[2022-06-21].https://www. guancha. cn/internation/2022_02_08_625377. shtml? s=zwyxgtjbt.

⑤　全球技术地图.大变局!中美生物医药"脱钩"风险加剧![EB/OL].(2019-08-25)[2022-07-07].https://www. 163. com/dy/article/ENERRVJL0511DV4H. html.

美国医药研发创新空间组织呈现出全球布局的特点,依靠强大的投资力吸收全球资源,保持研发能力。统计表明,美国大肆掠夺和控制发展中国家的生物遗传资源占其总量的90%。如雀巢公司通过生物技术手段,提取了原产于埃及和土耳其的传统植物黑种草种子的活性成分百里香醌,用于治疗胃部不适和腹泻①;再如一种名为卡托普利(开博通)的药物是治疗高血压的全球畅销药,某美国制药公司拥有其绝对的专利权,美国制药公司利用了巴西土著的传统医学知识与当地的稀有生物,并用专利保护的形式"垄断"了自己的利益。②

美国尽其所能行使霸权,综合运用金融贸易规则手段对生物医药领域发展进行干扰威胁,包括对威胁到本国生物医药发展的产品和企业加征301关税,例如在2018年4月美国贸易代表办公室宣布对华征税建议清单中涉及生物医药类产品约122项;美国还根据2022年3月新修订的《外国公司问责法》,向我国三家生物医药企业发出退市警告,理由是该法律要求美国上市公司将其财务报告提交给审计员。③

(二)掌握生物医药领域的学术研究话语体系,严格审查进入生物医药领域的他国科学家

美国拥有全球顶尖的生物医药实验室与研究机构,汇集了世界各国高层次科研人才,并牢牢掌握该领域学术期刊、学术会议等学术研究话语体系。CNS刊物作为学术期刊的巅峰,其中 Cell 和 Science 均属于美国,而 Cell 更是发表实验生物领域中最新研究发现的主阵地;国际顶尖的美国国际生物技术大会也已成功举办28届。美国在生物医药领域拥有绝对的学术研究话语权,利用对科技创新人才交流的限制与政治压力维护其霸权地

---

① 浙江生态环境.今天,我们来说说生物遗传资源那些事儿[EB/OL].(2022-08-26)[2022-07-08].http://zhuanlan.zhihu.com/p/108265504.

② 搜狐网.莫让专利保护成为"强盗行为"[EB/OL].(2016-04-26)[2022-07-08].https://www.sohu.com/a/71696061-149032.

③ 新浪财经.突发!三家在美上市药企被认定有退市风险![EB/OL].(2022-03-11)[2022-07-31].https://finance.sina.com.cn/stock/relnews/cn/2022-03-11/doc-imcwipih7931758.shtml.

位。2018 年 11 月,美国司法部宣布"China Initiative"计划,调查与中国相关的科研院所学术人员和企业技术人员的商业机密盗窃案件,并调集了大量人力来专门调查并起诉华人科技人员和企业;2019 年 4 月,美国 MD 安德森癌症中心开除了 3 名华人科学家;此外,还有许多华人学者、中国学生在往返中美期间,因专业敏感在机场遭到美国海关的非寻常审查,或在学校的调查压力下被迫提出离职。①

(三)凌驾于国际规则之上,高等级生物实验室全球广泛布局且难以对其监督

美国目前是世界卫生组织等国际卫生机构的主要缔造者、实际控制者和最大影响者,却也是世界唯一反对建立《禁止生物武器公约》核查机制的国家,拒绝对其生物军事活动作出全面澄清,拒绝开放这些实验室。根据美国科学家联合会 2020 年 2 月的统计,美国国内目前有 13 家正在运行、扩建或规划中的 P4 实验室,以及多达 1495 个 P3 实验室,在全球 30 个国家和地区控制有 336 个生物实验室,而根据美国国防部下属国防威胁降低局(DTRA)和其他国家生物实验室签署的 5629 份合同,美国在本土之外的 49 个国家和地区部署有生物实验室。② 近来的俄乌冲突更进一步催化美国生物实验室霸权的行动,截至 2022 年 3 月 13 日,美国驻乌克兰使馆网站上的生物实验室相关信息可公开访问,它们被命名为"减少生物威胁计划",且明确包括刚果出血热、汉坦等高致死病毒相关内容。该行为是对国际法律红线和道德底线的严重践踏,暴露了其霸权主义本质。③

---

① 走出去智库.跨境合规观察|中国生物医疗产业面临美国出口管制的困境与应对策略[R].
2021-08-24.

② 环球网.美国想在蒙古国设生物实验室? 蒙方否认[EB/OL]. (2022-04-12)[2022-07-07].
https://news. sina. com. cn/w/2022-04-12/doc-imcwipii3747510. shtml.

③ 新华社.卫星调查:乌克兰的美国生物实验室[EB/OL]. (2022-03-13)[2022-07-06]. http://
www. news. cn/world/2022-03/13/c_1211606158. htm.

二、美国生物医药霸权对我国的影响

美国在生物医药领域的技术封锁、资源掠夺和科技竞赛不断加码,严重影响我国生物医药领域技术创新、供应链产业链可控,限制我国人才发展,威胁生物安全,阻滞我国生物医药领域多维度全方面发展。

(一)造成我国生物医药企业技术贸易逆差、合规风险加剧,严重干扰产业正常发展

近年来中国生物医疗企业在海外投资并购阻力剧增,我国生物医疗企业技术贸易逆差可能性变大。我国生物医药企业在难以获取美国先进技术的同时却被美国科技霸权资本通过全球化投资攫取了技术成果。

在美国长臂管辖的"双重标准"下,我国企业合规风险加剧。美国加大对药品的质量安全审查和控制,我国出口美国甚至欧洲的医药类产品准入壁垒进一步提高。美国在出口管制政策及其进口贸易中,对侵犯美国知识产权的产品和企业进行市场阻止或者制裁。例如,某公司曾因向伊朗买家出售医疗成像设备等被 OFAC 处以约 51 万美金的罚款,除了罚金之外,触碰美国经济制裁的红线还可能被列入 SDN 清单,从而导致对外交易全面受阻等更为严重的风险。①

不仅如此,我国生物医药领域供应链、产业链安全也受到威胁,技术创新受阻。2021 年 8 月 25 日发表的《美国出口管制科学仪器技术分类研究》论文揭示了我国科学仪器无法自主可控的困境。中国科学仪器领域相关技术受美国管制的形势非常严峻,有 42.08% 的清单条款涉及对科学仪

---

① 走出去智库.跨境合规观察|中国生物医疗产业面临美国出口管制的困境与应对策略[R].2021-08-24.

器的管制。① 目前为止，全球生物制药耗材市场大部分被海外龙头所垄断：在色谱填料/层析介质领域中，Cytiva、Tosoh、BioRad、Agilent、Osaka Soda 等占据全球大部分市场；在一次性生物反应器、反应/储液/搅拌袋领域的 Cytiva、ABEC、Sartorius、Thermofisher、Merck 等的份额也超过 80％；在培养基领域的 GIBCO（ThermoFisher）、Merck、Hyclone（Cytiva）等更占据全球 90％市场。② 开展生物医药技术创新活动所需要的高端医疗器械、实验试剂耗材如高端显微镜、质谱仪、高效液相色谱仪等几乎全部依赖进口，连老鼠、猴子等实验动物、实验试剂耗材也大量依赖进口。例如药明生物怕的不是"技术性调整"，而是"供应链自主"，依赖国外进口设备正是药明生物的"卡脖子"焦虑。

（二）生物医药领域"人才赤字"有扩大趋势

当前我国 75％的高层次制药人才至少有 5 年的海外研发经验，国际形势导致中国留学生海外交流减少，使我国生物医药人才资源面临挑战。③ 生物医药作为中美对抗的焦点领域，当前人才流动受到新冠疫情防控以及地域限制，但是随着今后全球各国逐步实现开放交流，在此领域美国必将持续对我国进行限制与打压，加上各国更加注重保护本国生物医药科技成果，若再受到限制清单等制裁，中美之间、中国与其他国家之间在生物医药领域的人才交流、人才回流只会"雪上加霜"，"人才赤字"可能会进一步扩大。④

（三）对我国生物安全存在较大的威胁

生物武器的传染力、破坏力、影响力是其他武器不可比拟的，美国在全

---

①　观察者. 中科院研究员：因美国管制，我国科学仪器领域形势严峻[EB/OL].（2021-09-03）[2022-07-06]. https://www.guancha.cn/internation/2021_09_03_605674_s.shtml.

②　中信建设证券. 工欲善其事，必先利其器[R]. 2021-12-26.

③　中国食品药品网. 孙立英：重视生物医药人才流失断层，加速人才队伍建设[EB/OL].（2021-03-16）[2022-07-08]. http://www.cnpharm.com/c/2021-03-16/781549.shtml.

④　走出去智库. 跨境合规观察｜中国生物医疗产业面临美国出口管制的困境与应对策略[R]. 2021-08-24.

世界的生化实验室已经将中国、俄罗斯、伊朗在内的欧亚非国家全面包围，并具备全球绝对领先的研发优势，一旦掌握基因导弹、新型传染性病毒等生物武器，就可以对包围圈内的任何国家、任何人发动生化战争，深深威胁着我国国家安全。与此同时，我国遗传资源频遭窃取，民众生物安全被侵犯风险仍旧存在。

三、对策建议

面对美国日益汹涌的技术封锁和不断高企的创新壁垒，我国应迎战当下，放眼未来，一方面要稳步推进生物医疗领域基础研究、技术创新的自主发展，另一方面要进一步扩大开放，拓宽"朋友圈"合作共赢。本报告提出具体建议如下。

（一）加强加快培育应对美国生物医药霸权的国家战略科技力量

同步加强生物医药领域的基础研发投入以及产业资本建设。加强对生物医药领域基础研究投入的同时，组建生物医药领域的国家资本力量，撬动国内各方力量加大投资，注重加强利用风投、创投等产业资本支持国内生物医药领域技术创新与成果转化，建立完善产业资本前期介入高校院所科技研发的成果发现、评价与共享机制。

加快培育世界一流生物医药科技创新平台及行业龙头企业。加速建设一批高水平生物医药实验室，加快培育世界一流生物医药龙头企业，聚焦关键核心技术领域推进产学研集成攻关，加速推进实现供应链、产业链自主可控。[①]

建立生物医药等急需领域人才培养体系，加快建成生物医药领域世界

---

① 胡海鹏，袁永，莫富传.美国促进生物医药产业创新发展政策经验及启示[J].科技和产业.2021,21(9).

人才高地。依托国内高水平研究型大学完善生物医药高层次人才培养体系，加强生物医药基础学科人才、工程博士等类型的人才培养力度。

（二）构建全球化发展新框架，策略性应对美国"双重标准"下的"长臂管辖"

制定保护中国企业免受长臂管辖生效的域外适用法律。适度建立中国域外管辖法律，为反制美国制裁提供法律依据。制定规避长臂管辖的域外适用法规，使中国企业在面临美国制裁引发的诉讼时，有合理的法律依据予以抗辩。①

预防和降低技术垄断与制裁所带来的冲击。在全球化发展下加强对国内企业知识产权、贸易规则、技术产品标准等方面的辅导培训，组建熟悉运用国际规则的法律顾问团队，建立产业避险与纾困基金，为拥有核心技术的生物医药企业提供必要援助。

进一步加强与欧洲、日韩等生物医药发达国家的交流与合作，在国家自然科学基金中设立生物医药国际合作专项，资助海外生物医药专业人才来华留学工作，寻求更大的朋友合作圈，赢取国际支持，逐步实现去美国中心化。促进生物安全国际合作与交流，联合国际社会的力量，要求美国尽快接受《禁止生物武器公约》核查机制。

（三）加强传染病防控和生物安全战略部署

像修"防空洞"一样建防疫站，建设好生物安全体系，大幅提高防控传染病、防御生物威胁的能力。做好人类遗传资源的收集、保存、保护、利用工作，构建新时代的"生物新长城"，大幅度提升防御有害生物入侵的能力。增加高等级生物实验室数量，严格进行安全管理、培育顶尖人才，杜绝技术滥用、实验室泄漏事件的发生。

---

① 新浪专栏. 任泽平：美国的"上臂管辖"有多长？［EB/OL］.（2020-09-07）［2022-07-20］. https://finance.sina.com.cn/zl/china/2020-09-07/zl-iivhvpwy5429966.shtml.

第11篇 应用人工智能技术开展新药研发[①]

报告核心内容

人工智能、微纳技术、基因工程以及材料科学飞速发展,推动创新药物研发与这些先进技术的协同创新,将非常有利于占领国际科技前沿并加快医药产业提速换挡,对面向人民生命健康打造"医药强国"意义重大。我国在新药创制领域 AI 新药研发基础薄弱、高端人才不足、生物医药数据库建设滞后、数据标准规范亟须完善。对此,本报告提出在做好 AI 新药研发战略布局、激发人才创新活动、建设好科技创新平台三个方面精准施策,提升新药创制综合效能,打造"医药强国"。

新一代人工智能(AI)辅助新药研发事关人类生命健康,事关"卡脖子"技术问题,事关新一轮科技革命和产业重大变革,各国将人工智能应用于研发机器作为重要发展战略内容。我国出台《第十四个五年规划和

① 本报告于 2021 年 5 月份撰写报送,受到国家相关部门重视,编入本书过程中做了适当调整。撰写人:林成华(浙江大学中国科教战略研究院副研究员)、杨洋(浙江大学公共管理学院特聘副研究员)、韩旭(浙江大学先进技术研究院助理研究员)、吴伟(浙江大学中国科教战略研究院副研究员)、何俏军[浙江大学(杭州)创新医药研究院副院长、教授]、王楠(中国科协创新战略研究院博士后)、周红坊(浙江大学公共管理学院博士生),同时还要感谢撰写过程中咨询过的多位医学界专家。

2035 年远景目标纲要》,将人工智能、生物医药列为事关国家安全和发展全局的基础核心领域。美国人工智能国家安全委员会向国会建议把人工智能看作"材料开发再造和药物疫苗发现的创新引擎"。

一、全球 AI 新药研发的基本趋势

(一)AI 正在给新药研发带来巨大变革

长期以来,周期长、成本高、成功率低一直是制约新药研发的三大瓶颈。新药研发通常经过药物发现、临床前期研究、Ⅰ~Ⅲ期临床试验和审批上市四个阶段,平均需要 12~15 年,成功率仅为 12% 左右。人工智能辅助药物设计(以下简称 AI 新药研发)是近年来药物研发的热点。AI 新药研发通过机器学习和卷积神经网络深度学习算法,对生物和医药大数据进行挖掘、学习和解释,从而实现靶点发现、药物设计、药代动力学预测和临床试验优化。AI 新药研发的出现缩短了药物靶点和化合物的发现过程,优化的试验设计减少试验规模,准确地预测新药后续的实验结果,从而大大提高了药物开发成功率。如,Insilico Medicine 开发的 GENTRL 系统仅用 21 天就完成了 DDR1 抑制剂的快速设计,并在其后 25 天之内完成了小分子先导化合物的合成和临床前测试,将过去 2~3 年的药物发现周期缩短到不足 2 个月;德国马克斯·普朗克研究所对 af1503 蛋白的结构解析进行了近 10 年的研究却没有结果,而 DeepMind 开发的 AlphaFold2 仅用几个小时即准确预测该蛋白质结构。

(二)AI 新药研发正在成为中美科技竞争焦点

美国在《国家人工智能研究与发展战略计划》(2016)和《美国人工智能倡议》(2019)等 AI 战略规划中把医疗卫生放在头号位置,并签署"2022 财年研发预算优先事项及交叉行动"备忘录,将依托伊利诺伊大学开发新的

AI 工具,加速化学合成自动化,推进新材料和生物活性化合物的发现及制造。美国 Atomwise 公司把新药研发的早期评估作为重点,开发了用于新药风险评估的 AtomNet 系统,大大降低了研发成本。美国 Berg LLC 公司开发的 Interrogative Biology 数据平台和 bAIcis © 人工智能系统,在精准疫苗的开发上走在世界前列。近年来,我国政府与企业也高度重视 AI 新药研发。2016 年出台的《新一代人工智能发展规划》提出要推广人工智能治疗新模式新手段,建立快速精准的智能医疗体系。中国晶泰科技与制药巨头辉瑞合作,建立了小分子药物模拟算法平台。百度、腾讯、华为等科技公司则先后成立了百图生科、云深智药、医疗智能体等 AI 新药研发机构,力图在药物设计、靶点发现、精准诊断、数字医疗等市场竞争中占据有利地位。

（三）美国在 AI 新药研发上遥遥领先

中国医药创新促进会研究报告数据显示,2020 年 2 月,美国在研新药产品与全球首发上市新药对全球的贡献率分别为 49.3% 和 67.6%,远高于中国(13.9% 和 6%),稳居世界首位。究其原因,一是研发投入巨大。2019 年全球制药行业研发投入总额为 1827 亿美元,其中美国 769 亿美元,中国 216 亿美元。二是 AI 初创企业、投资公司和研发中心数量众多。据统计,目前全球约有 240 家 AI 新药研发相关的初创企业,其中美国 130 家,中国只有 6 家;600 家 AI 医药投资公司,其中美国 390 家,中国只有 8 家;排名前 35 位的 AI 药物研发中心,美国有 13 家,中国只有 2 家;排名前 30 位的 AI 新药研发企业,美国有 20 家,中国只有 1 家。三是美国率先做出了许多原创技术突破。如 AlphaFold2 通过引入"注意力机制"和"端到端学习"的算法创新,首次实现了对单链蛋白质单结构域的精准预测。IBM、IonQ、Google 等科技公司将量子计算与人工智能结合,先后模拟出氢化铍、水分子、二氮烯等小分子化合物,并有望在未来实现对蛋白质、核酸、多糖等生物大分子的模拟。

二、我国 AI 新药研发存在的突出问题

（一）新药研发基础薄弱

基础研发能力决定了产业的核心竞争力，而我国 AI 新药研发与国际领先水平有较大差距。据统计，2018 年美国研发投入 5800 亿美元，其中基础研发投入 965 亿美元，占比 16.6%；中国研发投入 3028 亿美元，其中基础研发投入 168 亿美元，占比 5.5%。[①] 2019 年，美国研发投入最多的 10 家医药企业合计投入 556.7 亿美元，而中国研发投入前 10 位的医药企业合计投入 37.5 亿美元，仅为前者的 1/15。[②] 此外，中国医药企业在新药研发上普遍厌恶风险，表现为对技术落地与变现要求高，扎堆热门靶点，首创新药少。在基础研究方面，2013—2018 年，中国在生命科学领域每年新增 SCI 论文从 4.9 万篇快速增长到 10.4 万篇，美国则稳定在每年约 3.6 万篇，然而美国在被引频次前 10%、前 1% 和前 0.1% 的高影响论文累计数量上优势巨大，分别是中国的 5 倍、13 倍和 32 倍，医学领域也有类似情况。[③]

（二）高端人才不足

高端人才匮乏是制约我国医药产业智能化转型升级的主要瓶颈。据统计，2019 年，中国医药产业有 17.7 万名研发人员，高于美国和欧盟（12.7 万和 11.5 万），但研发人员占比 9.3%，和美国、欧盟有较大差距

---

①　美国数据来源：Source：CRS Analysis of National Science Foundation，National Patterns of R&D Resources：2017-18 Data Update，NSF 20-307，Tables 6-9，January 8，2020. 中国数据来源：国家统计局《2018 年全国科技经费投入统计公报》，汇率按 1∶6.5 计算。

②　美国数据来源：美国《制药经理人》杂志发布了"2020 年度全球制药企业 50 强排行榜"；中国数据来源：《2020 中国药品研发综合实力排行榜 TOP100》。

③　宋思雨.基于 SCI 论文的中美科研实力对比分析[D].长春：吉林大学，2020.

（24.5％和 15.1％）。① 2017 年,中国约有 1.8 万人发表过 AI 相关的英文论文和专利,仅次于美国（2.8 万人）,位居世界第二位,然而 H 指数前 10％的高端 AI 人才只有 977 人,不足美国的 1/5。高端 AI 人才最多的 20 家企业,按地域分布,美国有 8 家 232 人,而中国仅有华为 1 家 7 人;按行业分布,医药企业占了 7 家,显示国际医药巨头对人工智能技术的重视。② 2019 年,DeepTech 公司在全球范围内评选出 100 位从事新药研发的领军 AI 人才,其中美国有 68 人,中国仅 2 人。③

（三）生物医药数据库建设滞后

生物医药数据库是 AI 新药研发的关键核心基础设施,中国与美欧日相差较大。美国国家生物技术信息中心（NCBI,1988）、欧洲生物信息研究所（EMBL-EBI,1992）和日本 DNA 数据库（DDBJ,1984）是全球三大生物信息中心,已经成为当前生物医药领域必不可少的数据资源,而中国近年来才开始国家级生物信息数据库建设,如国家蛋白质科学中心（上海,2010）、中国国家基因库（2016）、国家生物信息中心/国家基因组科学数据中心（2016）。美国还建成了包括 12 个区域电子病历数据中心、9 个医疗知识中心和 8 个医学影像与生物信息数据中心的医疗大数据库体系,而中国在 2016 年以后才启动"1（国家中心）＋5（区域中心）＋X（应用发展中心）"健康医疗大数据中心建设,目前仅建成 1 个区域中心。

（四）数据标准规范亟须完善

谁掌握标准,谁就占领了本行业的制高点。哪个国家在行业标准中有了话语权哪个国家就占据了产业链的先发优势。目前,生物医药大数据的

---

① 　中国数据来源:《中国高技术产业统计年鉴（2020）》;美国数据来源: National Center for Science and Engineering Statistics 发布的报告 "Business R&D Performance in the United States Reached ＄400 Billion in 2017, a 6.8％ Increase from 2016";欧盟数据来源: European Federation of Pharmaceutical Industries and Association 发布的报告"The Pharmaceutical Industry in Figures 2019".

② 　清华大学中国科技政策研究中心.中国人工智能发展报告 2018[R].2018.

③ 　Deep Knowledge Analytics. Top 100 AI Leaders in Drug Discovery and Advanced Healthcare [R]. 2019.

国际标准主要由美欧机构及协会率先提出,而中国还没有形成完整的数据汇交、存储、管理和共享标准体系,这主要有以下几点原因。一是政策支持不足,目前仅有《国家健康医疗大数据标准、安全和服务管理办法(试行)》(2018)给出了标准制定指导意见,但还没出台具体细则。二是我国在生物医药大数据研究上仅军事科学院军事医学研究院、上海生物信息技术中心、哈尔滨工业大学生物信息技术中心等少数团队达到或接近国际先进水平,人才队伍整体相对薄弱,难以提出广泛认可的数据标准。三是共享文化缺失以及部门利益阻碍,导致"数据孤岛",如三甲医院垄断优质患者数据、健康码异地互不通用等现象普遍,不利于构建统一的标准体系。

三、加快 AI 新药研发事业发展的建议

AI 新药研发是国家战略必争的关键核心领域,只有在发挥好我国制度优势、激发人才创新活动、建设好科技创新平台三个方面精准施策,才能赢得发展和竞争的主动权,实现国家"十四五"规划和 2035 远景目标预定的目标。

(一)做好 AI 新药研发战略布局

一是促进数据开放共享。加快数据确权、数据安全和数据隐私保护立法,在生物安全法框架下加紧出台生物医药大数据标准体系。建立多方信息交流机制,实现品种、技术、平台等信息共享。二是提升基础研发水平。将 AI 新药研发核心技术研究和基础研究纳入人工智能和生物医药领域国家实验室统筹部署,将 AI 应用和开发研究纳入新药研发国家重大科技专项。三是推动产业加速发展。依托建设新型产业示范区和孵化基地,支持医药企业数字化、智能化转型,提高企业研发费用加计扣除比例。健全以科研院所和高校为主的源头创新,以高能级研究平台、企业为主的技术创新,上中下游紧密结合、政产学研用深度融合的网格化创新体系,使创新

链、研发链和产业链逐步融合。四是强化科技管理和社会治理。国家新一代人工智能治理专业委员会设立专门工作组,加快研究出台 AI 新药研发的知识产权保护、法律法规、产业标准和伦理规范。

(二)加快高层次人才培养引育

一是加强生物医药交叉学科建设。设置 AI 与生物医药交叉学科,建设跨学科创新平台,在博士硕士招生计划、国家级重点学科认定等方面给予重点支持。利用临港国家实验室等国家级重大平台,牵引相关高校和科研机构协同创新,建立以药物研发为核心的多学科深度融合发展格局,进一步营造交叉融合学术创新氛围。二是实行博士后流动站或工作站交叉引进。在新药研发的博士后流动站或工作站,加入 AI 人才的引进,同样在 AI 有关的博士后流动站或工作站,增加医药卫生相关人才的引进,着力加强 AI 新药研发高层次复合型人才的培养。三是完善高端人才的引进政策。依托"创新人才推进计划"等稳定支持一批国内领军人才和优秀团队,通过海外人才引进计划定向引进一批 AI 新药研发高层次人才回国创新创业。四是扩大对外交流与合作。支持国内企业和科研机构通过开展项目合作、组织学术会议、成立科学共同体等方式,加强与国际顶尖团队的交流合作。

(三)加快推进基础设施建设

一是构建生物医药大数据体系。加快国家健康医疗大数据中心建设,推动国家级蛋白质序列数据库和蛋白质结构数据库建设,鼓励自主开发与 AI 新药研发相关的二级数据库和整合数据库。二是推动医药科研平台建设。加快部署 AI 新药研发相关的国家重点实验室、国家工程研究中心和技术创新中心,支持医药企业自建或与高校、科研院所共建 AI 新药研发实验室,系统布局从研发到临床一站式关键技术平台。三是加强软科学平台建设。打造 AI 新药研发问题库、项目库、人才库和科技服务平台,成立 AI 新药研发专门学会、智库、产业联合会等,建立健全 AI 新药研发相关的科学和产业服务体系。四是探索建立承载药物研发全链路的新型研发机构。聚焦智能药学、微纳药学、系统药学、细胞药学等重点发展方向，围绕创新药物研发中药效、毒性、成药性等多个关键环节，以项目为依托、以产业需求为导向，实现高校、科研机构、制药企业多方协同合作。

第 12 篇　医用抗生素滥用治理①

报告核心内容

抗生素滥用及其导致的细菌耐药问题给人民生命健康造成极大威胁。其中，大众对抗生素的基本认知存在偏差，同时社区场景下患者自我治疗滥用、社区药店无处方违规销售、互联网医疗平台和私人诊所监管不严等问题普遍存在。本报告建议：一是重视需方的抗生素滥用监管，提升大众抗生素合理使用素养；二是切断大众自我治疗滥用抗生素来源；三是加强对社区药店无处方销售抗生素行为的打击力度；四是扩大互联网医疗平台和私人诊所的抗生素处方监管范围。

自 1928 年弗莱明发现青霉素以来，抗生素挽救了无数细菌感染者的生命。尤其是青霉素在第二次世界大战期间的大规模使用及时抢救了成千上万盟军伤员，青霉素被盟军士兵亲切地称为"救命药"。正如第二次世界大战宣传海报所描述的那样"感谢青霉素，让受伤士兵可以安然回家"。

① 本报告于 2021 年 11 月份撰写报送，编入本书过程中做了适当调整。撰写人：王晓敏（浙江大学医学院公共卫生学院博士后）、周旭东（浙江大学医学院公共卫生学院教授）、吴伟（浙江大学中国科教战略研究院副研究员）。

抗生素的发现控制了感染,大大降低了死亡率。[①] 抗生素是人类对抗细菌感染的重要武器,但过度使用抗生素会导致细菌产生耐药性,甚至出现让所有抗生素失效的超级细菌。细菌耐药性是细菌产生对抗生素不敏感的现象,产生原因是细菌在自身生存过程中的一种特殊表现形式。天然抗生素是细菌产生的次级代谢产物,用以抵抗其他微生物,保护自身安全的化学物质。人类将细菌产生的这种物质制成抗菌药用于杀灭感染的微生物,微生物接触到抗菌药,也会通过改变代谢途径或制造出相应的灭活物质抵抗抗菌药物,形成对特定抗生素的耐药性。[②] 细菌耐药性是自然现象,早在青霉素发现以前就存在细菌耐药的情况,但是人类在自身以及动物身上滥用抗生素正在加速这一过程。如果缺乏有效的抗生素,感染耐药性细菌导致患者病程延长,器官移植等重大手术的风险将极大升高。美国华盛顿大学研究团队在 *Lancet* 2022 年第 1 期发布了迄今为止最为全面的细菌耐药疾病负担研究报告。研究发现 2019 年细菌耐药感染直接导致全球 127 万人死亡,间接导致 495 万人死亡,细菌耐药位列全球疾病负担第三位。[③] 英国经济学家 Jim O'Neil 研究团队预测,到 2050 年死于耐药性细菌感染的人数将达到 1000 万/年。[④] 抗生素不合理使用导致的细菌对抗生素广泛耐药问题被世界卫生组织列为全球十大健康威胁之一。2016 年,联合国签署了主张全球共同应对细菌耐药对人类健康造成威胁的历史性宣言,我国也于同年出台《遏制细菌耐药国家行动计划(2016—2020 年)》,以治理日益严重的细菌耐药问题。

---

①　Laxminarayan R, Duse A, Wattal C, et al. Antibiotic Resistancethe Need for Global Solutions[J]. Lancet Infectious Diseases[J], 2013,13(12):1057-1098.

②　世界卫生组织. Antimicrobial Resistance [EB/OL]. (2021-11-17) [2022-11-11]. https://www.who.int/en/news-room/fact-sheets/detail/antimicrobial-resistance.

③　Antimicrobial Resistance Collaborators. Global Burden of Bacterial Antimicrobial Resistance in 2019: A Systematic Analysis [published online ahead of print, 2022 Jan 18][J]. Lancet, 2022, S0140-6736(21)02724-0. O'Neill J. Review on Antimicrobial Resistance.

④　Antimicrobial Resistance: Tackling A Crisis for the Health and Wealth of Nations[R]. Wellcome Trust and HM Government, London, 2016.

　　医用抗生素不合理使用场景主要包括临床场景和社区场景。自 2004 年以来,我国针对临床场景出台了一系列促进医疗机构抗生素合理使用的治理举措,如抗菌药物临床应用分级管理制度的建立、抗菌药物临床应用和细菌耐药监测网的建立和扩容、全国抗菌药物临床应用专项整治活动的开展。[①] 但是这些措施都聚焦于临床场景下医疗服务提供方的抗生素不合理使用,社区场景下大众和患者的抗生素不合理使用较少得到关注和重视。[②] 目前我国细菌耐药的学术研究主要由医院临床相关的自然科学研究主导,从社会科学视角促进抗生素合理使用以遏制细菌耐药的研究远落后于自然科学。近年来,学界不断呼吁学者们从社会和行为视角探索抗生素使用与细菌耐药性问题。[③]

一、社区场景抗生素不合理使用现状

(一)社区场景普遍存在抗生素滥用

　　我国社区场景和患者主导的抗生素不合理使用行为主要包括患者自我治疗使用抗生素、大众预防性使用抗生素以及患者就医时主动向医生索要抗生素。我国医用抗生素和细菌耐药工作由医院主导,且以临床场景下规范医生抗生素合理使用为主,无法规范社区场景下患者自我治疗滥用。研究团队开展的全国抽样调查结果显示,需方对抗生素不合理使用影响较

---

　　① Xiao Y. Antimicrobial Stewardship in China: Systems, Actions and Future Strategies[J]. Clinical Infectious Diseases, 2018, 67(suppl_2), S135-S141.

　　② Lin L, Harbarth S, Hargreaves JR, Zhou X, Li L. Large-Scale Survey of Parental Antibiotic Use for Paediatric Upper Respiratory Tract Infections in China: Implications for Stewardship Programmes and National Policy[J]. International Journal of Antimicrobial Agents, 2021, 57(4): 106302.

　　③ Chandler C, Hutchinson E, Hutchison C[R]. Addressing Antimicrobial Resistance Through Social Theory: An Anthropologically Oriented Report. London, United Kingdom: London School of Hygiene and Tropical Medicine, 2016.

之供方更大。我国年轻群体和儿童患病时自我治疗使用抗生素的比例在
30％左右,未患病时预防性使用抗生素达 20％左右,在看病时因医生未开
具而主动向医生索要抗生素的比例为 10％左右。[1][2]

（二）社区药店无处方销售抗生素现象普遍

社区药店是无处方抗生素销售的重要渠道。虽然在高收入国家抗生
素凭处方销售政策执行力度强,但是在广大中低收入国家,无处方抗生素
销售现象普遍。[3] 2004 年我国就出台《药品流通监督管理办法》,其中规定
禁止药店无处方销售抗生素,但总体收效不大。研究团队采用顾客模拟
法,于 2018 年至 2019 年在我国东、中、西部三个省份开展的抽样调查显
示,在顾客未主动索要抗生素的情况下,无处方购得抗生素的比例为
55％;在顾客主动索要抗生素的情况下,无处方购得抗生素的比例高达
91.7％,两种情况下无处方从药店成功购得抗生素的比例高达 73.3％。[4]
因此,《遏制细菌耐药国家行动计划(2016—2020)》所提出的六大工作目标
之一,零售药店凭处方销售抗生素的比例基本达到全覆盖并未实现。

———————

① Wang X，Peng D，Wang W，Xu Y，Zhou，X，Hesketh，T. Massive Misuse of Antibiotics by University Students in all Regions of China：Implications for National Policy[J]. International Journal of Antimicrobial Agents，2017，50(3)，441-446.

② Lin L，Harbarth S，Wang X，Zhou X. Survey of Parental Use of Antimicrobial Drugs for Common Childhood Infections，China[J]. Emerging Infectious Diseases，2020，26(7)：1517-1520.

③ Morgan，D J，Okeke，I N，Laxminarayan，R，Perencevich，E. N.，Weisenberg，S. Non-prescription Antimicrobial Use Worldwide：A Systematic Review[J]. Lancet Infectious Diseases，2011，11，692-701.

④ Wang X，Xuan Z，Storella TH，Zhou X. Determinants of Non-prescription Antibiotic Dispensing in Chinese Community Pharmacies from Socio-ecological and Health System Perspectives [J]. Social Science & Medicine，2020，256：113035.

二、细菌耐药治理中存在的问题

(一)大众对抗生素和细菌耐药认识不足

对抗生素和细菌耐药认知不足,以及抗生素药品识别能力差是导致大众抗生素不合理使用的重要因素。调查显示,许多居民从未听说过"抗生素"或"细菌耐药",有 37.8% 的大学生和 56.9% 的儿童家长错误地认为"抗生素对病毒感染有效";约 1/3 的大学生和儿童家长误认为抗生素对喉咙痛、腹泻、感冒等自限性疾病有效;35% 的大学生和 60% 的儿童家长误认为"抗生素等同于消炎药"。此外,大众能正确识别抗生素药品的比例较低,如仅有 45.2% 的大学生和 48.6% 的儿童家长能正确识别诺氟沙星、氧氟沙星等喹诺酮类抗生素。高达 81% 的儿童家长认为抗生素就是消炎药,即使是在教育程度很高的大学生群体中,35% 的大学生将抗生素等同于消炎药。抗生素通过杀灭细菌,消除病患,从而达到消除感染的效果。消炎药则通过抑制炎症反应达到"消炎"。为了便于向患者解释病情,无论是医生还是药店店员都习惯将抗生素叫做消炎药,长期以来在大众形成了"抗生素等同于消炎药"的错误认知。另一方面,定性研究发现,许多被访谈者将感冒、咳嗽视为"呼吸道发炎""气管发炎",腹泻被视为"肠道发炎",中耳炎被视为"耳道发炎"。大众在"抗生素是消炎药"的认知下,形成了"用消炎药消除炎症或发炎"的逻辑,使用抗生素来治疗上呼吸道感染、腹泻等常见的、大部分不需要使用抗生素的自限性疾病。定量研究也证实"抗生素等同于消炎药"的错误认知是抗生素合理使用的危险因素,与自我治疗使用抗生素、就诊时主动向医生索要抗生素以及自我使用抗生素预防疾病这三类不合理使用抗生素行为正相关。[①]

（二）需方抗生素使用缺乏有效干预手段

大众自我治疗使用抗生素的来源多且可及性高，因此在其罹患诸如感冒、喉咙痛、腹泻等自限性疾病场景下，可自行使用抗生素。而对这种严重的"需方滥用"行为尚缺乏治理主体和有效的干预手段。自我治疗滥用抗生素来源主要是药店无处方购买和医疗机构处方剩余，前者可归咎于对社区药店凭处方销售抗生素监管不到位，后者与医疗机构药品分发中的"按盒"分发有关，即医生开具量超过疗程所需量，进而客观上造成处方抗生素剩余。此外，家中储备抗生素现象非常普遍，如 63％的大学生和 48％的儿童家长拥有抗生素家庭储备，这为自我治疗中滥用抗生素提供了便利[②]，同时抗生素储备剩余常被当作普通垃圾丢弃而加剧环境中的细菌耐药性问题。国际学者发表的系统综述显示[③]，旨在规范抗生素社区使用的干预研究或运动（campaign）大多数集中在高收入国家。美国、英国、意大利[④][⑤][⑥]等均在本国内开展面向普通民众的大型干预运动，以提高民众认知

---

①　Wang W，Wang X，Hu Y J，Wu D，Lu J，Xu Y，Sun C，Zhou X. The Misconception of Antibiotic Equal to an Anti-inflammatory Drug Promoting Antibiotic Misuse Among Chinese University Students[J]. International Journal of Environmental Research and Public Health，2019，16(3).

②　Wang X，Lin L，Xuan Z，Li L，Zhou X. Keeping Antibiotics at Home Promotes Self-Medication with Antibiotics Among Chinese University Students［J］. International Journal of Environmental Research and Public Health，2018，15(4)：687.

③　Lin L，Alam P，Fearon E，Hargreaves J R. Public Target Interventions to Reduce the Inappropriate Use of Medicines or Medical Procedures：A Systematic Review[J]. Implementation Science，2020，15(1)：90.

④　Huang S S，Rifas-Shiman S L，Kleinman K，Kotch J，Schiff N，Stille C J，Steingard R，Finkelstein JA. Parental Knowledge about Antibiotic Use：Results of A Cluster-Randomized，Multicommunity Intervention[J]. Pediatrics，2007，119(4)：698-706.

⑤　McNulty CAM，Nichols T，Boyle P J，Woodhead M，Davey P. The English Antibiotic Awareness Campaigns：Did They Change the Public's Knowledge of and Attitudes to Antibiotic Use？［J］. Journal of Antimicrobial Chemotherapy，2010，65(7)：1526-1533.

⑥　Formoso G，Paltrinieri B，Marata AM，Gagliotti C，Pan A，Moro ML，Capelli O，Magrini N. Feasibility and Effectiveness of A Low Cost Campaign on Antibiotic Prescribing in Italy：Community Level，Controlled，Non-randomised Trial[J]. British Medical Journal，2013，347：f5391.

并改善行为。

（三）对社区药店凭处方销售抗生素监管不足

社区药店无处方销售抗生素同样是一个广大中低收入国家普遍存在的问题。国内外学者认为，与其说是凭处方销售抗生素政策的缺位，不如说是对该政策执行和监管的不足。[①] 研究团队通过定性访谈和模拟顾客法对浙江、湖北和四川三省深入调查，发现造成我国社区药店无处方销售抗生素的主要原因如下。

一是从医疗机构到社区药店的处方流转不畅。医疗机构不愿意将处方流转到社区药店，即使 2009 年实施公立医疗机构药品零差价政策以后，处方外流转到社区药店仍十分少见。所以，社区药店凭处方销售抗生素就成为"伪命题"。目前社区药店违规销售包括三种情况：无处方销售，处方造假，利用互联网医疗平台向线上医生索要处方以应对监管。

二是药店凭处方销售抗生素的违法成本低。药店抗生素销量占药品销售总量比例高，且抗生素销售还可带动中成药销量，因此无处方销售潜在利润极大。而《药品流通监督管理办法》规定的违规销售仅处以 1000 元以下罚款，处罚力度难以产生震慑作用。

三是监管人力不足，且监管效率低下。食品药品监管局机构撤并、行政规格降低导致食品药品监管力量严重不足。如浙江省江山市 2 个药品执法人员要监管全县 300 多家社区药店。而且全国大部分地区都采用现场监管方式，监管成本高、效率低。

（四）互联网医疗平台和私人诊所抗生素滥用监管存在盲区

社区药店利用互联网医疗平台获取抗生素处方，成为互联网医疗业态下规避监管的新形式。具体表现是，药店为销售抗生素与互联网医疗平台

---

① Morgan, D J, Okeke, I N, Laxminarayan, R, Perencevich, E N, Weisenberg, S. Non-prescription Antimicrobial Use Worldwide: A Systematic Review[J]. Lancet Infectious Diseases, 2011 (11): 692-701.

合作,通过现场远程会诊向线上医生索要抗生素处方。实际上大部分药店采用"先上车后买票"方式,即药店先卖给顾客抗生素,然后再向远程会诊医生索要处方。相比公立社区卫生服务机构,私人诊所过度开具抗生素处方、滥用抗生素输液、超权限使用限制级和特殊级抗生素等现象更为严重。由于缺乏药品进销记录和有效监管,加上私人诊所未接入卫生行政部门主导的卫生信息系统,其抗生素使用基本处于失管状态。

三、促进抗生素合理使用及遏制细菌耐药的若干建议

（一）提升大众抗生素合理使用素养

大众抗生素使用素养低是其抗生素滥用的重要原因,亟须加强针对性健康教育,以提升大众抗生素识别和使用能力。一是增加各级疾控中心促进抗生素合理使用工作职责,推动社区场景下抗生素合理使用,可以整合到结核病防治所(以应对耐药和耐多药结核杆菌为主要职责,属于细菌耐药范畴)或者健康教育所。二是提升大众识别抗生素药品的能力,在抗生素药品包装盒上增加"抗生素"标识和简单的抗生素合理使用健康教育信息,提示大众抗生素使用需遵医嘱。三是倡导医务人员和药店店员规范抗生素称谓,避免把抗生素等同于"消炎药",消除大众"抗生素是消炎药"的错误认识。

（二）切断大众自我治疗滥用抗生素来源

一是改革医疗机构药品(抗生素)分发系统,将按"盒"分发改成按"颗"分发抗生素,减少自我治疗滥用抗生素的来源,也能部分程度上节省医保资金。二是鼓励药品生产企业采用可简单分拆的抗生素包装,便于医生按疗程(颗)分发。三是通过换购药店代购券、提供免邮等方式,鼓励居民将家中抗生素储备剩余送交社区药店或疾控中心,再统一销毁。四是将抗生

素(无论过期与否)列为生物有害垃圾,纳入垃圾分类管理。

(三)加强对社区药店无处方销售抗生素的打击力度

一是修订 2004 年《药品流通监督管理办法》,加大对社区药店无处方违规销售抗生素的监管和处罚力度,拉高违法成本。二是将药店凭处方销售抗生素纳入医保定点单位协议监管,若药店违反凭处方销售抗生素的规定,将失去医保定点药店资格。三是促进医疗机构处方向社区药店流转,由医保局牵头搭建医疗机构电子处方向社区药店流转的信息系统,与卫生健康部门协作推进医疗机构处方流转。四是充分利用信息化和大数据进行监管,提高对社区药店抗生素类药品销售的监管精细度。

(四)加强对互联网医疗平台和私人诊所的抗生素处方监管

一是参照对公立社区卫生服务机构抗生素处方监管的要求,给私人诊所配备同等种类和级别的抗生素,执行门诊抗生素使用率低于 30% 的规定和停止门诊静脉输液的政策。二是私人诊所药品采购参照乡村一体化管理的村卫生室,由乡镇卫生院或社区卫生服务中心集中向药品流通商采购。三是要求私人诊所和互联网医疗平台接入当地卫生健康部门主导的医院信息管理系统,便于卫生行政部门监管抗生素处方,规范管理个体诊所和互联网医疗平台抗生素的进货和销售。四是对医生门诊抗生素处方率的考核同时覆盖线下和线上诊疗活动,避免医生在互联网平台滥开抗生素处方;将互联网医疗平台和私人诊所的处方纳入属地公立医疗机构处方点评工作,规范互联网平台和私人诊所的处方质量。

第 13 篇 构建减少儿童屏幕暴露的多维环境系统①

报告核心内容

数字化时代背景下,屏幕暴露过度对儿童身心健康造成多维度负面影响,儿童期的屏幕暴露模式会延续到成年期,并带来成年期的负面健康结果。儿童生活环境中,家庭、学校、社区等多维环境因素纵横交互影响其屏幕暴露状况。减少儿童屏幕暴露,普及健康的生活方式,是一种能够有效提升儿童身心健康水平且成本较低的健康管理策略。为此,本文提出:一是做好父母科普教育,营造健康生活家庭氛围;二是规范多媒体及线上教学,优化学校体育锻炼环境;三是建设儿童友好型社区,关注困境儿童社区环境;四是构建育儿友好政策体系,满足儿童照护服务需求。

提高儿童身心健康水平是《"健康中国 2030"规划纲要》的重要内容,受到党和国家的高度重视。儿童健康不仅是国家可持续发展的宝贵资源,

---

① 本文于 2023 年 4 月份撰写,撰写人为谢倩雯(浙江大学公共管理学院研究员)。本文部分内容选自谢倩雯等于 2022 年 11 月在《当代青年研究》第 6 期(总第 381 期)上发表的《数字化和后疫情时代背景下儿童屏幕暴露的研究综述》。

更是衡量经济社会发展水平的关键指标。数字化时代背景下,科技进步和环境变化极大地改变了儿童的生活方式,过度屏幕暴露的问题愈发严重。

儿童屏幕暴露是指儿童使用带有屏幕的电子产品的行为活动,包括使用智能手机、平板电脑、笔记本或台式电脑、游戏机、电视机等。屏幕暴露过度不仅会阻碍儿童大脑、语言及认知功能的发展,还会对其身心健康造成多维度负面影响。甚至,儿童期的屏幕暴露模式会延续到成年期,极大可能将导致成年期的负面健康结果。鉴于全球儿童屏幕时间不断增加及对身心健康的负面影响,世界卫生组织及众多发达国家都将减少儿童屏幕暴露列为促进儿童健康战略的重要组成部分。2021 年 9 月,国务院发布《中国儿童发展纲要(2021—2030 年)》,将控制儿童电子产品使用列为儿童健康管理工作的重点。然而,如何减少儿童屏幕暴露仍是一个尚未解决的世界性难题。由于屏幕暴露对儿童的危害并非"立竿见影",试图让其主动减少这一"目前世界上最受欢迎的消遣活动"绝非易事,现有的干预措施在大样本中效果甚微,且缺乏长期有效性。

近年来,健康促进领域的学术研究越来越强调改变个体健康相关行为需辅以外部环境支持,呼吁通过改变环境以促进个体健康行为养成。因此,在儿童所生活的生态系统中,精准识别对其屏幕暴露有高影响力的环境因素,并进行针对性改善,结合主动式的行为干预和被动式的环境干预减少儿童屏幕暴露,或将是一种能够有效提升儿童身心健康水平且成本较低的健康管理策略。

一、儿童屏幕暴露的现状及健康后果

(一)儿童屏幕暴露问题随时代进步不断凸显

儿童屏幕暴露的概念内涵及相应的健康问题具有明显的时代特征。20 世纪 80 年代时,儿童屏幕暴露主要是指电视暴露,即儿童观看电视的行为。21 世纪初,屏幕暴露成为包含使用电脑、游戏机等各种电子产品的复合型概念。过去 10 余年里,移动终端迅速普及,家庭中智能手机和平板电脑等新型智能设备的持有率不断上升。这些新型的电子产品拥有触摸屏和互动功能,使用方便且便携,逐渐取代电视机等传统媒介,成为当今儿童和青少年的主要休闲娱乐设备之一,这也导致儿童屏幕暴露时间总和不断增加。

世界卫生组织以及美国、加拿大、澳大利亚、新西兰等国家均发布指南对儿童屏幕暴露时间提出明确限制。根据美国儿科学会的建议,2~5 岁儿童的日均屏幕暴露时间不应超过 1 小时,6 岁以上儿童的日均屏幕暴露时间不应超过 2 小时。然而,最新研究显示,全球 5~18 岁儿童和青少年的日均娱乐型屏幕暴露时间约为 3.6 小时。[①]

我国正处于经济社会快速转型期,居民家庭收入和电子产品持有率都迅速增高,各个年龄阶段儿童的屏幕暴露时间不断增加,甚至比一些发达国家增长速度还快。2016 年一项具有全国代表性的研究数据显示,我国36.8％的 9~17 岁儿童和青少年日均娱乐型屏幕暴露时间超过 2 小时。[②]除了娱乐型屏幕暴露,儿童屏幕暴露还包括学习型屏幕暴露。近些年,数字技术被广泛地应用在课堂教学和课后学习中,整个社会对线上教学模式的接受度和适应度都空前提高。《2020 年全国未成年人互联网使用情况研究报告》显示,我国近 90％的未成年人使用互联网进行学习。数字化时代背景下,儿童娱乐型和学习型屏幕时间叠加增长,屏幕暴露过度的问题更加严峻。

---

① Thomas, G, Bennie, J A, De Cocker, K, Castro, O and Biddle, S J. A Descriptive Epidemiology of Screen-Based Devices by Children and Adolescents: A Scoping Review of 130 Surveillance Studies Since 2000 [J]. Child Indicators Research, 2020, 13(3): 935-950.

② Cai Y, Zhu X, Wu X. Overweight, obesity, and screen-time viewing among Chinese school-aged children: National prevalence estimates from the 2016 Physical Activity and Fitness in China-The Youth Study[J]. J Sport Health Sci, 2017, 6(4): 404-409.

（二）儿童屏幕暴露过度造成严重的身心健康后果

屏幕暴露过度不仅会阻碍儿童大脑、语言及认知功能的发展，还会对其身心健康造成多维度的负面影响。

一是屏幕暴露过度增加儿童超重或肥胖及相关疾病风险。屏幕暴露过度意味着久坐时间过长，容易导致身体活动不足，造成儿童超重或肥胖。《中国居民营养与慢性病状况报告（2020 年）》显示，我国 6 岁以下儿童和 6～17 岁儿童青少年的超重或肥胖率分别达到 10.4% 和 19%。虽然儿童和青少年超重或肥胖的原因复杂，但屏幕暴露是重要的风险因素。日均屏幕暴露时间超过 1 小时与学龄前儿童及中小学生的超重或肥胖显著相关，儿童和青少年时期每天看电视超过 2 小时是导致其成年后超重或肥胖的重要原因。此外，屏幕暴露过度还会显著增加患肥胖相关疾病的风险，特别是增加患心脑血管疾病和 2 型糖尿病的风险。每日屏幕暴露时间延长 1 小时会造成儿童两年后患 2 型糖尿病的概率上升 5%。[①] 2020 年，国家卫生健康委会同教育部等六部门制定了《儿童青少年肥胖防控实施方案》，将培养儿童积极身体活动习惯、减少儿童使用电子产品时间作为防控儿童青少年超重肥胖的重点任务之一。2021 年《中国儿童肥胖的评估、治疗和预防指南》建议儿童和青少年减少使用电子产品，并推荐将儿童屏幕暴露时间限制在每天 1～2 小时，以预防和治疗肥胖。

二是屏幕暴露比阅读等其他久坐活动对儿童的视力健康更具危害。虽然学术界对于屏幕暴露过度和儿童视力问题的相关性尚未有一致结论，但这两者之间似乎存在一种"常识性"的关联，控制屏幕暴露时间也已经出现在各国近视防控的政策指南中。例如，2021 年 4 月，我国教育部办公厅等十五部门印发《儿童青少年近视防控光明行动工作方案（2021—2025

[①] Henderson, M, Benedetti, A, Barnett, T A, Mathieu, M E, Deladoëy, J and Gray-Donald, K. Influence of Adiposity, Physical Activity, Fitness, and Screen Time on Insulin Dynamics Over 2 Years in Children [J]. JAMA Pediatrics, 2016, 170(3): 227-235.

年)》指出,要加强管理儿童手机、电脑等电子产品的使用情况,严格控制屏幕暴露时间,杜绝"电子保姆"。教育部办公厅发布的《2023 年全国综合防控儿童青少年近视重点工作计划》,明确提出要引导学生规范使用电子产品,减少电子产品使用时间。当前,全球近视呈现发病低龄化、发展速度加快、严重程度增高的趋势。

儿童视力问题在东亚地区尤为严重。根据国家卫健委 2020 年开展的全国性近视专项调查结果显示,我国儿童和青少年总体近视率为 52.7%。虽然早期的研究认为电子产品的普及出现在东亚近视流行之后,看电视等屏幕暴露行为与儿童近视之间或许没有必然的联系,但最近发表在《柳叶刀·数字医疗》上的一项研究指出,相比电视或台式电脑等传统设备,使用手机或平板电脑等移动智能设备时用眼距离更近且持续时间更长,会显著增加儿童的近视风险。① 对我国儿童和青少年的最新研究也确实发现,近视风险和使用智能手机的时长显著相关,与看电视的时长无关;使用手机或平板电脑上网课的小学生的近视发展速度也明显快于使用电视或投影仪的学生。

三是屏幕暴露过度增加儿童心理障碍风险。进入 21 世纪以来,抑郁等心理疾病呈现低龄化发展趋势。世界卫生组织的报告显示,全球每 7 个10~19 岁儿童和青少年中就有 1 个存在心理健康问题。《中国国民心理健康发展报告(2019—2020)》指出,我国 10~19 岁儿童和青少年的抑郁症状检出率约为 24.6%。2021 年,中国儿童青少年精神障碍流行病学调查结果显示,我国 6~16 岁在校学生的精神障碍总患病率达 17.5%。屏幕暴露过度会显著增加儿童或青少年患抑郁、焦虑等心理障碍的风险,也更容易产生行为问题、社会适应困难等症状,导致较低的自尊感、幸福感和生

① Foreman, J, Salim, A T, Praveen, A, Fonseka, D, Ting, D S W, He, M G, Bourne, R R, Crowston, J, Wong, T Y. and Dirani, M. Association between Digital Smart Device Use and Myopia: A Systematic Review and Meta-Analysis[J]. Lancet Digital Health, 2021, 3(12): E806-E818.

活质量。屏幕暴露与儿童心理健康的关系是复杂的,不仅与使用电子产品的时长有关,还与观看的内容及互动性强弱息息相关。当儿童对电子产品的使用发展为无节制、强迫性、难以戒除的成瘾状态,甚至可能造成自伤和自杀等极端后果。

二、影响儿童屏幕暴露的多维环境因素

相比于成人,儿童的健康更具依赖性。在儿童所生活的生态系统中,家庭、学校、社区等多维环境因素纵横交互影响其屏幕暴露状况。儿童的屏幕暴露行为确实与其自身特征有关,例如儿童的年龄以及对身体活动或其他娱乐活动的偏好等。但是,与其说是这些个人特征影响儿童屏幕暴露,不如说是环境塑造了这些具有个人特征的屏幕使用行为。例如,一般认为年龄越大的儿童屏幕暴露时间越长。事实上,并非儿童的年龄独立影响其屏幕使用行为,而是随着年龄增长,家庭环境会予以儿童更多的拥有和使用电子产品的权利和机会,家长对其使用电子产品的控制也逐渐减少。再如,家庭和学校环境对儿童娱乐活动偏好的塑造和培养作用也非常重要。行为改变理论认为,只有充分了解与行为相关的因素,才能制定出改变行为的有效干预措施。因此,识别影响儿童屏幕暴露的多维环境因素及其影响机制对制定精准有效的干预策略至关重要。

(一)家庭环境因素

父母与屏幕相关的认知、父母的养育行为、父母自身的健康行为、家庭结构、家庭社会经济状况等社会性因素以及家庭物理环境都是对儿童屏幕暴露有重要影响的家庭环境因素。

在认知方面,如果父母认为电子产品在儿童教育和发展方面的作用越积极,或是认为屏幕暴露过度的危害越少,儿童的屏幕暴露时间就越长。父母过度重视儿童学业成绩的态度虽然可能减少儿童娱乐型屏幕暴露,但

也可能会增加其学习型屏幕暴露。

在养育行为方面,父母承担着对儿童屏幕使用进行监管的重要责任,是儿童屏幕时间的"守门人"。父母对儿童屏幕暴露时间不进行监管或是监管效能低,儿童的屏幕暴露时间就长。例如,如果父母放任或允许孩子一边观看屏幕一边吃饭或吃零食,或是经常与孩子共同观看不适合儿童年龄的电视或娱乐节目,都容易导致儿童屏幕暴露过度。值得注意的是,父母通常也是劳动力市场上的人力资本,其养育角色和工作角色可能存在冲突。父母对儿童屏幕使用的监管责任不仅受其意愿影响,还受其就业状态和工作时长等因素的制约。由于母亲通常承担更多照顾孩子的责任,其就业状态对子女屏幕时间有显著影响,母亲工作时间越长,儿童屏幕时间越长,且这种影响对年幼的儿童更大。[①]

在自身健康行为方面,父母对其子女有着重要的"行为模范"作用。根据班杜拉的社会学习理论,儿童的屏幕暴露行为很可能是在环境中通过观察和模仿习得的,父母的屏幕暴露时间与儿童的屏幕暴露时间显著正相关。特别是当父母自身有问题性电子产品使用行为,或是在亲子互动过程中常常有电子产品的干扰时,儿童的屏幕暴露问题就越严重。此外,父母自身缺少身体活动、有抽烟或过度饮酒等看似与屏幕暴露不直接相关的行为,可能会通过营造一种不健康的家庭氛围影响儿童健康行为的选择,对儿童屏幕暴露有长期且滞后的影响。[②]

在家庭结构方面,在多子女、父母离异以及父母长时间外出打工的家庭里,由于父母对儿童屏幕使用的监管可能会受限,儿童屏幕暴露过度的风险更大。

① Xie Q W, Luo X, Chen R, Zhou X. Associations Between Parental Employment and Children's Screen Time: A Longitudinal Study of China Health and Nutrition Survey[J]. International Journal of Public Health, 2023,67: 1605372.

② Xie, Q W, Chen, R. and Zhou, X. Associations of parental attitudes and health behaviors with children's screen time over four years[J]. BMC Public Health, 2023, 23(1):1-2.

在家庭社会经济状况方面,在高收入国家,家庭社会经济状况越好(通常是父母教育水平越高、职业越好、家庭收入越高),儿童的屏幕时间越短。但在中低收入国家里,这种关系有时却是相反的,这可能是由于中低收入国家的父母需要牺牲更多陪伴孩子的时间,用来提高家庭社会经济状况,以至于限制了其对儿童屏幕使用的监管。

在家庭物理环境方面,家庭中电子产品的可获得性高,例如电子产品的数量越多、餐厅或儿童卧室摆放电视机、使用付费网络或付费电视等相关服务、经常开着背景电视等因素都会导致儿童屏幕暴露过度。相反地,家庭中支持身体活动或学习活动的设备和空间与儿童屏幕暴露时间呈负相关。

(二)学校环境因素

2000 年以来,投影仪、电视、台式电脑、平板电脑等设备开始被广泛应用于课堂教学和课后作业中。学校的教学模式、课程安排、课后服务、硬件设施等因素对儿童屏幕暴露有重要影响。

在教学模式方面,虽然多媒体教学的效果得到教育领域的认可,但是在教室光照条件不良或学生座位安排不当的情况下,使用投影仪或电视屏幕进行教学可能对学生视力造成负面影响。[①] 近些年,学界开始关注到线上教学方式对儿童视力健康的负面影响。

在课程安排方面,学校体育课的数量和时长与儿童屏幕时间呈负相关。

在课后服务方面,学校提供的课后服务场所中电子产品的可获得性越

---

① Hinterlong, J E, Holton, V L, Chiang, C C, Tsai, C Y and Liou, Y M. Association of Multimedia Teaching with Myopia: A National Study of School Children[J]. Journal of Advanced Nursing, 2019(12): 3643-3653.

高,开展基于屏幕的活动的频率越高,儿童屏幕暴露的时间越长。①

在硬件设施方面,学校提供给儿童进行身体活动的设施越完善,儿童屏幕暴露时间越少。特别是学校的体育运动设施在放学后的可用性与儿童屏幕暴露时间呈负相关。

（三）社区环境因素

社区的建成环境、社会环境以及照顾者对社区环境的认知对儿童屏幕暴露有重要影响。

在社区建成环境方面,阻碍儿童在社区内进行身体活动等替代性活动的环境因素可能会增加儿童屏幕暴露的风险。例如,社区内公共开放空间、儿童活动场所、体育运动设施等场所的可达性,社区中的交通状况和交通安全,住房类型和院落特征等建成环境因素都可能通过促进或阻碍儿童进行身体活动等替代性活动的路径影响儿童屏幕暴露。此外,社区中儿童照护服务场所或机构的可及性也对儿童屏幕暴露有重要影响。有研究发现参加全日制托幼服务的儿童的屏幕暴露时间显著少于不参加或参加半日制托幼服务的儿童。②

在社区社会环境方面,社区社会经济状况也是影响儿童屏幕暴露的重要因素,它的影响甚至独立于家庭社会经济状况。③ 在社会经济水平低的社区里,文体娱乐设施或活动等资源相对较少,社区卫生及安全性相对较差,可能会限制儿童外出活动,增加其在室内的屏幕暴露。此外,儿童屏幕暴露还与社区居民之间的信任和凝聚力等社会性环境因素相关,生活在信

---

① Maher, C, Virgara, R, Okely, T, Stanley, R, Watson, M, & Lewis, L. Physical Activity and Screen Time in Out of School Hours Care: An Observational Study[J]. BMC Pediatrics, 2019, 19(1): 1-0.

② Corkin M T, Peterson E R, Henderson A M E, et al. The predictors of screen time at two years in a large nationally diverse cohort[J]. J Child Fam Stud, 2021, 30(8): 2076-2096.

③ Saelee, R, Gazmararian, J A, Haardörfer, R and Suglia, S F. Associations Between the Neighborhood Social Environment and Obesity Among Adolescents: Do Physical Activity, Screen Time, and Sleep Play a Role? [J]. Health & Place, 2020, 64: 102380.

任度或凝聚力越高的社区环境中,儿童外出活动而非在室内进行屏幕活动的可能性就越高。

照护者对社区环境的认知对儿童屏幕暴露也有重要影响,特别是对于独立行动能力受限的年幼儿童更是如此。例如,父母感知的社区安全性或是对公共开放空间的满意度越高,允许儿童独自外出活动或带领孩子外出活动的频率就越高,儿童屏幕时间可能就越少。

三、构建友好型生活和学习环境,减少儿童屏幕暴露

减少儿童屏幕暴露,普及健康的生活方式,是一种能够有效提升儿童身心健康水平且成本较低的健康管理策略。过去 20 年,研究者和实践者们一直在探索能够有效减少儿童屏幕暴露的干预措施。事实证明,依赖儿童或父母的决心和毅力的主动式行为干预很难改变儿童固有的屏幕使用行为。更重要的是,即使儿童拥有减少使用电子产品的强烈意愿,但如果长期暴露在不利于健康行为养成的环境中,也会大大降低行为改变的效能。基于上述分析,本文从营造有利于儿童养成健康生活方式的生态环境的角度提出以下建议。

(一)做好父母科普教育,营造健康生活家庭氛围

合格的儿童养育者并非天生。政府和非政府组织有必要对父母大力科普儿童屏幕暴露的相关知识,为父母提供科学有效的育儿策略,指导并帮助父母承担儿童屏幕使用"守门人"和"行为模范"的角色,推动以家庭为核心的全民健康生活方式养成。具体而言,宣传教育内容可包括:一是普及儿童屏幕暴露的建议时长,告知屏幕暴露过度对儿童身心健康的具体危害;二是提供有效监管儿童屏幕使用的具体措施,教授有益亲子互动的方法和技巧;三是呼吁言传身教和行为榜样的重要性,鼓励营造健康生活家庭氛围;四是提供营造儿童友好的家庭物理环境的具体方案,包括如何通

过合理规划儿童身体活动或学习活动的空间和设施减少儿童接触电子产品机会等。

（二）规范多媒体及线上教学，优化学校体育锻炼环境

虽然多媒体及线上教学的普及已无法阻挡，但教育系统应重新审视其对教学质量及儿童健康的影响，既要认识到科技带来的便捷，也要认识到屏幕暴露过度对儿童身心健康的潜在危害。

一方面，在教育评价体系中规范多媒体及线上教学评价指标，避免学校教学刻意追求形式的多样性，防止出现教学内容和形式本末倒置，危害儿童视力健康。尤其对于幼儿园或小学低年级阶段，需严谨考量不同教学情境的特殊性，科学判断多媒体或线上教学的必要性。在学校层面积极强调纸质阅读在培养认知表现方面的优势。

另一方面，倡导学校优化学生在校体育锻炼的环境。扎实落实国家"双减"政策，保证学生体育课及课间休息时间，合理安排户外活动课与使用多媒体较多课程的穿插顺序，做好以身体活动或其他非屏幕活动为主的课后服务。改善学校体育活动的场所和设施，保证学生在校进行身体活动的空间，提高这些设施和空间在学生放学后的可用性，通过增加学生身体活动的途径减少其屏幕暴露。

（三）建设儿童友好型社区，关注困境儿童社区环境

1996 年，联合国人居署和联合国儿童基金会共同发起儿童友好城市和社区的倡议，我国新儿纲也将创建儿童友好城市和社区列为重要目标。相较于非人为的自然环境，改善社区建成环境在政策层面上更具可操作性。儿童健康和儿童友好应融入城乡规划、建设、治理的全过程。通过营造鼓励儿童身体活动和出行活动的社区及城市环境的途径减少儿童屏幕暴露活动。例如，在社区功能方面，街道特征和交通状况应方便儿童出行；在社区安全方面，照明和监控等设备应能保障儿童在社区活动时的基本安全；在景观审美质量方面，树木景观和街道卫生应适合儿童在户外玩耍；在

目的地可及性方面，儿童活动场所、体育运动设施、公园广场应方便儿童使用等。

父母监管缺失及文体活动场所较少等原因可能会造成农村留守儿童屏幕暴露过度，需要格外关注他们对儿童友好社区环境的需求。在社区和城市环境营造和改善方面应重视社会公平问题，关注困境儿童所生活的社区环境，特别是对父母监管缺失的儿童以及生活在社会经济水平较低社区中的儿童给予更多关注。

（四）构建育儿友好政策体系，满足儿童照护服务需求

保障儿童健康水平不仅是家庭的责任，也是国家和社会的责任。政策法规对家庭育儿的支持对儿童健康行为的养成至关重要。相关劳动法规应当考虑到劳动者在家庭和职场中的双重身份，积极出台育儿友好的劳动政策。

国家还应逐步建立完善促进儿童照护服务发展的政策法规体系、标准规范体系和服务供给体系，满足职工家庭对儿童照护服务的需求，营造育儿友好型的社会环境，继而减少儿童屏幕暴露，促进其养成健康生活方式。

第 14 篇　推进高端医疗装备科技自立自强[①]

报告核心内容

目前,我国高端医疗设备的核心部件和大部分元器件有七成需要从国外进口,研发及相关制备和装备技术在国际上严重滞后。2018 年《科技日报》报道的 35 项"卡脖子"技术中,涉及高端医疗装备的关键核心技术很多,如触觉传感器、核心工业软件、医学影像设备元器件等。本报告认为,推动我国高端医疗装备早日实现自主可控,要从完善政策引导、加强临床应用、推进人才培养、提升知识产权保护意识、加速成果转移转化等方面入手。

加快突破技术装备瓶颈、实现高端医疗器械自主可控,推动医疗装备产业高质量发展,更好满足人民日益增长的医疗卫生健康需要,一直是我国科技创新事业发展的优先方向。"十四五"以来,国家引导聚焦科技自立自强,打好产业基础高级化和产业链现代化攻坚战,实施关键核心技术攻关工程,着力突破"卡脖子"技术瓶颈。《"健康中国 2030"规划纲要》提出,

---

① 本报告于 2022 年 9 月撰写,撰写人:张建新(浙江大学生物医学工程与仪器科学学院科研与开发科科长)、许迎科(浙江大学生物医学工程与仪器科学学院副院长、教授)、何宏建(浙江大学生物医学工程与仪器科学学院副教授)、郭晓洁(浙江大学滨江研究院科研主管)、王哲(浙江大学滨江研究院行政主管)等。

要以加快医疗器械转型升级,提高具有自主知识产权的医学诊疗设备的国际竞争力,大幅提高诊疗装备国际市场份额和高端医疗设备市场国产化率,增强自主创新能力为健康产业发展战略目标。[①]

作为多学科交叉、知识密集、资金密集型的高技术行业,医疗装备产业连接着医药工业、医疗服务和大健康产业,其核心技术涵盖计算机科学、光学工程、材料科学、临床医学和生命科学等多个学科,是我国医药卫生系统中保障临床治疗活动有效、安全的核心环节。未来,医疗大健康产业将引领我国新一轮经济发展浪潮,医疗装备也必将在其中发挥重要的承载和服务作用。可以预见,高端医疗装备行业将会面临前所未有的机遇和挑战,而国家医疗装备领域的有效供给、补齐短板,尤其是自主创新能力的增强、技术垄断壁垒的打破,必将是促进健康产业升级发展和服务"健康中国"战略的重要举措和途径。

一、国产高端医疗装备研发及生产面临挑战

欧美等发达国家历来高度重视高端医疗装备的迭代升级和创新研发,其不仅擅长在基础研究方面实现临床工程和技术原理结合的概念性验证,还能够依托成熟完整的研发链条与产业链条,驱动各类型医疗装备产品的创新突破和发展,解决临床疾病诊断和治疗的紧迫需求。我国医药行业起步较晚,医疗装备制造业短板众多。近年来,在重大的人民健康需求问题上,国家加强了顶层系统设计指引,旨在抓住全球高端医疗装备研发变革的契机,在基础研究和创新原理研究中,以及在各类基地平台建设和企业发展方向上,突破高端医疗装备的高效设计、评价、制备等关键核心技术,开发基于原创新理论、新技术的重大疾病诊断和治疗关键材料和器械,抢

---

① 参见 2016 年 10 月 25 日中共中央、国务院印发的《"健康中国 2030"规划纲要》。

占高端医用材料和器械产业发展的新高地。

（一）高端医疗装备关键零部件短期难以实现国产替代

高端医疗设备产业链主要包括材料、设计生产、元器件和部件制造、整机装配四个环节,各环节中又涉及电机、集成电路、传感器、光学和核磁、软件开发等若干个细分领域,如图 1 所示。

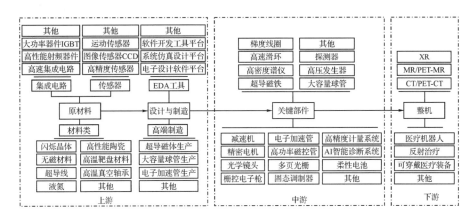

图 1　高端医疗装备产业链①

材料科学、传感器件、医学和人工智能等学科的新方法、新技术不断交叉融通,已经深刻地影响和改变了医疗装备领域的研发思路和方向,医用器械从传统的物理机械支撑,向具有精准药物传递、理化联合治疗或组织诱导再生功能的组合医疗器械发展,将创新的临床医疗方法、生物医用材料和器件与人工智能相结合,为医疗器械的功能迭代升级提供了巨大的潜能。

在我国新冠疫情防控阻击战中,诸如国产心电监护仪、血液透析机、血气分析仪等应急医疗装备虽然也有效应对了大部分疫情防控和患者救治需要,但还远远不能满足病情集中暴发状态下的临床需求。国内行业和产业发展存在的短板和弱项也在此期间明显暴露,比如代表医疗顶尖水平,能够帮助危重

---

① 刘鹏,曹蕊,李碧萱,王月辰.高端医疗装备产业链短板分析与发展对策研究[J].中国仪器仪表,2021(11):35-38.

病人获得"第二次生命"的高端医疗装备 ECMO 仍然依赖于进口。ECMO 为体外膜氧合器(Extracorporeal Membrane Oxygenation,ECMO),是主要利用功能部件和特殊材质做成的人工肺,对重症心肺功能衰竭患者提供持续的体外呼吸与循环,起到部分代替心肺的作用,以维持患者生命。在目前,ECMO 设备拥有数象征着国家的医疗实力,而遗憾的是我国现阶段拥有的 ECMO 设备全部都是进口得来。国产化 ECMO 的难点在于关键部件的核心技术积累,特别是我国尚未完全掌握核心技术中提供人工肺功能的氧合器和起到人工心脏作用的离心泵技术;另外,国内 ECMO 研发力量比较分散,上下游产业链尚不能实现协同,零部件供给不足、研发投入不够等都成为无法实现 ECMO 机器国产化生产的主要原因。

(二)发达国家对医疗装备领域实施全面技术封锁

过去我国医疗以及医疗设备行业的迅速发展有赖于引进发达国家的技术和设备耗材,但是随着国际上特别是美国对中国科技力量发展趋势的遏制,补齐高端医疗装备短板、突破技术瓶颈变得愈加困难。如表 1 所示,美国在其抛出的《商业管制清单》(CCL)中,从生化检验技术到基因病毒研究,从高端医疗设备所涉及的新材料、组件和合成器件、软件到检验检测技术等供应链的各个环节无限扩充管制物项,力图切断我国医疗产业的"供应链"与"创新链"。CCL 清单甚至扩大实体管制,将 PCR 领域领军型企业之一的中德美联、掌握新一代基因测序设备自主研发技术的华大基因子公司、原机械工业部子公司所办医疗仪器设备企业江苏苏美达仪器设备有限公司列入,专门加以限制。此外根据《瓦森纳协定》,美国签署《国家生物技术和生物制造计划》等行政命令专门限制中国发展势头强劲的生物医疗企业。

同时,诸多国外高端医疗装备供应商已完成专利壁垒建设,如西门子、飞利浦等医疗巨头已拥有世界上一半以上的设备专利,并且每年投入巨量研发经费以保持技术领先地位,国内制造商很难在短时间内超越。[①] 况且,经过多

---

① 参见智慧芽创新研究中心 2021 年 12 月发布的《2021 年数字医疗专利综合指数报告》。

年积累,国外大型制造商的产品已获得海内外用户和市场认可,产品工艺及声誉均具有领先地位;相对而言,国内制造商在处理生产工序和研发工艺产品时则缺乏经验。近年在中美贸易摩擦环境下,我国颠覆性技术领域的科研进展受到一定程度的阻碍,国际交流合作机会减少,学习和模仿的机会也在减少,进口科研仪器的购买途径与使用遭到限制,科研人员往常的科研工作方式发生了改变。①

表 1　当前 CCL 清单中生物技术以及医疗设备领域的主要受控物项

领域类别	ECCN	物项类别
生物技术	2E001	受控设备的"开发"技术
	2E002	受控设备的"生产"技术
	2E003	受控设备的"使用"技术
生物医疗器械设备	2B350	反应器、搅拌器、储罐、热交换器和冷凝器、吸收塔、阀泵等
	2B352	发酵期及组件、离心分离机、过滤设备、喷雾干燥设备、保护控制设备、气溶胶吸入设备、雾化系统、核酸合成器等

(三)医疗装备行业高端复合人才缺口非常大

医疗装备行业综合生物学、医学、信息学、工程学等多个学科,同时具有知识密集型和资金密集型的特点,研发类、创新类的高素质、国际化、复合型交叉学科人才是行业内急需的人力资源。自由的人才交流和人才吸引政策也是我国前期医疗水平获得快速发展的主要原因。然而,全球疫情的突袭加速了生命科学行业的竞争节奏,新形势促使医疗装备人力管理日益复杂,也对人才提出了更高的要求。此外,产业结构限制人才布局,国内多数企业以生产低端的医疗器械和耗材、外科设备为主,从事医疗装备的

---

① 韩凤芹,陈亚平.我国科研仪器进口依赖的原因分析与对策建议[J].世界科技研究与发展,2022(6):314-321.

装配调试、质量检测、维护管理、售后服务等工作的高技能型人才需求也在不断增加。而作为人才培养主阵地的高校,其目前在相关专业设置上具有一定局限性,如与医疗装备行业最密切的生物医学工程、临床工程技术和医疗产品管理等专业能够触及医疗装备全生命周期的诸多环节,但新版《医疗装备分类目录》中将医疗装备分为 22 大类,且不同种类的产品在原理、工艺、结构上差别较大,跟高校现阶段已设置的专业培养方案已有较大偏差,不能覆盖主要的岗位,而体外诊断产品、医用高分子材料等产品类别尚未有对口专业。[①]《领英人才大数据洞察》报告中的调研结果显示,现阶段大健康领域企业中,美国急需专业研究、软硬件工程等方面的科研型人才,人才缺口总和约 3.2 万;而中国对销售职能人才需求最高,加上运营和服务类型,三类辅助型人才缺口约有 2.1 万,相比之下科研技术类人才缺口总和约 1 万人,从行业人才布局角度看,医疗装备行业研发与国际领先水平还有非常大的差距。

(四)高校及科研院所医疗装备成果转化通道不畅

作为创新技术研究的重要阵地,高校及科研院所产学研用的成果转化机制仍不顺畅,从 0 到 1 进化的能力和科技成果转化能力有限,导致有市场潜力的科技成果不能得到及时转移和转化,市场的潜在优势亟待激发释放。当前,政府与市场缺少分摊风险和激励创新的政策,相关部门推动高端医疗装备产业发展的政策合力不足,医疗装备行业协议作用发挥不明显,公共研发服务平台等社会资源整合不足,企业难以获得必要的法规、质量、技术培训及咨询等方面的支持,同时承担医疗装备注册检验机构检验能力不足,企业排队检验现象比较普遍,省级医疗装备技术审评能力薄弱,对申请人注册审评技术指导和服务不足,已成为影响医疗装备科研成果转化的一系列问题。相较于医疗装备创新的庞大投入与成果,相关产业化建

---

① 张培茗,方旭超,徐小萍,等.医疗器械行业的人才培养探索[J].医疗卫生装备,2020(7):89-92.

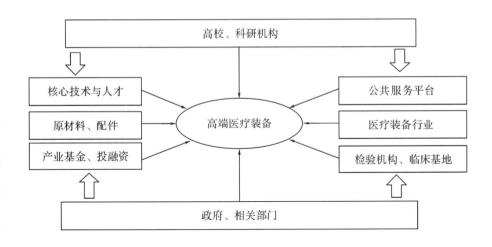

图 2　高端医疗装备产业化模式

设工作依旧落后,仍造成国产医疗装备行业发展巨大的浪费。经典的高端医疗装备产业化模式如图 2 所示。

二、提升国产高端医疗装备产业发展水平的建议

高精度、高效率、低损伤、大融合是医疗装备技术发展的总体趋势,虽然高端医疗装备行业仍面临原创环境缺失、技术封锁困境、高端人才匮乏、创新链和产业链不完整及成果产业化困难等挑战,但作为应用科学,与医疗装备技术发展趋势相同,行业发展也要瞄准需求,突破制约,聚集资源,摆脱仿制,逐步实现自主。近年来,随着国产先进医疗装备产业的迅速崛起,我国部分产品的技术标准也与世界接轨,甚至高于世界发达国家水平,实现了国产医疗装备从仿造到仿创的结合。比如在全球医疗器械市场上增长最快的医用内窥镜板块中,我国企业对标奥林巴斯、美敦力、卡尔史托斯等国际大型企业,在产学研医用等多方力量的努力下,已经在一次性、4K、3D、特殊光谱、超细等方向不断攻克技术和抢占市场份额,在知识产权

竞争中也日趋有利,相信打破国外垄断,完成自主研发创新的转变指日可待。

（一）以政策推动实现全生命周期管理

1. 加强国家项目引导

医药健康领域存在诸多的技术瓶颈,亟须规划国家支持的重点项目引导。国家适度超前部署关键项目,设立指南规范开展多学科交叉研究和综合性研究,能够充分引导科技力量发挥支撑与引领作用,提升我国基础研究源头创新能力,特别是引导事关国计民生的重大社会公益性研究,以及事关产业核心竞争力、整体自主创新能力和国家安全的重大科学技术问题,更快突破国民经济和社会发展主要领域的技术瓶颈。

2. 深化审批制度改革

国家药品监督管理局可进一步改进预先咨询制度,减少不必要的审批事项,如借鉴 GHTF(全球医疗装备协调工作组)创始国的审查制度,同时加强国际互认,包括审查互认和标准互认,对已在 GHTF 创始国获批的产品,简化审批手续;参照 IMDIF(国际医疗装备监管机构法庭)的标准体系进一步完善医疗设备的安全有效性,提高监管效率,尽可能减少相关法律和标准修改的频度,建立有效修订机制。

3. 发挥产业化需求推动作用

目前项目制研究推广的"揭榜挂帅""赛马制"等产业化结果导向的科技攻关机制特别贴合医疗装备行业研发的规律。二者共通之处在于都非常强调应用,均是围绕最热门的技术在前行,问题凝练,非常清晰,但对失败率的容忍度较低。医疗装备最终应用于临床,高端医疗装备涉及的最关键的传感和影像技术均属急需攻克的"卡脖子"技术,研发技术精细,成本也非常高,建议通过增加区分度,以及通过多方位、多角度的过程和验收的评价机制等手段来激励增加成果。

（二）以创新驱动突破技术垄断封锁

高端医疗装备领域发展与医学临床应用之间是深度的协同共生关系。发达国家和国际大型企业对我国技术垄断非常明显，例如，临床常见疾病癫痫的病理学模式非常复杂，病因及相应的临床表现复杂多样，较容易出现漏诊、误诊，因此准确定位癫痫病灶是控制癫痫发作和手术治疗成功的关键；中国显微镜制造企业在世界高端显微镜市场占比小于 1%，几乎为空白，提高分子诊断技术的特异性和准确性，为临床诊断提供更准确的数据是该领域面临的重大挑战；如何从复杂的人体呼出气体及唾液中快速识别各种疾病标志物并准确测定其浓度，需要研究创新的传感技术与信号识别方法。另外，高端医疗装备领域的技术还亟须突破：研发完全自主神经科学仪器替代国外进口仪器；增强先进生物材料以及医疗健康大数据可及性和可用性；推广医学人工智能落地应用和医疗健康大数据与物联网、5G等新型信息技术的结合。

目前，突破国外技术封锁方面已有成功案例。如在医疗影像设备行业中，影像探针是核医学分子影像必备双轮之一，我国核医学分子影像探针早期研发制备在国际上处于严重滞后阶段，成为影响我国核医学发展的"卡脖子"问题。如今，我国将微流控芯片技术用于 PET 分子影像探针的制备，研制芯片—微反应器—模块一系列核心部件，克服现有进口合成仪的不足和限制，创新研发具有自主知识产权的控模块化集成合成系统，丰富了核医学分子影像临床应用，提高了重大疾病的早期精准防治水平，也实现了我国在 PET 分子影像探针微流控合成制备领域的国际引领。

发挥技术创新引领作用，将创新驱动作为首要任务，从高端医疗装备急迫需要和长远发展的角度出发，推动高端医疗装备与互联网、大数据、区块链、人工智能等新一代信息技术的深度融合，用技术引领医疗装备产业创新发展。重点引导原始重大创新，强化关键核心技术攻关，聚焦医疗装备产业关键共性问题、专用材料、关键零部件等关键重点领域，攻关破解技术瓶颈制约,集中突破一批核心元器件和关键原材料技术开发,重点支持具有自主知识产权、市场前景广阔、临床疗效确切的创新医疗器械的开发。

(三)以需求拉动培育行业高端人才

加大高端人才引育力度,提供更有竞争力的聘用条件,以重大项目、科研合作、创新平台建设为契机,引进培育高端人才、科研力量和创新团队,对引入的国际化高精尖人才和团队要加强尽职调查,防范技术纠纷。同时,高校要联合医疗临床和工程应用企业共同申请和培养"医工信"交叉类的复合型学生,构建高质量创新人才培养体系,提升以"服务国家需求为导向"的毕业生就业质量,提升原始创新能力和科研核心竞争力。

高端医疗装备领域知识迭代异常迅速,高校应聚焦交叉创新,凝聚学科方向,重点围绕新方向进行人才引育,按需设岗,完善人才引育的政策保障和激励机制,全面调动引才育才积极性,各部门通力合作层层压实责任,打造一支由核心层、紧密层、辐射层等组成的高水平人才队伍。在核心层上,深入实施大师汇聚计划,大力引育工程技术领军人才,加强海内外高水平青年人才的引进;在紧密层上,根据学科发展和科研实际需要,设立"医工信"交叉研究岗位,着力提升实验技术队伍力量;在辐射层上,推进落实双聘工作,汇聚高水平智力资源,提升学科影响力,进一步完善人才评价体系,落实分类管理。充分尊重人才自我发展和进步的需求,探索政府、企业、高校多方合作共建的专业化人才培养基地,畅通高校、科研院所与企业之间双向的人才流通渠道。持续完善高端人才的配套服务政策,建立领军人才、紧缺人才常态化的联系制度,及时解决实际诉求,确保产业高端人才引得进、留得住。

(四)以应用导向完善成果转化组织范式

高端医疗装备以应用为显著特色,这就对科技成果产业化提出了更高要求,特别是在理顺知识产权转移转化机制和渠道,打破研、医、产之间的固有屏障以及大幅提升各方在科技成果转化后的收益上更能彰显行业各方在其中的话语权。对于高校而言，要发挥研发力量和人才智力优势，结合已有研究平台，积极谋划设置应用导向的工程研究中心，把解决工程技术问题放在优先位置；深化与高水平医院的"医工信"交叉合作，积极筹建交叉研究基地，搭建"顶天立地、交叉融合"的智能医学技术与仪器高能级研究平台；积极拓展资源，推进校地合作基地建设，在产业区域定位和发展布局上，与地方经济发展形成重点领域共聚、细分领域互补的格局；积极规划校企合作战略升级，加强校企合作协同创新、成果转化和人才培养，探索建立具备产教融合生态的新型联合研究基地，争取以高端引领带动产出标志性成果，激励高端医疗装备领域的科技自强自立。

第15篇　电磁医疗设备研究进展评述①

报告核心内容

电磁诊疗设备的应用和普及给医疗行业带来了深刻变革,并且随着研究不断深入,新技术、方法的不断出现,如脑机接口、脑磁图谱仪等,预期这种变革仍将持续。目前,国产电磁诊疗设备的品类繁多,部分性能已达到了较高水平。近年来,人工智能和自动化发展迅速,传统诊疗设备需尽快完成智能化和自动化升级换代,以适应多元化的需求和应用场景。随着人口老龄化,电磁诊疗设备需求将进一步增长,然而现阶段基础理论研究滞后是限制新型电磁诊疗设备发展和应用的关键因素。在未来,理论突破带动电磁诊疗设备发展将是开辟新赛道的必然之选,尤其是弱场的生物作用机理,随着基础研究实力的不断提升,我国在这方面将有广阔的发展空间。

电和磁是生命活动的基本特征,如神经电传导、细胞以及线粒体膜电位、离子转运等都在维持正常生理和代谢过程中起着非常重要的作用。随着认知不断加深,人们发现通过识别体内这些电磁信号能够给疾病诊断提

---

① 本文于2023年3月份撰写。作者为:陈光弟(浙江大学科学技术研究院基础研究与海外项目部部长,浙江大学公共卫生学院教授);孙川(浙江大学医学院附属浙江医院,浙江省老年医学重点实验室/研究所助理研究员)。

供关键信息。通过外加电磁场刺激可以有效治疗一些疾病,并基于此发展出各种电磁诊疗设备,如心脑电图机、生物阻抗图仪、磁共振成像等诊断设备,以及心脏起搏器、除颤器、体外碎石机、微波治疗机、高频理疗仪、射频消融仪、高频电刀等治疗设备。

一、电磁诊断设备

(一)心电图机

心电图机用于记录和显示人体心脏的电活动。市场用户主要分为医疗机构和个人。医疗机构是心电图机的主要市场用户,除大型医疗机构之外,基层医疗部门,如干休所、门诊部等也大量配备。个人用户市场是心电图机的新兴市场,随着人们对健康的重视以及个人医疗设备的普及,越来越多的人开始购买心电图机用于自我检测和诊断。虽然常规心电图机技术和应用已经比较成熟,但自动诊断功能还不完善,精度仍然不高。对于个人用户,自动诊断功能虽然是重要需求之一,但有待进一步提升。总体来说,随着人们对健康的关注度越来越高,心电图机市场前景广阔。

(二)脑电图机

脑电图机通过记录大脑活动时产生的生物电信号为诊疗提供信息,主要应用于神经科学、临床医学和心理学等领域。随着科技的不断发展,脑电图机的功能和性能也在不断提高。目前市面上的脑电图机已经具备了数字信号处理、多通道同时记录、实时监测和自动分析功能。但由于脑电信号较弱且易受干扰,脑电图机在抗干扰能力方面还需进一步提升[①];同时,常规脑电图检测时间短,捕捉发作性事件的阳性率低,需要加快发展动

---

① 陈婷,余华通,宋盟春,等.脑电图机的电磁兼容测试方法解析[J].医疗装备,2022,35(17):33-36.

态脑电图和视频脑电图。在脑电图机设备的生产和研发方面，国产脑电图仪发展并不落后，早在 2002 年的一项对比研究显示国产脑电图仪与国外进口产品在临床应用上已无明显差距。[①] 总体来说，脑电图在科学研究和临床诊疗上都有着较大的需求，结合科学研究和临床需要研发相应的脑电图机，如便携式和无线脑电图机等，具有广阔的市场。

（三）电阻抗图谱仪

电阻抗是一种用于检测人体组织电阻抗的设备，可以通过测量电流在人体组织中的传播速度和方向，计算出不同组织的电阻抗值，并生成电阻抗图谱。目前主要应用于人体成分分析、疾病诊断、运动训练以及科学研究等方面。电阻抗图谱仪具有方法简单、灵敏度高、具有实时测量能力等优点，但其在具体组织识别、图像处理算法以及具体的应用场景上仍需进一步拓展和提升。

（四）磁共振仪

磁共振是一种基于核磁共振原理的医学成像技术，磁共振仪是现代医疗体系中必不可少的诊断设备。目前，中高端磁共振设备在临床诊疗和科研中需求较高：1.5T 和 3.0T 规格需求最高，占比分别为 74.2% 和 77.9%；1.0T 及以下低场设备需求较低，不到 5%。[②] 2018 年的一项医用磁共振设备使用体验调查分析显示，国产磁共振的整体用户使用体验评价已经高于进口设备。[③] 除了需要攻克高端磁共振成像技术之外，还需注意提升使用体验，为不同的病人群体（如儿童）提供更加适合的磁共振设备和检测程序，以及更清晰的影像。

---

① 董榕，柏文悦，于布为.Aspect 和 HXD 国产脑电双频指数仪的临床评估[J].上海第二医科大学学报，2002,22(2):152-154.

② 靳志嘉，李彦，陆勇，等.医用磁共振成像设备临床需求调研及发展趋势分析[J].磁共振成像，2019,10(10):96-100.

③ 赵古月，尹建东，郭文力，等.2018 年医用磁共振设备使用体验调查分析[J].中国医疗设备，2019,34(8):15-18.

（五）脑磁图仪

脑磁图仪是一种用于记录和分析人脑磁场信号的设备。相较于其他神经成像技术设备具有超高的时间分辨率、较高的空间分辨率、非侵入性和适用于各种人群等优点。然而，神经磁信号的强度非常微弱，大约为地球磁场的亿分之一，在剧烈的电磁干扰下做到准确探测是一个巨大难题。当前以原子磁强计为代表的新型磁探测技术有望弥补超导技术的不足。[①]脑磁图与脑电图虽然同源但有着显著区别。基于超导磁探测技术发展的脑磁图检测系统已经成为研究大脑功能不可或缺的工具，并在疾病（如癫痫、孤独症等）诊断中，展现出了独特的应用价值，具有广阔的应用前景。

二、电磁治疗仪

（一）心脏起搏器

心脏起搏器是一种通过电刺激来维持心脏正常节律的医疗设备，通常被用于治疗心脏节律失常，如心房颤动、心室颤动等疾病。目前国内医院大都选择的是进口心脏起搏器，包括：美敦力（美国）、百多力（德国）、波士顿科学（美国）、圣犹达（美国）、索林（意大利）。其中美敦力公司生产的RED01起搏器应用较广，认可度较高。[②]虽然国产心脏起搏器发展较晚，临床应用也相对较少，但近几年发展较快，已有多项研究显示部分国产起搏器已与知名进口产品差别不大，并且具有体积小、价格低等优势。[③]目前除了不断优化产品之外，我国还发展了起搏器无线电能传输供电技术，

①　盛经纬,高家红.脑磁图仪的前世今生与未来[J].物理,2021,50(7):463-469.

②　王宇迪.国产起搏器创领 REF3201 临床应用的研究[D].昆明:昆明医科大学,2020.

③　武敏,于海波,高阳,等.国产心脏起搏器电极导线参数短期稳定性与安全性研究[J].创伤与急危重病医学,2019,7(1):13-15.

为患者提供方便,节省医疗成本。[①]

(二)除颤器

除颤器是通过较强的脉冲电流刺激心脏来治疗心律失常的一种常用医疗电子设备,根据应用场景可以分为抢救型和预防型两类。

中国每年死于心脏骤停的总人数约 103 万,且心源性猝死抢救成功率不足 1‰,最有效的急救方式是立即实施电击除颤。而自动体外除颤仪(AED)的及时获得性是关键。[②] 目前,随着社会经济的发展,国内公共场所开始要求配备 AED 设备。虽然各大城市公共场所 AED 配置日益增多,但与国外相比仍有较大差距。中国 AED 行业市场需求较大,预测 2026 年市场规模将超过 30 亿元。[③] 目前国内市场上 AED 主要为进口产品,主要来自飞利浦、卓尔、曼吉世以及日本光电等公司,国产品牌主要有迈瑞、久心、上海光电以及麦邦等。[④] 随着需求和政策的导向增强,AED 等急救产品业务已经成为一些医疗设备产商的重点布局领域。目前亟待提升 AED 产品的稳定性以及普及其使用方法。

心脏骤停留给抢救的时间非常短,于是预防式心脏除颤器逐渐成为研发重点。植入式心律转复除颤器(ICD)能持续检测患者心律,并自动对致命性心律失常进行治疗,已成为预防心源性猝死的主要方式。但由于 ICD 需要手术植入,可能会引起一些并发症,这要求 ICD 的产品设计上需要不

① 陈伟华,侯海涛,闫孝姬,等.基于混合磁负超材料的心脏起搏器无线供能系统[J].电工技术学报,2023,38(4):865-878.

② 徐创业,刘波,张敏,等.可穿戴式心律转复除颤器研究现状和发展趋势[J].现代仪器与医疗,2023,29(1):12-18.

③ 郑源,张娜,周明,等.公共场所自动体外除颤仪配置的研究进展[J].中国急救复苏与灾害医学杂志,2022,17(3):410-414.

④ 王浩成,陈颖诗,蔡舜玲,多地要求公共场所配备 AED 体外除颤市场潜力巨大[J/OL].医药经济报,(2021-09-18)[2023-05-22].http://www.yyjjb.com.cn/yyjjb/202109/20210918165724
11039.shtml.

断改进。[①] 近些年来,德国 Biotronik 公司研发了 A+-ICD 系统,即带心房感知功能的单腔 ICD。该型 ICD 的导线在右房位置增加了双极感知线圈,具有两方面优点。一方面心房具有了感知功能,减少了室上性心动过速导致的误放电,另一方面单根电极导线技术减少了双腔 ICD 引起的相关并发症。同时,国内一项研究也显示 A+-ICD 系统不劣于双腔 ICD,优于单腔 ICD。[②]

总体来说,随着人口老龄化,中国除颤器市场需求会进一步增加。

(三)体外碎石机

体外碎石机用于治疗尿路结石、胆囊结石等疾病。相较于手术治疗,体外碎石具有患者痛苦少、恢复快等优点。电磁式体外碎石机是通过电磁脉冲产生高能冲击波,将结石粉碎成小颗粒,具有治疗效率高、创伤小等优点。新一代双波源碎石机较单波源碎石模式具备更高的碎石效率以及更少的并发症。[③] 目前全球体外碎石机市场主要供应商包括斯托尔(Storz)、奥林巴斯(Olympus)、博洛尼(Bard)等公司,但国产体外碎石机并不落后,早在 2005 年的一项研究已经显示国产与德产电磁式碎石机治疗上尿路结石的临床治疗效果上无显著差异,且均安全有效。[④]

(四)微波治疗仪

微波治疗仪是一种利用微波辐射的作用来治疗一些疾病的仪器。主要通过产生高频微波辐射,将能量传递到人体组织中,从而产生热效应,促进血液循环和细胞代谢,达到治疗效果。微波治疗仪的应用范围非常广

① 陈火龙,华娟,陈琦.心脏植入式电子装置电极对心脏的血管损伤[J].中国介入心脏病学杂志,2022,30(1):51-54.
② 龙其麟,董剑廷.三种类型的埋藏式心脏转复除颤器识别功能的比较[J].中国心脏起搏与心电生理杂志,2021,35(3):211-213.
③ 谢晓强,陈斌,林晓翰,等.双波源与单波源体外碎石机治疗肾及输尿管上段结石疗效的前瞻性双中心随机对照研究[J].临床泌尿外科杂志,2020,35(12):949-953.
④ 连惠波,郭宏骞,王影,等.国产与德产电磁式碎石机治疗上尿路结石的临床疗效比较:前瞻性研究[J].中国微创外科杂志,2008,8(4):311-313.

泛,包括治疗骨科疾病、神经疾病、肿瘤等。目前全球微波治疗仪市场主要供应商包括 GE 医疗(GE Healthcare)、西门子(Siemens)、飞利浦(Philips)等公司。微波治疗虽然具有非侵入性、疗效显著以及操作简单等优点,但也存在局限性,例如只能针对特定的疾病和症状进行治疗,或易造成过热损伤等。因此,需要进一步提升深度微波照射技术,让微波治疗也适用于身体深部的病灶,同时完善红外精确测温以及温度控制程序。

(五)射频消融仪

射频消融仪用于治疗肿瘤、肝硬化、甲状腺结节、心律失常等疾病。该仪器通过利用 460 至 500 kHz 的射频交流电加热或烧灼局部靶组织进行治疗,具有创伤小、恢复快、可重复治疗等优点。目前临床上应用的射频消融仪以进口为主,近年来随着我国科研、产业升级,也出现越来越多优秀的国产心脏射频消融仪。一项研究显示国产与进口品牌在有效性及安全性方面已无明显区别。[1] 射频消融仪设备技术和治疗方式在不断改进,目前多极射频消融作为一种新型治疗方法,安全性较大,疗效较好。[2]

(六)高频电刀

医用高频电刀是通过高频电流,对组织集中加热实现切割等目的的现代常用电子手术设备。目前医院应用较多的品牌有德国 ERBE 公司的 ICC 系列,美国威利公司的 FORCE2 等。国内也有不少生产高频电刀的企业,如北京电子工程公司等。高频电刀有多种类型,根据功能用途分为单极高频电刀、内窥镜专用高频发生器、多功能高频美容仪等。高频电刀工作模式分为单双极。单极模式中用电路切割凝固组织,电流通过有效导线穿过患者返回高频电刀发生器。单极装置电刀极板与患者接触面积较

---

① 贺鹏康,丁燕生,周菁,等.国产心脏射频消融仪用于阵发性室上性心动过速导管消融的多中心前瞻性对照研究[J].中国介入心脏病学杂志,2019,27(10):557-560.

② 李进军.多极射频消融仪治疗肝癌的研究进展[J].中国医疗器械信息,2021,27(14):20-21,98.

大,大多通用型高频电刀所用电流较大。双极电凝通过镊子尖端向机体组织提供高频电能达到止血目的,适用于输卵管封闭、双极电凝多用途显微外科等精细手术中。[①] 此外还有为了适合手术需要发展的特殊形状电刀,如针状电刀。[②] 目前,电刀仍需要经常维护,并通过谨慎操作来防止使用事故的发生。同时,在使用中产生的烟雾也可能威胁医务工作者和患者的健康,后续产品可在这些方面加以改进。

（七）磁振热治疗仪

磁振热治疗仪是将磁疗、温热治疗与微振动治疗集于一体的综合性治疗仪,融入了磁疗和现代针灸治疗概念。磁振热理疗设备首先在日本被发明和制造,初步实现了磁振热理疗仪在临床中的运用。2008 年,日本伊藤研制的磁振热理疗仪实现了磁振热理疗仪走向家用。虽然目前也有国产的磁振热治疗仪,但可调性不强,适用范围窄且治疗效率相对较低。同时市场上的磁振热理疗仪治疗温度和磁场参数较单一、预热慢、实际治疗时间短,疗效不佳,不利于皮肤耐热差及对磁场环境需求较高的患者使用,需要进一步优化和研发。[③]

（八）经颅磁刺激仪

经颅磁刺激技术（Transcranial Magnetic Stimulation,TMS）是通过脉冲磁场无创伤地透过皮肤、颅骨刺激中枢神经系统,改变皮层神经细胞的膜电位,使之产生感应电流,影响脑内代谢和神经点活动的刺激技术。已经被广泛用于疼痛、帕金森、中风、抑郁症等疾病的治疗。[④] 医用经颅磁刺

①　柯建锋.高频电刀的安全问题及常见故障维修[J].中国医疗器械信息,2022,28（20）:161-164.

②　朱红美,黄永久,朱勇,等.改良针状电刀切除会厌囊肿的疗效[J].江苏医药,2022,48（8）:838-839,844.

③　张向学,胡秀枋,张娇娇,等.用于康复治疗的磁振热理疗仪设计[J].中国医学物理学杂志,2019,36（1）:97-101.

④　李静,段晓琴,张海娜,等.经颅磁刺激在特发性面神经麻痹中的应用与研究进展[J].中国实验诊断学,2023,27（2）:222-225.

激设备一般体积庞大、价格昂贵,但随着技术发展,便携式经颅磁刺激仪越来越多。目前,需要进一步加强磁刺激定位精度以及刺激深度,同时要结合影像识别和机械手臂等技术发展高度自动化治疗方案。

(九)脑机接口

脑机接口(Brain-Computer Interface,BCI)是一种通过记录和解读人脑活动信号来实现人机交互的技术。在人脑与计算机或其他电子设备之间建立直接的交流和控制通道,通过测量中枢神经系统活动将神经活动转换为人工命令,实现人脑与计算机等外部设备的双向交互和实时反馈,不再依赖语言或肌肉动作。随着人工智能的发展,脑机接口可以有效替代、恢复、增强、补充或改善大脑中枢神经的自然输出。因此,脑机接口在残障人士肢体功能康复、老年人生活辅助中具有重要的应用价值。[①] 目前,该类技术仍处于发展阶段,存在一些技术挑战和伦理问题,如信号采集和解读的精度、隐私保护等,但随着技术的不断进步和应用场景的拓展,脑机接口是未来一个重要的发展方向。

三、理疗仪

(一)超声波理疗仪

超声波理疗仪是一种利用高频声波进行理疗的设备,通过产生高频声波,将能量传递到人体组织中,从而产生热效应和机械效应。具有促进局部血液循环、加速新陈代谢、缓解肌肉疲劳、减轻疼痛等作用。已经被应用于康复医学、运动医学、美容医学等领域。目前,随着医疗需求增加,超声波理疗仪市场呈现稳步增长的趋势。除了需要不断技术创新,还需实现超

---

① 苏高民,顾明,袁羽,等.脑机接口的国产 ADC 芯片模组及其应用[J].单片机与嵌入式系统应用,2023,23(1):3-6.

声波理疗仪多功能化、个性化以及互联网化,进一步满足不同用户的需求。目前市场上的品牌主要包括欧姆龙、瑞博康、瑞特康、美国康复、美国飞利浦、德国卡尔·蔡司等,国内外产品都能满足基本理疗需求。

（二）磁场理疗仪

磁场理疗仪是一种利用强磁场进行理疗的设备。通过产生强磁场将能量传递到人体组织中,从而产生生物电效应和热效应,促进细胞代谢和组织修复。已广泛应用于康复医学、运动医学、美容医学等领域。可用于治疗肌肉骨骼疾病、关节炎、软组织损伤、皮肤松弛、皱纹、色素沉着等问题。目前市面上磁场理疗仪品牌主要包括欧姆龙、瑞博康、瑞特康、美国康复等国内外品牌,国产品牌与国外进口品牌在治疗效果上已无明显差距。随着需求多元化,未来磁场理疗仪具有广阔的发展前景。

（三）低频脉冲理疗仪

低频脉冲理疗仪是利用低频脉冲电流治疗疾病或缓解症状的仪器设备,具有无创伤、安全性高、操作简便等优点,已被应用于治疗各种疾病和症状。但目前市面上大多数低频理疗仪价格昂贵、功能单一,不能满足当前需求,需要进一步优化产品,在小型化、个性化和智能化上进行提升。

（四）超短波理疗仪

超短波理疗仪是一种传统的治疗仪器,可以应用于颈椎病、脊髓损伤等神经系统疾病的治疗,在康复医疗领域应用较多。国内的超短波理疗产品主要有 D2-C-Ⅱ型五官科超短波治疗机、DL-C-B 型柜式超短波治疗机、DL-C-M 性脉冲式超短波治疗机,这些超短波理疗仪调谐方式均为手动调谐,输出超短波频率为 27.12MHz,体积大,操作难度高。国外的仪器较为先进,如美国 DJO、日本丸高等,其智能化程度高于国内[①],但目前国内这

---

① 李亚年,王云光.基于单片机的超短波理疗仪电路系统设计[J].软件导刊,2022,21(3):155-159.

方面发展也非常迅速。

（五）其他常用理疗设备

电磁理疗设备种类还有很多，如微波理疗仪（见微波治疗仪部分）、电针理疗仪等。其中电针刺激以中医理论为基础，以毫针为引导，对病变阶段穴位进行电刺激，具有肯定的疗效，也是精准治疗肌无力比较好的方法。[①] 这些设备都是利用电、磁作用于身体或疾病部位，以达到缓解病痛、促进愈合的目的。

四、总结与展望

目前，电磁医疗设备已广泛应用于疾病诊断和治疗。传统的设备如心脑电图仪、磁共振、心脏起搏器、热消融仪等都已经非常成熟，国内外产品在治疗效果上已无明显差距。随着技术的进步以及需求多元化，电磁诊疗设备也朝着越来越智能化、多功能化、小型化、高效化和个性化的方向发展，以求为临床诊断提供更多细节信息，为疾病治疗提供更好的效果，以及为个人用户提供更多选择。此外，越来越多的新型电磁诊断、治疗技术不断出现，如脑磁图仪、脑机接口等，将给疾病诊断和治疗带来新的变革。

本文中涉及的只是部分电磁医疗设备，还有许多已经应用的和在研发中的设备并未在文中阐述，但电磁诊疗设备都是基于对生物电磁信号识别和调控，其基本原理一致。如今，电磁技术在医疗中的应用步伐已大幅领先其基础理论方面的研究，在理论研究未有大突破的前提下能有诸多的实际应用，说明我们人类对电磁诊疗的利用还只是冰山一角，将来如能在基础理论方面有所突破，必将会极大推进电磁诊疗发展，并促进新的电磁医

---

① 秦雨萍，杨济宁，徐晶，等.电针理疗电传导机制建模与分析[J].中国医学物理学杂志，2022，39(8)：980-986.

疗设备研发和应用。电和磁是生命的基本特征,携带了大量生命信息,如能破译其中的奥秘,或将像破译 DNA 遗传密码一样给医学带来深刻的变革。受到技术和理论的限制,目前电磁诊疗方法多数是基于强电流、强电场或磁场的探测和刺激,但对于生命体来说,体内的电磁信号都是弱场,揭示弱电流、弱电磁场的生命作用机制是电磁诊疗迈向精准化、高效化的关键。

电磁诊疗设备的出现是学科交叉发展的结果,需要工学、电子学、计算机学、生物学以及医学等多学科密切合作才能研发出真正适合实际需要的电磁诊疗设备。一方面,要不断从最基础的层面去探索电磁信号在生命活动中的作用形式和机制,如脑磁信号的规律以及弱电磁场生物作用机制等,为新设备和新应用研发提供理论和方向;另一方面,要结合新的技术,如人工智能、纳米材料等,不断改进已有设备的功能并拓展应用广度和深度。只有各学科、技术人员共同努力,积极开展学科交叉研究与协作,才能助推电磁医疗设备行业的高质量发展。

总之,电磁诊疗是一个充满潜力的领域。一方面随着人口老龄化程度加深,人们对健康的需求不断提高,另一方面新技术、新材料快速发展,未来电磁诊疗设备将拥有更广阔的市场和发展空间。

第16篇　防范基因测序关键设备安全风险[①]

报告核心内容

随着医学科技的快速发展,基因测序技术越来越被广泛使用,但随之而来的是基因测序关键设备的安全风险问题。基因测序关键设备的非医学使用可能会造成"行骗工具"的质疑;基因测序关键设备的商业化使用也会引发"人权侵犯"的挑战;基因测序关键设备在万物互联的网络环境中使用还会引发"黑客渗透"的安全漏洞。为解决这些安全风险,应该采取一系列措施,如确立"单独保护"的立法模式,建立合理高效的市场监管体制以及建立安全规范的基因数据库,以此防范基因测序关键设备的安全风险。

随着大数据、人工智能、物联网等新兴产业的发展,越来越多的关键技术被应用于人类生活,基因测序便是其中之一。然而,基因测序关键设备的安全风险也不容小觑。日前,全球基因测序领域巨头 Illumina 宣布主动

　① 本报告于2022年6月份撰写报送,受到国家有关部门重视,编入本书过程中做了适当调整。撰写人:林成华(浙江大学中国科教战略研究院副研究员,浙江大学国家制度研究院特聘研究员)、陆维康(浙江大学中国科教战略研究院博士生),同时还要感谢撰写过程中咨询过的华大基因等机构的多名专家。

召回旗下两款基因测序仪,合计 2201 台,此次召回涉及的市场包括美国、英国、中国在内的 55 个国家和地区。① 这次的召回事件背后有多重原因,引起市场广泛关注。在测序技术与精准医疗应用范围不断扩大的背景下,如何安全保存基因信息与合理指导诊疗判断成为社会需要关注的焦点。

一、基因测序关键设备安全风险研判

(一)基因测序关键设备非医学滥用:"行骗工具"的质疑

基因测序非医学目的滥用正在严重损害公众对医学、科学的安全信任。近年来,基因测序行业发展迅速。根据智研咨询发布的《2021—2027年中国基因测序行业市场竞争策略及发展趋向分析报告》显示,截至 2020 年底,国内"基因检测"公司约有 18162 家,人体基因组检测费用为 4409 元,基因检测企业在一级市场中所获融资额为 193 亿元,年增长率高达 153%。在资本逐利性驱使下,基因检测技术本意是为研究和医疗提供精准预测,一些企业却将其当成非医学用途的"行骗工具"。2016 年,江苏农民陈伟珊因基因检测被骗购买 30 余万元保健品,酿成投河自杀惨案。② 南京网安部门"净网行动 2021"破获利用基因检测敛财诈骗犯罪案件,收网时诈骗金额已高达 500 余万元。③ 被行骗裹挟的基因检测舆论四起,医学界业内人士担心基因测序污名化,将破坏医务、科研工作者长期付出从而建立的公众信任。

---

① 段静远.基因领域、器械龙头,网络安全风险引关注,Illumina 主动召回旗下基因测序仪[EB/OL].(2022-06-16)[2022-07-30].https://field.10jqka.com.cn/20220616/c639848013.shtml.

② 高珮菁.藏在基因里的野心与欺骗[N].中国青年报,2016-08-17(11).

③ 苏州网警巡查执法.南京警方打掉一个借"基因检测""癌症筛查"进行诈骗的犯罪团伙[EB/OL].(2022-01-08)[2022-07-30].https://baijiahao.baidu.com/s?id=1721314545477768278&wfr=spider&for=pc.

（二）基因测序关键设备商业化用途："人权侵犯"的挑战

商业化基因检测所提供的服务范围非常广泛，不仅包括传统基因病的诊断及风险预测，还包括针对消费市场投其所好提供的祖源检测、天赋检测、美容检测等。不同于基因检测产业发展初期主要依靠作为第三方的中介医疗机构兜售基因检测产品这种传统的销售形式，如今商业化基因检测行业的发展，与近年来备受青睐的互联网产业密切相连，但在提供服务的过程中涉及消费者人权侵犯风险也不容忽视。

一是商业化基因检测可能损害受检者的基因知情权。知情同意的四个因素是同意的能力、信息的告知、信息的理解及同意的自由，在基因检测过程中，知情同意的任一因素的缺失都可能损害受检者的知情权，挑战其自由与尊严等人格利益。[①] 为了迎合市场的需要，在推广销售和服务过程中，一些商业化基因检测机构的广告利用专题文章、分析报告等形式，使用充满诱惑力的言语，往往夸大基因检测项目优越性和作用，隐瞒基因检测项目在技术上以及遗传信息解读上的局限性，使其更易为大众接受。[②] 事实上，基因不是决定人体表型的唯一因素，基因测序的结果与现实情况往往存在一定的差异。在对遗传信息的分析中，分析人员需要庞大的基因数据库作为支撑才能对某一基因突变的结果进行风险预测，而并非每个机构都拥有这样庞大的基因数据资源。很多机构出具的检测报告都只是数据报告而非检测结果的遗传学分析，对很多遗传图谱的分析都不具有科学性和有效性，其结果使用须谨慎。因此，泛滥的商业化基因检测可能损害受检者的基因知情权。

二是商业化基因检测可能损害受检者的基因不知情权。现今在基因检测技术层面应用最广泛的是全外显子测序技术和全基因组测序技术，但

---

① 张煜.生命伦理视角下基因检测受检者的权利保护研究[D].大连：大连理工大学，2019.

② 睢素利.试论商业化基因检测中的社会伦理问题[J].首都师范大学学报（社会科学版），2007（2）：135-139.

全基因序列检测技术披露了人体全基因位点信息,其中不仅包括检测项目对应的目标基因,还有其他所有基因遗传信息。这中间可能会存在一些偶然发现,这些偶然发现分为已知致病基因或者预期致病基因两种,检测机构是否应该向受检者告知预期致病信息呢?[①] 当受检者得知其有较大可能会在未来患某种疾病之时,内心焦虑是无法避免的,但受检者却可能终生都未患上这种疾病。这种预期致病信息将加重受检者的心理负担,对受检者的生活带来负面影响。受检者是否有必要接受这类信息? 这个问题实质上表明检测机构的告知义务和受检者不知情权存在冲突。

三是商业化基因检测可能损害受检者自决权。在商业化基因检测中,自决权的意义在于公民有权力决定自己的私事,决定自己是否进行商业化基因检测项目、决定个人遗传信息是否可以被披露等。个人基因信息不似其他普通个人信息,它具有一定的牵连性,家族其他成员在某一名成员参加基因检测项目的时候,一同承担了基因信息隐私被暴露出来的风险,而这种风险大多数情况是不被他们所知悉的。随着基因技术的发展,基因检测越来越被普及,这个问题也终将会暴露出来,自决权可能受损的家族成员目前很难通过法律妥善保护自己的权利。此外,还有未成年人的商业化基因检测项目,监护人或代理人从未成年人的需要出发做出决定,但未必能完全表达实质意思,难以认定未成年人的意愿,也存在自决权受损的风险。[②]

四是商业化的基因检测可能引发基因歧视。基因歧视是随着基因技术的革新和发展出现的一种与种族歧视、性别歧视等类似的歧视现象。导致基因歧视的观点包括基因不平等和基因决定论等。从一定意义上说,人类所有的疾病都能从基因中找到原因,且任何人都会携带一定的"致病基因"。由此有人将基因分为好坏两种,产生基因不平等的观点。另一部分

---

① 田野,刘霞.论基因不知情权[J].上海交通大学学报(哲学社会科学版),2017(1):42-50.
② 耿姗姗,张莉.商业化基因检测应用的法律规制研究[J].河南社会科学,2019(12):41-47.

人夸大基因作用,认为基因可以决定一个人的生理和心理的一切疾病和发展,神化基因科技的作用,对社会伦理产生极大挑战。① 据西方国家的经验,保险领域与基因检测行业的交汇是不可避免的,保险公司引入基因检测结果对投保人进行风险评级以对应不同的保险费率,这种方式无疑对提高保险行业工作效率与评级准确性有积极作用,但是由此可能带来的基因歧视现象不得不让我们重新审视,当保险公司提出因投保人具有缺陷基因而提高费率或者拒绝提供保险服务,这就造成了基因歧视。商业化基因检测在就业层面的应用亦有可能带来基因歧视。2009 年,佛山市在公务员招考的体检项目中引入基因检测。根据检测结果,佛山市对三名携带地中海贫血症致病基因的应聘者做出不予录取的决定。三名应聘者向法院提出诉讼,试图维护自己平等就业的权利,这一案例被称为"中国基因歧视第一案",但最终法院并未支持他们的诉求。

(三)基因测序关键设备联网使用:"黑客渗透"的漏洞

在现代生物科技中,互联网大数据被引入人类遗传学的研究与应用中,发挥着双刃剑作用。互联网大数据的发展为基因数据库的建立提供了技术基础,加大了医疗信息整合、传播、统计的步伐,更是推动了个体化精准医疗的发展。但互联网大数据信息安全隐患却使得基因数据库被暴露的风险大大升高。此次 Illumina 召回事件缘于网络安全隐患风险,是由于基因测序仪器搭载的 Local Run Manager (LRM) 软件存在安全漏洞。此次被曝出的 5 个安全漏洞中,3 个安全漏洞严重等级为最高,而上海药监局也将此次召回定为二级。医疗信息数据使用价值高,但安全保障和风险管理措施较为传统落后,医疗数据成为黑客的窃取目标。目前国内检测设备大多仍是进口,数据安全受到的威胁更大。基因测序涉及人类基因图谱信息,倘若被恶意使用,极有可能给人种安全和国家安全埋下隐患。

---

① 张英丽,曹坤明.关于基因歧视的伦理思考[J].新乡医学院学报,2003(6):465-468.

二、防范基因测序关键设备安全风险的对策建议

（一）确立"单独保护"的立法模式

由于法律规制的滞后性，我国现有法律体系很难确保这一新兴领域的合理法律地位。虽然我国生物医药相关立法已经逐渐趋于成熟，《宪法》《民法总则》《侵权责任法》以及相关部门规章能够为基因检测中可能出现的问题提供一定的法律保护，但单独立法保护模式显然更有利于规避基因测序的风险。商业化基因检测技术日新月异，引发的法律问题也不断出现，需要制定有针对性的法律规制。如果直接针对基因检测技术应用中各个部分进行高位阶的立法，可能会限制我国生物科技产业的发展。因此，可以先围绕基因检测技术应用中出现的风险问题制定相应的部门规章和政府规章。包括规范咨询告知程序，比如由多学科专家一同研讨确定告知咨询意见，落实后续跟踪服务等制度体系。[①] 这一系列部门规章和政府规章制定程序相对简便，变通性较强，可以快速地调整现今基因检测领域的乱象。根据规章规制形成的经验，将其中涉及国家安全以及国民普遍福利的部分内容以更高层级的法律规范确定下来，逐步制定既促进生物科技市场发展又兼顾人权保护的行政法规。

（二）建立合理高效的市场监管体制

就目前而言，完善基因检测技术及设备应用，需要建立合理高效的市场监管体制，包括确定市场监管主体、选择适当的准入制度、制定相关市场监督标准、规定市场主体义务、健全责任与救济机制等方面。

一是明确市场监管主体。基因检测技术及设备应用领域较为广泛，在

---

① 韩瑾,崔颖秋,许澍铮,陆军燕,马玉红,杨济敏,彭拥花,刘玉娟.应用二代基因测序结果进行产前遗传学咨询的伦理学探讨[J].中国医学伦理学,2019(10):1302-1306/1328.

市场运营中可能受到多个部门的监管,包括卫生部门、市场监督管理部门、工商部门、科技部门等。对此,我国并没有明确的监督管理主体,造成了基因检测技术在应用中出现监管不力甚至无人监管的现象。要建立一个完善的市场监督管理体系,首先应该确定一个明确的负责监管主体。可以以一个部门为监管主体(如市场监督管理局)对外负责监管基因检测项目;多个部门为管理参与者,对内为监管主体的监管工作提供专业化建议。保证商业化基因检测项目的监管工作既具有执行上的高效性,又具有管理上的专业性。

二是严格市场准入制度。我国现有基因检测项目市场准入较为宽松,是一种间接准入制度。这种制度只针对检测仪器设定准入门槛,达到注册标准的检测器械即可以投入市场使用。但是,它对于整个市场的监管较为有限,容易造成基因检测行业鱼龙混杂的现象,不利于保护受检者的人权。目前我国相关服务机构包括生物公司建立的应用性检测平台延伸至临床检测、私企成立运营以及研究院与医院、科研机构合作提供实验室检测三个方面,整体上拥有大规模检测能力的机构很少。加之网络特性,准入门槛低,机构及人员结构混杂。[①] 若是采用负面清单方式进行市场监管,考虑到基因检测技术发展的速度较快,基因检测项目所涵盖的范围将持续扩大,建立负面清单可能无法适应技术发展的速度,达不到监管的效果。所以,应当建立更为严格的准入制度,在针对器械的准入审查的基础上扩大审查范围,建立包括机构准入审查、从业人员准入审查以及检测项目准入审查在内的完整的准入审查制度,保证进入市场的检测机构、检测人员、检测项目都具有基本的正规性、专业性。

三是制定市场监督标准。鉴于基因检测技术的专业性,应从检测机构准入审查、从业人员资格认证、检测项目技术评级三个方面来制定商业化基因检测行业监督标准。(1)检测机构准入审查。审查标准的制定需要集

---

① 耿姗姗,张莉.商业化基因检测应用的法律规制研究[J].河南社会科学,2019(12):41-47.

中在以下几个方面：是否达到相关项目市场应用的技术水平，是否具备严格的内部技术监督体系，是否制定规范的基因检测操作流程，是否引入样本留存规范与样本销毁标准，是否具备基因数据安全保障系统。（2）检测人员的资格认证。检测人员可以将其分为两类：从事医疗检测的从业人员与从事服务性检测的从业人员。主从基因疾病、易感基因以及医疗用药基因检测的从业人员应当获得相关专业资格认证，必须是拥有专业技术能力的专门人员方可从事相关职业，而从事服务型基因检测项目的从业人员则可相对放宽从业标准。（3）检测项目的技术评级。制定不同级别基因检测项目的技术指标和风险指标，针对每个商业化基因检测公司所申请的检测项目进行技术评级，保证进入市场的基因检测项目达到最低级别的技术要求，坚守行业技术底线。

四是市场主体的基本原则与义务。一方面要将反歧视原则作为基因检测服务机构的基本原则。基因检测服务机构应当自觉抵制基因检测在某些领域的滥用。在保险领域，保险公司无权强制要求投保人进行基因检测或者提供基因检测报告。在就业领域，雇佣单位不得在雇佣前后的体检中强制要求雇员接受基因检测项目，或者强制要求提供基因信息或基因检测报告。另一方面要规范基因检测服务机构告知义务。为了保障受检者的知情权和不知情权，应当规范基因检测服务机构的告知义务，取得受检者的提前知情同意。检测机构的告知义务应当由三个方面组成，告知标准、告知义务履行阶段和针对偶然发现的告知义务。

（三）建立安全规范的基因数据库

基因检测要行稳致远的核心是数据能力建设，要做好基因测序关键设备的数据安全管理。数据信息安全管理应该着重注意基因数据库的建立和应用两个环节。首先，在基因数据库的建立环节，检测机构在自己建立基因数据库之前应该向相关管理机关提出申请，经过审核之后，取得建立基因数据库的资格认定。为了保护基因提供者的知情权与隐私权，在基因序列录入基因数据库之前检测机构必须征得提供者的知情同意,必要时需要征得其家族成员的知情同意。样本的留存需要规定最高时限,现今一般检测机构样本留存时间为一年。针对留存样本的销毁要求,需要制定相关规范,保证样本信息安全。其次,在基因数据库的使用环节,为了保障基因信息安全,应当规定基因数据库只能用于科学研究,不能作为商品进行交易,严禁非法使用、传递人类遗传资源。基因数据库的使用要采取备案制度,避免不明身份主体滥用基因数据信息。在基因数据库的使用中,为避免基因歧视现象发生,禁止未经同意公开个人基因序列。此外,提升数据库网络安全管理,优化重要信息存储方式。为了避免黑客利用漏洞入侵数据库,在使用基因检测设备时应当尽量脱网使用,数据要么保存在本地硬盘数据库中,要么保存在内网数据库中。

第 17 篇　加快航天医学发展①

报告核心内容

　　伴随航天技术井喷式发展和太空力量迅猛推进,太空已成为全球大国国家安全和军事斗争的制高点。随着我国空间站建造进入全面实施阶段,确保航天员在轨安全、健康、高效工作的航天医学,是我国载人航天工程"三步走"战略发展的重要课题,未来亟须将我国航天医学研究推入国际先进行列。基于此,本报告建议:一是用好新型举国体制,强化我国航天医学领域战略谋划;二是前瞻布局 JMRH,推进新兴技术领域联合攻研;三是发挥市场优势,推动航天医学基础设施军民共建共享;四是深化交叉融合,探索航天医学人才引育机制。

　　当前,在国际战略竞争上升的态势下,为争夺战略竞争制高点,掌握太空开发主动权,美国等世界主要航天大国纷纷调整太空战略,推动国际太空战略竞争呈现出新的发展态势。尤其是美国近年来在航天领域频频动

　　① 本报告于 2021 年 10 月份撰写报送,编入本书过程中做了适当调整。撰写人:李拓宇(浙江大学中国科教战略研究院副研究员)、陈建军(浙江大学航空航天学院教授)、邓勇新(浙江大学公共管理学院博士研究生)、孙书剑(浙江大学航空航天学院助理研究员)、吴伊青(浙江大学医学院博士研究生)等,同时还要感谢撰写过程中咨询过的多位专家。

作,退出《开放天空条约》、宣布太空新战略、制定太空作战规划、组建太空基地、成立太空军,并明确提出将致力于保持"制天权",阻止中国和俄罗斯控制太空,并直言不讳地宣称要备战太空,为美军和盟军提供空间能力。[①]自 1961 年 4 月 12 日苏联航天员加加林首次进入太空,至今已有 20 多个国家的 400 多名航天员先后进入太空,由于在空间探索中所具有的特殊支撑与保障作用,航天医学也伴随着探索空间、利用空间、适应空间的过程逐步建立发展,日益重要。

党的十八大以来,习近平总书记高度关心我国航天事业发展,在不同场合对发展航天事业作出重要论述,对建设航天强国作出一系列重要部署,而航天医学已然成为我国航天领域 JMRH 的重要研究课题。在神舟十二号载人飞船任务中,三位航天员圆满完成了 14 项航天医学实验项目,如天和核心舱搭载的人系统研究机柜实验[②],研究微重力环境对航天员生理系统的影响。随着我国载人航天"三步走"战略规划的实施,确保航天员在轨健康、安全、高效工作,航天医学让我们迈向太空的脚步更稳、更远。

一、我国航天医学发展现状

伴随载人航天技术的不断成熟,航天员在轨驻留时间从几天延长至三个月,我国航天医学特色技术体系建设已初见成效。

一是建立了较为完善的失重生理效应防护研究体系,经过数十年积累的失重生理学研究和数次载人航天实践,为空间站长期驻留奠定基础。二是面向长期飞行的特色医学体系日趋完善,主要包括:研发了用于增强在

---

① 中宏网.美国发布太空新战略的影响及启示[EB/OL].(2021-09-22)[2022-01-20]. http://www.hgjjgl.com/show-190-215807-1.html.

② 人系统研究机柜,是中国空间站中首次应用的、航天医学实验领域的主要设施,涵盖骨、心血管、肌肉、脑等人系统各方面的生理机能及细胞学机制研究。

特殊航天环境适应耐受能力的太空养心丸,构建了天地联动的远程医学支持系统和集"防、诊、治、康"为一体的特色航天医学保障体系,识别确定了长期航天飞行疾病谱,建立了航天员在轨健康预警程序。三是发展完善了面向长期驻留的健康监测新技术,主要包括:攻克复杂环境下弱电生理信号提取技术,掌握失重环境运动力学束缚方法,发展微重力下液路检测体系的密闭、分离技术等。四是构建了具有自主知识产权的地基实验平台集群、天基实验平台和数据资源平台,围绕人的健康、行为与能力、人因工程及安全保障技术等方向,形成了航天医学的独特研究方法和实验模型,积累了大量有价值的在轨实验数据,开展了一系列创新性、前瞻性在轨实验研究工作。

然而,随着载人航天发射任务呈现出高密度、常态化趋势,我国航天医学现有的技术储备还远远不能满足中长期载人航天事业发展的需要,特别是空间实验室、空间站、载人登月和火星探测等发展过程中将要面临的新情境、新问题、新挑战。如何进一步推动航天医学发展,使航天医学研究尽早、尽快步入国际先进行列,满足我国载人航天事业发展的战略急需,是今后我国载人航天事业发展的重点。而纵观美、俄等主要航天强国的航天医学发展历程,我们可以发现以下经验:一是顶层设计与资助保障具有较强的系统性和连续性,同一主题的内容获得长期资助,以"骨丢失发生机理方向"为例,该主题自 20 世纪 70 年代初开始,始终享受国家资助待遇,这有益于理论的长期积累与成果的重要突破。二是研究内容具有较强的前瞻性和交叉性,始终将细胞分化理论、干细胞理论、芯片技术等最新知识、技术应用于解决航天医学的特殊问题,倡导航天领域项目在技术、理念上占有制高点并回馈于公共社会。三是军民一体化程度高,通过军方、军工部门和军工企业的调整改革,以及军政部门间和企业间的合作,开启军民用技术和资源双向门,促进国防建设与经济发展的良性互动。

二、加快发展航天医学的建议

(一)用好新型举国体制,加强航天医学战略谋划

1. 加强航天医学发展顶层设计

在国家航天医学重大问题决策上建立 JMRH、学科交叉、独立性强的高层次决策咨询机制,统筹航天医学发展的战略研究与规划,明确军民各方的作用定位,细化重大决策认定标准,明确前置专家论证、机构咨询等程序的标准条件,规范咨询结果转化为决策的具体程序;中央军民融合发展委员会办公室会同航天局、科技部、卫健委、教育部等相关单位,研究编制《国家航天医学发展规划》,明确航天医学发展的战略目标、基本原则和战略任务,健全航天医学军地定期会商、重要情况通报、重大科研攻关协同等工作机制。

2. 加强航天医学发展战略谋划

面向国家安全和民生福祉,打造航天医学国家实验室、太空医学实验室等,聚焦航天员行为与能力、在轨监测与医学处置、传统医学航天应用等前沿理论和关键技术开展创新性研究和技术转化;在军队、科研院所、高校、企业建设一批体量更大、JMRH 的航天医学国家重点实验室/技术创新中心;加紧部署一批战略性、长期性、稳定性的重大科研项目,实施一批全国性的航天医学 JMRH 发展专项计划,尽快形成航天医学需求预测机制,力争在航天医学核心技术领域实现"本土替代""自主可控"和非对称创新。

(二)前瞻布局 JMRH,推进新兴技术联合攻坚

1. 抢先布局军民两用的航天医学技术

在中央 JMRH 发展委员会的领导下,科技部会同航天局、军委装备发

展部、军委科技委等相关部门,发挥重大专项和高新工程的引领作用,建设 JMRH 航天医学技术协同创新平台,重点加强军用与民用科技、国内与国外研发等有序协同,在航天医学新兴技术领域超前布局,为抢占大国空间领域博弈主动权示范探路。

2. 建立航天医学核心技术联合攻坚机制

建立以学科专业为主体、军内外横向协作为辅助、企业合作研发为补充的科研大协作机制,鼓励高校、科研院所、军工企业和优势民营企业强强联合,组建联合实验室、联教联训中心、重大项目课程组、博士后工作站和院士工作站等。集中军地人力、物力和财力,对辐射危害与防护、节律紊乱调整、变重力环境的生理适应、紧急条件下的医学自主救援、人—机—车—服一体化智能系统和高闭合高效的混合式生命保障系统等关键领域、核心技术的集智攻关,确保"卡脖子"技术自主可控,加速推动高性能器件、高端设备以及软硬件系统的国产化。

(三)发挥市场优势,推动航天医学基础设施军民共建共享

1. 加速出台鼓励航天医学领域发展的引导政策

依据中央已颁布的《军民融合发展战略纲要》《关于推动国防科技工业军民融合深度发展的意见》,进一步规范航天医学军品市场的准入和退出制度,引导具有技术优势的民营企业进入军品生产领域[①];通过商业合同、采购订单、资助计划、PPP 等多种模式推动商业航天发展,探索建立市场化的航天医学技术交易转让机制,支持科研机构、高校、企业承担航空医学研发活动。

2. 统合军民航天医学标准体系

建立由政府主管部门、航天集团及科研龙头组织共同组成的航天医学

---

① 张博,宋旸,刘浩森.新形势下航天领域军民融合发展途径的思考[J].网信军民融合,2018(5):68-71.

JMRH 标准化工作委员会,建立业务主管部门与"民参军"科研机构、企业定期会商、信息通报、需求对接和协作攻研机制,编制军工重大标准项目目录,组织指导军地专家统一设计 JMRH 的医疗标准化体系。

3. 探索构建航天医学区域共享平台(研发联盟)

在成渝、长三角等军工、航天、医疗领域创新链、产业链完备的区域,探索建立航天医学区域共享平台(研发联盟),打破"军、政、产、学、研"的组织壁垒,有序推动一批重大科技基础设施集群和区域重大科技基础设施网络军民共建、共享。研究编制《军用航天医学技术推广清单》《军用航天医学技术需求清单》等,及时发布航天医学科研成果信息,实现军地双方需求、技术、标准、产品等信息资源充分共享、互补共用,持续促进新技术的应用与转化。

(四)深化交叉融合,探索航天医学人才引育机制

1. 加强航天医学基础学科建设

在后续空间站任务中,主动布局完善由航天医学样本库、数据库、模型库组成的航天医学数据平台,不断推动我国在航天医学领域获得重大创新性成果,为主导开展航天医学国际合作奠定学科基础。在已有"空间站工程航天员疾病谱"基础上,继续加强与美俄等航天大国的交流与合作,不断完善航天员在轨健康预警程序和疾病诊疗、鉴定方案数据库。探索军队、航天集团、高校、科研院所和医药企业人才联合培养机制,共建师资队伍、共搭实验场所、共设实习基地,提升航天医学科研人员、航天员等从业人员的专业素养。

2. 探索军、政、企医疗人才互派、流动机制

统筹军队科研、教学及相关需求单位与航天企业、科研院所和周边企业、政府 JMRH 管理部门专业人才资源的沟通,实现"军、政、产、学、研"间航天医学领域专家互派,加强各种研发力量之间的行动协作。

3. 协同构建"全球航天医学人才数据库"

基于中国工程院委托浙江大学已经搭建起的"中国工程科技专家库"，充分运用大数据技术，立足四个面向，加快构建涵盖全球顶尖论文人才、专利人才、产业人才、准"诺贝尔奖"级人才等在内的"全球航天医学人才数据库"，把握战略主动，为探索实施"回形针计划"（吸引留学生和华裔科学家回流）、"磁石计划"（吸引友华的外籍科学家、工程师来华）等相关人才计划提供决策参考。

第18篇 打造长三角航天医学高能级平台①

报告核心内容

长三角地区作为我国经济发展最活跃、开放程度最高、创新能力最强的区域之一,具有丰富的医疗资源、互补的创新网络、协同的产业链条、独特的制度优势,打造长三角航天医学高能级平台,对于推动长三角一体化发展,支撑我国载人航天"三步走"战略实施,确保航天员在轨健康、安全、高效工作具有重要的战略意义。本报告建议:在长三角地区布局建设航天医学高能级平台,聚焦航天强国与健康中国等国家重大战略任务以及高质量推动长三角一体化发展的长远目标与重大需求,开展航天医学领域战略性、前瞻性、基础性重大科学问题和关键核心技术研究。

近年来,伴随航天技术的井喷式发展和太空力量的迅猛推进,太空已然成为国家安全和军事斗争的新制高点,而如何保障航天员超长在轨驻留时间中的安全和健康,继而为人类开辟第二家园,已成为各国航天事业发

---

① 本报告于2022年1月份撰写报送,编入本书过程中做了适当调整。撰写人:叶民(浙江大学中国科教战略研究院学术委员会主任、研究员)、李拓宇(浙江大学中国科教战略研究院副研究员)等,同时还要感谢撰写过程中咨询过的多位专家。

展的焦点内容。从战略必争看,生命健康领域科技创新是强化国家战略科技力量的重点所在,是国家区域打造科技创新策源地的重要突破口。建设长三角航天医学高能级平台是保障航天工作高效、安全的必行之棋。

一、在长三角布局航天医学高能级平台的独特优势

推动长三角一体化发展是习近平总书记亲自谋划、亲自部署、亲自推动的重大国家战略,《长江三角洲区域一体化发展规划纲要》明确提出共享高品质医疗资源,打造健康长三角。打造长三角航天医学高能级平台对于推动长三角一体化发展,支撑我国载人航天"三步走"战略实施,确保航天员在轨健康、安全、高效工作具有重要战略意义,也具有得天独厚的优势。

(一)医学研发资源丰富

长三角地区集聚了大量的高能级研发载体,拥有上海张江、安徽合肥2个综合性国家科学中心,全国约 1/4 的"双一流"高校、国家重点实验室、国家工程研究中心,年研发经费支出和有效发明专利数均占全国 1/3 左右。[1] 每万人拥有研发人员为 67.97 人年,超过全国平均水平近 2 倍,高被引科学家达到 237 人次,占全国的 27%。[2] 长三角地区研发投入强度超过3%,合作发表的国际科技论文达到 2.5 万篇,万人有效发明专利达到 35件,PCT 国际专利申请量达到 3 万件。[3] 全国第四轮学科评估结果显示,全国前 5% 的医药类一级学科(A+、A),长三角地区占全国的 44%。[4] "复旦版中国医院综合排行榜"(2020)显示,全国排名前 100 的医院,长三角地区约占 1/3,其中,上海 17 家、江苏 5 家、安徽 2 家、浙江 5 家。据不完全统

① 中共中央国务院.长江三角洲区域一体化发展规划纲要[R].2019-12-01.
② 高力国际.一文了解全国生物医药产业园(产业布局及特色篇)[R].2021-11-30.
③ 科技部.长三角科技创新共同体建设发展规划[R].2020-12-20.
④ 教育部学位与研究生教育发展中心.全国第四轮学科评估结果[R].2017-12-28.

计,长三角地区拥有三甲军队医院 14 家。同时,研发企业创新资源要素也高度集聚,如全国医药研发百强企业中长三角占 30% 左右,国内 30 家新药研发企业有 20 家左右位于长三角。[①]

(二)创新网络优势互补

长三角三省一市已初步形成医药领域"多中心集聚、多轴线梯度分布"的空间布局,实现该领域创新网络的错位布局:上海跨国生物医药企业研发中心密集,形成了以中科院药物所、国家基因组南方中心为主的"一所六中心"体系,数据显示,上海张江已经诞生了全国 15% 的原创新药[②];江苏是生物医药制造业领域的领军者,生物医药产值位居全国之首[③],南京、苏州和泰州三个生物产业基地(3/22)已形成独特产业特色和产业优势;浙江在化药领域形成了集中间体、原料药、制剂、流通于一体的完备产业链,在生物技术药物、医疗器械、第三方检验检测等领域也涌现出一批创新型企业,已经形成杭州—台州—临海—余杭—绍兴—德清—桐庐等医药产业版图;安徽基本建成优势突出、结构合理、产业链完整的现代医药产业体系,产业综合实力和竞争力显著提高。如合肥高新区已集聚健康医疗企业超400 家[④],形成覆盖技术研发、生产制造、商业流通、医疗诊治、健康服务全流程的产业链。

(三)产业链条梯度协同

截至 2019 年底,长三角城市群集聚了 4867 家医疗器械生产企业,95290 家经营企业。其中,高新技术企业 984 家,科技型中小企业 842 家;主板上市企业 9 家,创业板企业 8 家,科创板企业 6 家,中小企业板企业 3

① 唐丽珠.长三角生物医药产业集群,离世界级还有多远?[EB/OL].(2021-02-20)[2023-05-06].https://www.thepaper.cn/newsDetail_forward_11386429.

② 中国网商务.上海药谷聚集中外药企"井喷"救命新药[EB/OL].(2021-07-16)[2023-05-06].http://business.china.com.cn/2021-07/16/content_41619392.html

③ 谭琪欣.总产值突破 4000 亿!江苏生物医药高地不止一个苏州工业园区[EB/OL].(2021-09-29)[2023-05-06].http://www.jksb.com.cn/html/xinwen/2021/0929/173203.html.

④ 火石创造.安徽省生物医药产业发展现状分析[R].2019-06-17.

家,新三板挂牌企业 46 家。[①] 2007—2019 年,长三角地区投资数量、投资金额均居首位,投资金额达 647.18 亿元,全国占比 45.70％;2020 年上半年,国内生物医药投资金额各地区共计 325.16 亿元,长三角地区的投资金额为 167.66 亿元,同比增加 102.53％,占总计的 52％。[②] 同时,以上海、苏州为核心,与南京、泰州、杭州、连云港、亳州等城市形成了具有一定影响力的区域性产业集群。成为全国生物医药产业高地,贡献了全国约 30％产值、近 30％的药品销售额、1/3 的生物医药产业园区贡献了 2018—2020 年间获批国产 1 类新药总数的近 70％。[③] "三省一市"围绕生物医药产业,根据自身的产业基础、产业结构层次和比较优势推出了新时期的产业发展规划,并于 2021 年 10 月联合发布了《三省一市协同推进长三角中医药一体化高质量发展行动方案》,推动形成优势互补、错位发展、梯度有序的产业生态。

(四)制度叠加优势倍增

自长三角区域一体化发展上升为国家战略以来,三省一市制度创新成效显著,科技协同创新正不断跑出"加速度",制度叠加优势倍增。2018 年以来,国家有关部委试图通过制度创新打破条块分割,构建区域科技创新网络和人才网络,推动三省一市先后签订《长三角科技合作三年行动计划(2018—2020 年)》《长三角地区加快构建区域创新共同体战略合作协议》等区域一体化规划和科技合作协议,积极推动长三角区域创新体系融合发展。此外,还推动支持 G60 科创走廊建设,建立由九城市主要负责同志、科技和发改部门主要负责同志参加的联席工作机制,在上海松江挂牌成立

---

①　众成医械.长三角城市群医疗器械产业发展现状:上篇[R].2020-08-20.

②　重点行业研究.生物医药:长三角生物医药产业现状与发展特色[EB/OL].(2021-01-20)[2023-05-06].https://www.sohu.com/a/445597417_100020006.

③　中国金融信息中心.创新生态耕享未来——长三角医药创新发展联盟成立大会暨长三角"十四五"医药创新发展论坛隆重召开[EB/OL].(2021-12-10)[2023-05-06].https://baijiahao.baidu.com/s?id=1718726509189872714&wfr=spider&for=pc.

G60 科创走廊联席会议办公室,成为全国首个地市级层面实体化运作的城市群一体化发展协调机构,探索长三角一体化发展的区域协同创新机制。2019 年 5 月,长三角区域的 55 家企业联合发起成立了长三角 G60 科创走廊生物医药产业联盟,进一步完善"产、学、研、用"相结合的新机制、新模式,开展行业技术合作,建立公共技术平台,积极促进技术转移和联合培养人才,有效协调、整合各类产业资源,不断提升九城市生物医药企业的研究开发、生产制造、系统集成应用等水平,促进长三角 G60 科创走廊生物医药产业快速健康发展。

二、加快打造长三角航天医学高能级平台的建议

随着我国载人航天"三步走"战略规划的实施和发展,载人航天事业必将迎来大发展、大跨越的新阶段,以高能级平台为核心,打造长三角航天医学前沿技术开发与转化平台体系,具有深刻的国家安全价值、产业提升价值和保障人民健康福祉价值。

(一)支持在长三角地区布局建设航天医学高能级平台

一是明确战略定位,大力推动长三角地区航天医学高能级平台的布局建设。在推动长三角一体化发展领导小组的指导下,发挥新型举国体制和长三角地区在科教、航天、医药等领域的生态优势,立足"四个面向",聚焦航天强国与健康中国等国家重大战略任务以及高质量推动长三角一体化发展的长远目标与重大需求,开展航天医学领域战略性、前瞻性、基础性重大科学问题和关键核心技术研究。突出"高精尖缺"导向,加强应用基础研究和技术创新,推动创新基地平台能力建设,在航空医学领域取得原创性突破和自主创新优势,增强太空生命健康技术创新及临床转化的源头供给。

二是夯实工作内容,鼓励长三角航天医学高能级平台牵头组织航天领

域国际大科学计划和大科学工程。以科技创新和体制机制创新为主线，集聚全球顶尖科学家，建立以合作共赢为核心的新型国际关系、全球科研合作网络和创新平台，整合全球资源推动航天医学高端化发展，努力形成具有全球声誉的集群和临床诊疗研究中心。为解决世界性重大科学难题贡献中国智慧、提出中国方案、发出中国声音，提供全球公共产品。

三是保障成果质量，协同建立由三省一市有关部门、航天集团及高能级平台有关部门共同组成的航天医学标准化工作委员会。建立航天医学高能级平台与三省一市政府、高校、科研机构、企业定期会商、信息通报、需求对接和协作攻研机制，编制航天医学重大标准项目目录及相关医疗标准化体系。

（二）布局建设航天医学国家重点实验室/技术创新中心

一是鼓励支持优势高校、科研院所、企业联合申请建设一批体量更大的航天医学国家重点实验室/技术创新中心。聚焦在轨监测与医学处置、航天精神心理学、航天营养学、先进航天医学实验技术和仪器研发等前沿理论和关键技术，开展跨区域、跨领域、跨学科协同创新与开放合作，形成支撑航天强国建设、提升国家创新能力和航天竞争力的创新高地。例如，在重点高校会聚多学科力量，建设航空医学学科，成立航天医学省级实验室，聚焦空天健康的前沿科学问题，在空天应急医学、空天生殖医学以及先进航天医学实验技术和仪器研发等领域，实现航天医学理论和前沿技术的突破，推动国家取得一批自主知识产权、国际领先的重大原创成果等。

二是鼓励加快在航天医学域超前部署一批战略性、前沿性、长期性的重大、前沿、交叉科研项目。建议发挥重大专项和高新工程的引领作用，依托航天医学国家重点实验室/技术创新中心，尽快形成航天医学需求预测机制，力争在航天医学核心领域实现"自主可控""军民两用"和非对称创新，为抢占大国太空领域博弈主动权示范探路。

三是鼓励聚焦研究部署搭建航天医学重大科技基础设施与平台建设。

围绕打造航天医学创新新高地，依托已经建成运行的"转化医学国家重大科技基础设施""'感存算一体化'超级中试中心""长三角商业航天产业创新中心""ka卫星终端设备"等，在航天医学领域布局建设一批国家创新基地、功能性产业和服务创新平台，有序推动一批重大科技基础设施集群和区域重大科技基础设施军民共建、共享。

（三）推动航天医学高能级平台建设过程中的制度创新

一是在国家航天医学重大问题决策上建立学科交叉、独立性强的高层次决策咨询机制。统筹航天医学高能级平台建设及航天医学发展的战略研究与规划工作，明确各方作用定位，细化重大决策认定标准，明确前置专家论证、机构咨询等程序的标准条件，规范咨询结果转化为决策的具体程序。

二是深入探索社会主义市场经济条件下关键核心技术攻关新型举国体制。支持在航天医学高能级平台内试点将社会组织类新型研发机构纳入进口科研和教学用品税收减免以及公益性捐赠税前扣除资格认定范围，试点将企业类新型研发机构纳入进口科研和教学用品免税范围；通过价格、税收、信贷、国防采购、技术支持等形式，支持科研院所、高校、企业联合高能级平台承担航天医学研发活动，建立相应的激励、补偿和约束机制；探索建立市场化的航天医学技术交易转让机制，发挥高能级平台的引领示范和辐射带动作用，探索技术入股、许可经营、一次性转让等多种方式，加强全方位、多层次、宽领域的科技创新交流合作共享，推动一批科研平台实现军地开放。

三是支持探索航天医学人才引进培育机制。基于中国工程院委托浙江大学已经搭建起的"中国工程科技专家库"，充分运用大数据技术，加快构建涵盖全球顶尖论文人才、专利人才、产业人才、准"诺贝尔奖"级人才等在内的"全球航天医学人才数据库"，为制定相关人才计划等提供决策参考；依托航天医学高能级平台，探索"军地产学研"人才互派机制、联合培养机制等,提升航天医学从业人员的专业能力。通过引进顶尖战略科技人才,加强世界一流科技创新团队培育,加大青年创新人才培养力度等方式,为航天医学科创高地建设提供强大的人才支撑和智力保障,形成高端科技创新人才集聚高地。

第19篇　构建平战结合现代战争一体化救治模式^①

报告核心内容

　　现代战争突发性强,破坏程度大,战争中可能出现大量致伤、致残事件。提高战伤伤员的救治和康复水平,降低减员率,是战伤救治和康复面临的重要挑战。目前尚无神经系统损伤成系统的损伤伤情评估、转运和治疗以及早期康复方案。此外,战伤涉及器官多、损伤重、救治难度高,各大省级医疗中心缺乏对战创伤的救治经验,战时无法快速转化为战争救援的后备力量。本报告总结出一套从评估、转运到救治和康复一体化策略,使战地医院的救治、康复早期介入和后方医院全面积极治疗实现良好衔接,使省级医疗中心快速转化为战时医疗后备力量,实现平战结合提升我军的战争后勤储备潜能。

　　现代战争已进入高新技术阶段,战争的范围是立体的、全方位的,突发性强,破坏程度大,后勤保障任务艰巨且复杂,而且交战双方战时及战后后勤保障方面负担沉重。未来战争中可能出现大量致伤、致残,提高战伤伤

　　①　本报告于2021年年底撰写,撰写人:陈作兵(浙江大学医学院附属第一医院副院长)、邹礼梁(浙江大学医学院附属第一医院主治医师)、韩旭(浙江大学先进技术研究院助理研究员)。

员的康复水平,降低减员率,是战伤康复面临的重要挑战。

一、现代战争一体化救治模式的意义

现代战争伤救治康复一体化的战伤救治模式是以战伤伤员为中心、以战斗力为焦点,在医疗救护单元围绕战伤救治、功能恢复设立专职岗位,配置专业人员和设备[①],同时快速实现将省级医疗中心转化为战时医疗后备力量,制定救治与康复一体化的流程、技术规范,为战伤救治和损伤器官功能的康复提供重要保证。

(一)一体化救治有助于提高战时生存率

未来战争中前线和后方的概念将变得相对模糊,战伤可在多个地域突然大量发生。据有关研究显示,战时伤员死亡率与伤员接受救治的时间直接相关,在伤后 0.5h 内得到急救、1h 内得到救治可使伤员伤亡率降低2/3。[②] 现代化的卫勤保障、立体救护可使大量部队伤员得以快速后送,从而使伤员得到及时的救治。[③] 而且以往只有在战伤救治后期才能开展的康复治疗在战争初始即可介入,使战伤伤员得到早期、全程的康复治疗,以最大限度地改善伤员的功能状态。

(二)一体化救治康复有助于战后功能恢复

早期康复治疗的融入,除了提高生存率外,更有利于促进伤员后期的功能恢复,为其今后生存质量的提高和战斗力恢复打下基础。战伤救治的目的,是在救治伤员的同时提高战伤伤员的康复治疗率,使更多的伤员恢复战斗力,重返作战岗位。因此,在救治战伤伤员时,既要救治战伤,也要考虑其功能的恢复。创伤后的残疾不仅有神经及肢体运动功能的障碍,还

---

① 常辰.康复医学在战伤救治中应用的思考[J].人民军医,2019(3):226-228.
② 蒋建新,李磊.战伤创伤救治新进展与展望[J].解放军医学杂志,2010(7):781-784.
③ 吴志成,刘金良.对打赢高技术战争卫勤保障能力的思考[J].南京部队医药,2001(6):73-74.

多伴有精神、语言和认知等多种功能障碍,对日常生活、学习、工作和社会参与产生不同程度的影响。创建现代战争伤的救治康复一体化策略,完善战地医院的康复早期介入和后方医院全面积极康复的衔接,并强调中医药及康复治疗对现代战伤救治的全程介入,加强对战伤伤员的心理康复治疗和护理,运用科学的康复模式,可最大限度地改善生存伤病员的功能状态,促进其尽早回归战斗岗位或家庭、社会。同时,康复治疗的全程介入及高质量的康复治疗,还对激励军心、鼓舞士气、安抚家庭有着重要意义。

二、现代战争救治模式现状与问题

(一)发展现状

现代战争已进入高新技术阶段,具有突发性强、破坏程度大等特点。神经损伤是战争中的常见病和多发病,其中中枢神经损伤是指由暴力直接或间接作用于脑或脊髓引起的神经损伤。重型神经损伤不仅具有极高的致残率和致死率,还可能对躯体运动感觉功能、心理及社会行为等功能造成长久的损伤,因此战争环境下的神经损伤治疗与修复一直是军事医学的研究热点。在近年大规模局部战争中,由于各类高爆武器的应用和防弹装备性能的提高,脑损伤比例不断提高。[①] 同时随着现代战争武器的不断发展,战争环境下的颅脑伤害类型和模式正逐渐由"开放性颅脑战伤"向"闭合性颅脑战伤"转变。[②] 常规战争颅脑战伤类中炸伤比例最高,如阿富汗、伊拉克战争中美军至少有 1700 名颅脑损伤,其主要原因正是高技术武器的"冲击波"损伤作用。另一方面,神经损伤所带来的各项身体机能障碍也

---

① 宁亚蕾,田华科,周元国.美军轻度颅脑战创伤诊治进展及启示[J].军事医学,2017(2):150-152/161.

② 张铁鑫,周世伟,杨洪广,游海燕,杨小东.现代战争颅脑战伤发生特点及启示[J].解放军医院管理杂志,2008(5):496-497.

呈现出了多样化的趋势,激光热损伤、辐射伤、生化沾染等导致的神经损伤比例也逐渐升高,这些变化无疑对战争损伤后伤员病情的评估、救治以及全程康复介入治疗提出了更高的要求。

（二）现存问题

目前的军事医学对于现代及未来战争环境下不同原因所致重型神经损伤的致伤机制欠缺深入的认识和研究,也尚无成系统的神经损伤伤情评估和治疗康复方案。战伤涉及器官多、损伤重、救治难度高,各大省级医疗中心缺乏对战创伤的救治经验,战时无法快速转化为适合战争救援的卫勤后备力量。

重度中枢神经损伤致残主要集中在意识水平、肢体运动感觉能力、心理健康三方面。目前的神经损伤伤情评估体系对于肢体运动感觉、认知语言等机能损伤程度的评定主要基于主观医学量表,缺乏客观化的评定指标。近 10 年来,基于 Matlab 平台和基于 FSL 平台的针对原始影像学数据（DICOM 和脑电原始格式数据）的后台分析方法的成熟,极大地推动了基于客观量化数据的脑功能评定技术发展,其中,最有代表性的就是基于 MRI 的脑网络分析、弥散张量成像和基于脑电生理数据的运动相关皮层电位分析和事件相关电位同步化/去同步化。而在神经损伤康复治疗方面,随着新技术的应用,电动轮椅、踝足支具（ankle foot orthosis,AFO）、腕关节低温热塑板（动静态）、脑机接口、外骨骼支架等新型技术正逐渐应用于残疾军人,基于脑机接口（brain computer interface,BCI）设备实现部分手功能在国外军队或民用领域已有报道。但这些神经康复设备或多或少存在设备笨重、精度偏低、功能局限等缺点,如何实现辅具小型的轻量化、智能化,使其更具备实用性,仍是极大的技术挑战。

同时,不同原因导致的重型神经损伤后出现的意识障碍及创伤后应激障碍（post-traumatic stress disorder,PTSD）会对伤员的生活及社会机能造成巨大的损害,如何结合脊髓深部电刺激（spinal cord stimulation,

SCS)、脑深部电刺激（deep brain stimulation，DBS），经颅磁刺激（transcranial magnetic stimulation，TMS)等新型技术手段，实现对伤员的人工唤醒，促进伤员创伤性心理应激恢复，是该领域值得深入研究的课题。

三、构建现代战争一体化救治模式

在现代战争紧急情况下头颅伤情判断困难时，可以采用脑磁感应断层成像影像装置对战地现场脑伤影像进行简易评估，并通过绿、黄、红和黑四种颜色分别代表伤员轻伤、中度伤、重伤和死亡，将防水、耐热宽胶带制作成上述四种颜色，胶带可迅速粘贴到伤员肢体上或衣物外表，简易、高效、辨识度高地对伤员的伤情进行分级。

根据上述伤情评估分级，轻重缓急及转运安全性，对重伤伤员进行现场紧急抢救，简要处理危急症后再通过转运车转入后方战地医院进行进一步救治。轻伤及中度伤伤员进行必要包扎等处理后通过转运车转入后方进行进一步治疗。在救援车辆转运过程中积极进行救治，实现"上车即入院"，车辆内伤员身份、心电监护、呼吸机等信息同步传输至战地医院和后方医院团队，并以 5 分钟为间隔时间，对转运车上的伤员进行意识状态、心肺功能、疼痛等伤情动态评估，早期减伤并预防二次继发损伤发生。

伤员被安全转运至战地医院现场后，立即进行心电监护、生命支持，完成必要的影像学检查和诊断穿刺，迅速明确诊断。30 分钟内再次评估伤员病情。判断是否需要体外膜氧合器（extracorporeal membrane oxygenation，ECMO)支持。判断是否有手术指征，对可耐受手术的 60 分钟内完成术前准备，及时送入手术室进行手术。对暂不耐受手术但有手术指征的伤员，应积极创造手术条件，如抗休克、稳定生命体征，再次评估确认可耐受手术后尽早进行手术。对无手术指征伤员，进行保守治疗、严密观察，及时清创缝合、止血、抗感染等，根据病情需要进行继续观察或住院治疗。在血流动力学等生命体征稳定等伤情允许前提下，对心肺功能和肢体功能进行早期康复干预，重点关注肺、肠、膀胱等脏器康复，对脑外伤昏迷伤员进行促醒治疗，最大程度保护和维持神经功能及肢体关节功能潜力。与后方医院康复团队通过远程医疗中心平台，建立有效远程工作支持，确保了全面积极康复连续性。

对于可能存在意识障碍的伤员，后方医院康复团队通过格拉斯哥（Glasgow coma scale，GCS）评分意识障碍分级、定位定性诊断，结合结构像和功能像的脑影像学及新方法、脑电生理等，提升意识有无及觉醒预判的准确性。考虑到急性期病情不稳定，影像检查以 CT 平扫/CT 灌注为主，磁共振成像（MRI）为辅，结合床边脑电短程动态监测和事件相关电位（ERP）检查，综合评估急性期意识障碍程度与脑功能的关系。一般慢性期伤员的生命体征相对稳定，可以耐受较长时间影像检查，此期以 MRI 为主，结合脑电生理检查，从而对 DOC 意识恢复进行预判。通过影像和脑电生理的初步结果预判可能有效的促醒脑区，在多感觉刺激疗法——特殊刺激治疗＋躯体感觉刺激＋电动起立床训练等常规促醒或神经元保护等药理作用药物基础上，运用经颅磁刺激技术开展低频、高频不同刺激参数的促醒无创技术；如有创促醒条件，则在伦理委员会同意下展开脊髓深部电极植入手术，以帮助意识恢复或维持意识。综合运用药物、经颅磁刺激治疗、脊髓深部电极植入等技术提升意识恢复的概率及缩短时间窗。同时，积极管理昏迷或谵妄状态下的各种脏器功能障碍，减少并发症反复发生对脑复苏的负面影响。根据伤员病症，辨证论治，可实施针灸、中药等中医药干预措施，从而实现后方医院康复团队对意识障碍伤员的临床评估、促醒和康复一体化干预。

对于存在颅脑损伤认知障碍伤员，后方医院康复团队通过以病因、病史、体征等作为依据进行临床定位、定性诊断，通过采用简易认知评估表（Mini CogTM）和蒙特利尔认知评估量表－协和版评定进行常规认知筛查、认知程度分级,结合运动想象和工作记忆任务 ERP,提升认知障碍筛查、严重程度评估客观性及认知相关功能结局预判能力。通过评估和确定认知障碍的类型(注意力缺陷、记忆力下降、计算力下降、思维执行力下降及知觉障碍等),对伤员进行针对性的注意力训练、记忆训练、计算训练、思维训练和知觉训练等认知训练,如认知评估中发现伤员有注意力及专注力障碍,则在认知训练中针对性地进行注意力的训练。在常规认知训练基础上,运用运动想象和工作记忆任务,结合无创脑部刺激技术提升认知功能恢复的概率及缩短时间窗。在急性期、康复期分别或连续使用安理申、西酞普兰等药物干预,结合运动想象训练、视觉工作记忆训练,选择非损伤侧背外侧前额叶区进行经颅磁刺激治疗促进伤员认知功能的康复。根据伤员病症,辨证论治,可实施针灸、中药等中医药干预措施。总之,通过认知量表及定位、定性诊断,结合运动想象和工作记忆任务设计、任务态诱发电位、经颅磁刺激治疗等对伤员进行认知障碍临床评估、药物、康复一体化干预。

对于可能存在呼吸功能障碍的伤员,采用超声彩色多普勒诊断仪进行膈肌功能评估,床边采用肺功能测试仪评估用力肺活量(forced vital capacity,FVC)、一秒钟用力呼气容积(forced expiratory volume in the first second,FEV1)、呼气峰流量(peak expiratory flow,PEF),结合采用肺部 CT 影像学以及血气分析等检查对伤员的肺结构及功能进行评估。对于肺功能受影响的伤员积极采取体位管理措施。生命体征平稳等条件允许下可采用直立位和仰卧位,对于急性呼吸窘迫综合征的伤员则可采用大于 12 小时的俯卧位以改善通气血流比值,减轻肺水肿和提高功能残气量和降低插管的概率。对于存在镇静和意识障碍的伤员,在生理状况允许的情况下,可采用起立床或抬高床头帮助伤员完成治疗性体位的摆放。白天可间断进行仰卧位—侧卧位通气。治疗性体位摆放能有效增加肺容量、改善通气血流比值、优化呼吸力学和促进气道分泌物清除。对于膈肌功能衰退或紊乱的伤员安装体外膈肌起搏器,改善膈肌功能。对于气管切开的伤员,定期评估气切口上下部分,尤其是声门至气切口之间气管内是否伴发狭窄、增生、塌陷和瘘管等管壁病变,如存在则给予相应的临床治疗,必要时局部行手术治疗。在保证有效通气前提下,放置口径合适的气切内套管,塑料套管建议内径 7.5～8mm,金属套管建议内径 9mm,口径过小不利于后期气切套管拔管。对于痰液潴留的伤员,可在化痰、祛痰等药物治疗等基础上,根据肺部听诊、影像学评估后进行合适的体位摆放。每次体位引流建议保持 15 分钟以上,此时如出现大气道痰液增加情况,说明引流有效,并同时给予鼓励自主咳嗽、辅助咳嗽、高频振动、吸痰等其他胸部物理治疗措施,以确保痰液有效排出气道外。耐心教导伤员使用主动循环呼吸治疗技术(active cycle of breathing techniques,ACBT),每小时进行一次。还可采用球囊扩张技术,将伤员摆放在有利于体位引流的位置,使用一个复苏器帮助伤员缓慢地深吸气来使肺部膨胀,短暂维持后,提供一个快速释放动作,诱发气体快速呼出,同时在呼气开始时用摇动或振动来清除分泌物。根据伤员病症,辨证论治,可实施针灸、中药等中医药干预措施。总之,后方医院康复团队可基于呼吸模式、功能残气量等临床判定,结合肺功能测定、膈肌超声、呼吸机膨肺技术等,对呼吸道管理与肺功能障碍伤员进行临床评估、药物、康复一体化管理。

对于颅脑损伤存在运动障碍的伤员,后方医院康复团队可基于 Brunnstrom 分期、平衡功能,步态分析,结合颅脑损伤新型影像评估方法,对颅脑损伤运动功能障碍进行全面评估,提升颅脑损伤后运动障碍评定的准确性、严重程度评估客观性及运动相关功能结局预判能力。予常规营养神经药物。康复治疗予 Bobath 技术为主的物理治疗措施,包括抑制性促进技术、牵张技术、躯干肌、髋关节及膝关节控制训练、踝背屈诱发训练、患侧下肢支撑训练、站立位平衡训练、步行训练及日常生活活动能力训练等。在健侧 M1 区行常规经颅磁刺激治疗及上肢运动训练基础上,运用早期肩关节超声技术评估肩周软组织情况，干预肩痛相关因素，运用上肢运动想象训练及偏瘫后肩痛护理路径，提升上肢运动功能恢复的概率及缩短工具性日常生活活动能力恢复时间窗。根据伤员病症，辨证论治，可实施针灸、中药等中医药干预措施。总之，基于残存运动模式、深浅本体感觉评定，结合经颅磁刺激、运动想象任务设计及新型训练用辅具对运动障碍伤员进行临床评估、药物、康复一体化干预。

后方医院康复团队对于脊髓损伤伤员，通过美国脊髓损伤协会标准（American Spinal Injury Association，ASIA 分级）、针极肌电图、体感诱发电位、运动诱发电位等进行脊髓损伤程度、范围及预后进行初步判断。脊髓损伤伤员的膀胱自控能力、肠道功能障碍、直立性低血压、尾骶部压疮管理等是临床评估和处理的难点问题。对于可能存在神经源性膀胱的伤员通过尿动力学技术进行膀胱容量－压力测定、压力－尿流率测定和尿道压力测定，了解膀胱的感觉、容量、稳定性和顺应性情况，观察膀胱压、直肠压、逼尿肌压、尿道压和肌电图的变化，从而综合评估膀胱等功能情况。对于可能存在神经源性肠的伤员通过胃肠传输试验、胃排空测定、CT 肠造影技术等方法进行肠道功能评估；采用 Bristol 粪便性状评分（Bristol stool form scale，BSFS）对大便形态特征进行评估；采用 Rome Ⅳ 标准的 6 个项目对便秘程度进行评估。综合评估后，针对伤员受损和残存的不同功能进行翻身及坐起训练、坐位平衡训练、支撑减压和移动训练、电动起立床训练、转移训练、轮椅训练、站立训练、排便训练等不同阶段的常规康复训练。在生命体征稳定前提下，尽早开始电动起立床训练。针对神经源性膀胱的伤员进行间歇性导尿技术，导尿前对伤员及其陪护说明间歇导尿的意义和注意事项，教导伤员或其陪护采用清洁间歇导尿，导尿前 30 分钟鼓励伤员自解小便，并教导及协助伤员或其陪护在保护隐私的前提下进行诱尿，以激发伤员的排尿反射。对于存在感觉障碍的伤员进行触觉刺激、痛觉刺激、温觉刺激和本体感觉刺激等躯体感觉刺激治疗。对于存在盆底功能障碍的伤员进行盆底电刺激治疗、Kegal 运动、肛门牵拉以及模拟排便训练等功能训练,促进伤员盆底功能的恢复。部分脊髓损伤伤员可能出现直立性低血压情况,在米多君等药物干预的基础上,可予自动充气式腹带加压法,但由坐到站时,或由站到坐时其可监测血压并通过充气或放气来维持压缩水平,进而改善直立性低血压,有利于保持血压相对稳定,为其他康复训练的顺利进行提供基本保障。根据伤员病症,辨证论治,可实施针灸、中药等中医药干预措施。总之,基于多维度功能评估下积极开展脊髓损伤后截瘫及其并发症的临床评估、药物和康复一体化干预,可有效促进伤员功能康复。

对于战争创伤后应激障碍(post-traumatic stress disorder,PTSD)可在舍曲林、帕罗西汀、氟西汀等药物干预基础上,采用经颅磁刺激、经颅直流电刺激等物理因子治疗,以及认知行为治疗、催眠治疗、眼动脱敏再加工、精神分析疗法等心理康复综合干预策略,并对伤员的心理状况长期跟踪随访。

综上所述,战伤涉及器官多、损伤重、救治难度高,伤员评估、转运到救治和康复一体化策略,可使战地医院的救治、康复早期介入和后方医院全面积极治疗实现良好衔接,使省级医疗中心快速转化为战时医疗后备力量,实现平战结合提升我军的战争潜能储备。

第 20 篇　开发血液制品及完善采血用血体制[①]

报告核心内容

　　血液及血液制品是不可或缺的"黄金救命药",具有显著刚性需求特征,且具有潜在的国家安全价值,在社会重大突发事件爆发情况下尤其如此。当前我国血液制品开发已进入存量竞争、严格监管的阶段,采血用血政策日益完善,但技术"卡脖子"明显、信息联通水平不高、供需关系不平衡、监管体系不完善等问题长期存在。对此,本报告提出加强科技研发投入、搭建数据网络、实现供需衔接、扩大采集范围等建议。

　　作为不具备可替代性或大规模工业化生产存在较高难度的稀缺医疗资源,血液及血液制品不仅能够为危重患者的生命保驾护航,对多种疾病的治疗和预防同样有着重大意义,其生产供应关系到国家安全和社会稳定,关系到人民群众的健康福祉。俄乌冲突中,乌克兰总统泽连斯基公开

　　① 本报告于 2021 年 12 月份撰写报送,受到国家相关部门重视,编入本书过程中做了适当调整。撰写人:吴伟(浙江大学中国科教战略研究院副研究员)、华中生(浙江大学管理学院教授)、李拓宇(浙江大学中国科教战略研究院副研究员)、张明五(浙江省疾病预防控制中心结防所),同时还要感谢撰写过程中咨询过的多位专家。

呼吁公民为受伤士兵献血,并称"这是一段艰难的时刻",哈尔科夫等乌克兰边境城市的血库随即出现大量民众排队自愿献血的现象。由此可见,血液制品是国家关键的战略性储备物资。新冠疫情防控期间,血液制品的重要性也随之凸显,以人血清白蛋白和静丙为代表的治疗性血液制品能够帮助患者提高机体免疫力、降低重症发生率。

目前我国已全面建立无偿献血制度,实现临床用血全部来自自愿无偿捐献,虽然"十三五"期间全国无偿献血量、献血人次较"十二五"时期分别增长了 17.8% 和 16.6%[①],但仍难以满足日益增长且多样化的需求。面对严峻的供血形势,健全机制是立本之基,实现用血精准化,降低输血风险,研发产品是发展之源,应提高血浆综合利用度,发挥已有血源制品的最大价值。[②]

一、我国血液制品开发及用血政策主要问题和瓶颈

近年来,血液制品行业建议政策频频出台,除了国家明文规定的立法制度,各省市更依据当地不同的特点进行引导,意在助推血液制品行业稳定、健康发展。然而时至今日,我国血液制品供给端仍长期存在较大缺口,尖端技术难关尚未被攻破,重要医疗器械设备依赖进口,研发投入不足且后继乏力,同时血液安全监管不到位现象较为普遍,采供血信息化建设还有待完善。血液制品开发及用血政策仍面临诸多瓶颈,究其原因如下。

(一)关键核心技术及高端医疗器械"卡脖子"制约明显

血液制品制备程序中,血透机、血液成分分离机、深低温冰箱等设备及血泵、滤血膜等器具几乎都从国外购入,例如,购买德国 Amicus 全自动血

---

① 参见国家卫健委 2021 年 12 月发布的《全国血站服务体系建设发展规划(2021—2025 年)》。

② 徐培红、王英姿、干荣富.中国血液制品生产、使用现状及发展趋势分析[J].世界临床药物,2020(8):655-663.

细胞分离机、引进日本企业的合成膜透析器生产技术。血液制品生产技术亟待攻克，重组类技术突破有限，国内企业基本上采用低温乙醇分离技术①进行血制品生产，该法操作体积大、分离周期长、蛋白收率低，而纯度更高、杂质蛋白含量更少的柱层析技术②已被国外企业所广泛运用。病毒灭活工艺方面，在凝血因子生产中，国内普遍采用 S/D 法③和干热法④，而国外大多采用 S/D 法和纳米膜过滤法⑤，一定程度上提高了目标蛋白产品的安全性。此外，用于罕见病治疗的血浆蛋白制品也高度依赖进口。

　　造成这种现象的主要原因有以下几点：首先，医疗器械研发本身需要花费较长时间进行技术工艺积累和人才队伍建设，我国在相关研究领域起步较晚，关键核心医疗设备与检测技术的国产替代短期内很难实现；其次，血液类产品研发难度大、追溯风险高，且缺乏补偿和激励机制，多数企业不愿为研发利润空间较少的"孤儿药"产品买单；最后，相对生物医药等热点主题，血液相关研究在医疗领域的科技计划和项目布局中备受冷落，其很少被列入各类项目指南，由此导致各类科研机构、医疗机构、行业企业研发动力不足。

---

　　①　低温乙醇法，20 世纪 40 年代由美国哈佛大学的 E. J. Cohn 教授发明，又称 Cohn 法或孔氏法。孔氏法最初用来分离牛血清蛋白，随后应用于人血浆分离。

　　②　柱层析技术，又称柱色谱技术，根据样品混合物中各组分在固定相和流动相中分配系数不同，经多次反复分配将组分分离开来，其优势在于能够去除更多的内毒素及化学灭活试剂残留，减少多聚体的生成。

　　③　S/D 法，指有机溶剂/表面活性剂法，最早应用于 20 世纪 80 年代中期，根据有机溶剂和非离子表面活性剂的混合物能够破坏类脂包膜病毒的类脂膜的特点，应用此方法加快类脂从病毒表面脱落速度，并使病毒失去其黏附能力，有效避免病毒感染细胞。

　　④　干热法，最早应用于 20 世纪 80 年代初期，将冻干后的制剂再进行加热处理，对血液制品中的病毒进行干热灭活，由于对病毒灭活能力的限制，此方法常用于凝血因子制品的辅助病毒灭活方法。

　　⑤　纳米膜过滤法，使用 15～45nm 之间的滤膜对血液制品溶液进行过滤，利用筛分原理，在纳米膜过滤中，大于滤膜孔径的病毒或其他病原体被截留在薄膜上，尺寸较小的蛋白产品则能通过滤膜继续存留在溶液中。继 20 世纪 90 年代初中期被引进用于病毒去除以来，纳米膜过滤技术已经发展成为一种广为接受的稳定可靠的病毒去除方法。

（二）多种因素造成血液制品整体供需关系不平衡

1. 用血政策上献血与献浆"非此即彼的排他性"客观存在

血站采用的无偿献血只可医用，单采浆站有偿献浆则可商用；建血站的县区不能建浆站，反之亦然。各地血液中心往往陷入"备多浪费，不备无血可用"的两难境地，需要小心翼翼地维持血液"采供平衡"。而单采浆站主要分布于中西部贫困落后地区，在大量青壮年为主的跨省流动趋势下，机构运行存在困难，血浆资源增长更为乏力。

2. 产线水平上企业生产规模小、产品结构单一，行业集中度明显偏低

目前我国正常经营的血液制品生产企业不足 30 家，且超过半数的企业不具备新开设浆站资格。现存大部分企业年血浆处理能力＜300 吨，仅能够分离 3～5 种产品，血浆提纯和综合利用水平较低，而国外先进企业一般能分离 20 种以上。国内浆站数量最多的企业是天坛生物，共 55 家，而不少海外血制品企业拥有血浆站数量均在 100 家以上。[1]

3. 疫情影响下血浆供应不足进一步冲击脆弱的供求平衡

2020 年国内采浆量约 8300 吨，相比于上年下滑约 8％，采血量方面北京市、浙江省分别下降 30％、33％；与此同时，血液制品高度依赖进口，2020 年国产人血清白蛋白占比不足 35％，血浆的需求量约在 2.2 万吨，而实际采集量仅约为 9100 吨。[2] 此外，考虑到海外受新冠疫情影响持续时间较长，企业采浆量下滑，进口白蛋白数量减少不可避免，部分产品价格存在一定上行空间，亟须加速改善供需格局。

---

[1]　参见国元证券 2021 年 1 月发布的《2020 年血液制品批签发总结》。
[2]　参见国家卫健委 2020 年 7 月发布的《2020 年我国卫生健康事业发展统计公报》。

(三)多种现象反映监管管理体系存在"漏洞"

1. 血液制品价格不合理

长期以来,政府所规定的部分血液制品最高零售价偏低,不能充分反映市场供需关系,或造成血液短缺。"在产品品质无差异的情况下,进口药品价格可以高出国产药品价格5％"的政策一定程度上打击了企业生产研发积极性,不利于血液制品市场的公平竞争,成为扶持国内企业发展的阻碍。同时,相同产品未能形成统一的定价标准,如北京地区静丙价格长期低于其他省份,形成药品短缺甚至断供的现象,势必会影响临床使用。

2. 部分采血及临床输血不规范

个别单采血浆站受利益驱动,执业过程中存在严重违法违规行为。例如,甘肃省武威胁迫未成年人"卖血"事件,不仅给企业和行业均造成了巨大的冲击,而且暴露出血液制品企业管理和执业中存在极大漏洞。目前,三级医院在临床用血的合理性上整体优于二级医院,但也经常面临临床用血供需紧张局面。此外,临床用血合理性在不同地域也存在一定差别,较偏远地区更易发生不合理用血,如将人血清白蛋白当成营养品使用。

(四)血液系统信息化建设严重滞后

目前美国、法国、荷兰等国均已建成全国联网的血站信息化网络,实现献血献浆数据互通,我国尚未形成常态化的地域间血液制品调配机制,难以有效应对突发公共安全事件。从血站到医院暂未实现系统互通,存在信息死角,单一机构或行政区域内"单打独斗"的应用开发格局不仅制约了行业内以及跨行业、跨区域的信息沟通,且阻碍采供血技术、临床输血技术的进步,一旦出现问题难以实现血液处理过程的全程追溯。

二、开发血液制品及完善采血用血体制的对策建议

（一）加大资金投入，突破关键核心技术

一是设立长周期和非竞争性的血液系统研究专项基金，建立一批血液系统研究的交叉公共研发平台，完善血液筛查技术平台。充分认识血液研究与肿瘤治疗、细胞治疗等的强耦合关系，利用好各省血液中心独有的"标本唯一性、多样性"优势，推动研究与临床研究相结合，系统提升研究的宽度、深度和径度。

二是鼓励血制品企业兼并重组，实现集约化、规模化生产，形成规模效应。地方卫健、经信、科技部门牵头建立产学研联盟，指导相关企业与高校及科研机构、血液中心及医疗机构合作研发，合理制定、适时调整产品结构，持续改进、优化生产工艺，提高单位血浆产品收率和产值，减少和避免血浆资源浪费。

（二）搭建数据网络，促进异地信息互通

一是推广建立全国联网、异地互通、随时可查的献血浆者信息数据库。加快推广全国统一的电子《无偿献血证》、供血浆者登记信息的手机软件或小程序等，利用好全国无偿献血公益地图，保障献血献浆者既往检测结果、既往病史数据异地可获取，减少不合格献血浆者的重复筛查频次，降低不合格样本遗漏风险。扩大献浆者信息联网范围，允许在实现信息联网的区域内合法、合规地流动献浆，有效避免违法违规行为的发生。

二是加强跨域联动，形成动态预警机制。各级卫健部门联动各地血液中心、血库、血站等建立信息员制度，搭建动态实时更新的各类血液制品在线协同数据网络，以高效应对各类公共突发事件的血液制品急需。各地采供血机构建立"周平衡"临床供血保障机制，结合大数据新兴技术形成血液

形势动态预警机制。

(三)坚持"平战结合",供需衔接打通"全链条"

一是增强战略思维,保障血液资源供给。血液制品具备重要的战略储备物资属性,如美国就长期运行血液战略储备体制。我国除了将诸如Rh阴性血型等"稀有血"列入国家战略物资储备清单之外,还应将常规血液制品列入。建立专业性、规范性、地区性的资源统筹调配平台,衔接好血液制品的供应端和需求端。筛选一批优质血液制品企业作为应急物资供应厂家和供应商,开辟"企业—医院""医院—医院"应急血液制品调配专用绿色通道,实现血液制品动态高效对口支援。

二是完善价格体系,改善供求失衡关系。政府调控和市场调节相结合,制定全国统一的定价政策,消除产地和销地差异,尽快建立包括所有血液制品在内的各地区、国内国外产品无差别对待的统一定价原则。综合评定生产成本,提高产品价格和企业利润空间,鼓励企业发展新产品。

(四)不断扩大血液采集范围,保障基本用血需求

一是增设采血浆点,试点扩大服务范围。各级地方卫健主管部门应鼓励浆站在现有划定采浆区域内,开展采浆点设置试点工作,并制定相应的管理制度,通过增加原料血浆采集点来扩大单采浆站服务范围。为保障浆源安全,建议采浆点仅负责合格固定献浆者的血浆采集工作,而新献浆者健康检查和血浆采集、献浆者血液标本检测、特异性免疫和医疗废弃物处置等工作仍由单采血浆站承担。

二是放宽献浆年龄,适度增加献浆频次。随着居民健康状况改善和人均预期寿命增长,可适当扩大献血年龄上限,进而扩充采血来源。目前我国供血浆者年龄集中在40~55岁,如将献浆年龄提高至60岁,预计每年可提高超过10%的血浆采集量。① 建议国家卫生行政主管部门组织专家

① 参见国家卫生健康委2021年9月发布的《献血浆者须知(2021年版)》。

充分论证,修订现有法律法规,适当放宽献浆年龄、增加献浆频次。

三是奖励宣传并行,激发民众献血动力。加大献浆正面宣传,鼓励社会名人、政府领导干部等示范献浆。积极宣传优秀采浆机构,客观报道相关疾病事件,消除部分民众献血浆认识误区,纠正对供浆者的社会偏见。鼓励各地因地制宜探索激励措施,如根据实际情况为献血者购买保险,给予误餐交通补贴,给予献血者及其配偶、直系亲属用血优惠,以及献血者按照有关规定可享受公共租赁住房加分优待等。

第21篇　拓展农村地区乡镇卫生院养护功能[①]

报告核心内容

与城市相比,当前我国农村老龄化严重,失能半失能老年人数量庞大,基本医疗与养老服务可及性差,医养结合资源覆盖不足。作为农村地区公立医疗系统基本依托的乡镇卫生院,在失能半失能后康复、护理和养老服务延伸方面,存在体制机制不顺与专业护理人才缺乏等问题,已成为乡村全面振兴的最薄弱环节之一。本报告建议,尽快开发乡镇卫生院养护功能,在惠民便民角度上改善农村失能半失能老人生活质量。为此,必须尽快出台农村卫生院医养结合服务倾斜性支持政策,进一步明确乡镇卫生院针对失能半失能老人开展康复和护理服务的职能;加快医养结合服务管理体制机制改革,切实打破社保、卫生等部门藩篱,推进多部门协同与精准化治理;建设高水平卫生院医养结合人才队伍,在专技人员培养及职业资格、薪酬待遇等方面做好保障。

① 本报告于2020年12月份撰写报送,受到浙江省及国家有关部门重视,编入本书过程中做了适当调整。撰写人:吴伟(浙江大学中国科教战略研究院副研究员)、陈作兵(浙江大学医学院附属第一医院副院长,教授)、周旭东(浙江大学公共卫生学院教授)、沈锦璐(浙江大学公共管理学院博士生)等,同时还要感谢撰写过程中咨询过的多位专家。

　　广大农村地区是公共卫生体系中的最大短板和最薄弱环节,而乡镇卫生院诊疗水平是农村地区医疗能力的集中体现。随着我国农村地区老龄化、空心化程度提高,不断增加的农村老人尤其是失能半失能老人面临的养老和医疗问题愈加严重。支持农村地区乡镇卫生院开发老年养护功能、提供医养结合服务,能够在惠民便民角度上直接改善农村失能半失能老年人生活质量,同时也能拓展乡镇卫生院创收途径,推动农村地区基层医疗系统良性运转。

一、我国农村地区老人医养结合服务现状

(一)农村地区老年人医养结合服务需求量大

　　农村地区老龄化形势十分严峻。当前农村地区处于老龄化程度持续加重、老年人整体健康状况不容乐观的阶段。第七次人口普查结果显示,我国 60 岁及以上人口占 18.70%(其中 65 岁及以上人口占 13.50%);与 2010 年相比,60 岁及以上人口的比重上升 5.44 个百分点。这表明我国人口老龄化程度进一步加深,未来一段时期将持续面临人口长期均衡发展的压力。[①] 世界银行估计,2030 年我国农村老年人口抚养比要高于城镇 13 个百分点。[②] 农村地区老龄化程度加深必然带来养老、护理和医疗服务的巨大需求。

　　农村失能与半失能老年人口数量庞大。国家卫健委统计,全国患有一

---

　　① 国家统计局.第七次全国人口普查主要数据情况[EB/OL].(2023-05-11)[2023-02-12]. http://www.stats.gov.cn/sj/zxfb/202302/t20230203_1901080.htm.

　　② 世界银行东亚和太平洋地区人类发展局社会保护部.中国农村老年人口的养老保障:挑战与前景[EB/OL].(2022-08-02)[2022-08-13].https://documents1.worldbank.org/curated/ar/703791468217159934/pdf/675220CHINESE00rly0report0chn0clean.pdf.

种及以上慢性病的老年人比例高达 75％,总数超过 1.8 亿[①],2018 年底失能半失能老年人约有 4400 万[②];还有调查表明,高达 79.6％的老年人表现出对医疗卫生服务的强烈需求。中国保险行业协会报告显示,全国 7％的家庭有需要长期护理的老人,目前实际接受的护理绝大部分由配偶、子女或亲戚提供,第三方机构服务占比极低。[③] 虽无直接数据,但可推测,农村地区数量庞大的失能与半失能老年群体对长期护理和医疗卫生服务需求已经十分迫切。

与此相关,农村地区空巢现象严重。有数据表明我国有超过 5000 万的农村留守老人,预计到 2030 年空巢老人家庭比例或将达到 90％,意味着届时农村空巢老人群体规模将超过 2 亿。[④] 这使得以子女供养为主的传统养老模式将淡出历史,农村地区养老服务供给结构单一、供给质量不高等问题将愈加凸显,推动高质量医养结合服务供给已刻不容缓。

(二)当前农村地区医养结合服务可及性差

民政部数据显示,截至 2019 年 6 月底,全国各类养老机构 2.99 万个,养老服务床位合计 735.3 万张。[⑤] 截至 2018 年底,我国 60 岁及以上的老

① 国务院新闻办. 国务院新闻办就《中国居民营养与慢性病状况报告(2020 年)》有关情况举行发布会[EB/OL]. (2022-08-02)[2022-08-13]. http://www. gov. cn/xinwen/2020-12/24/content_5572983. htm.

② 国家卫健委. 国家卫生健康委员会 2019 年 5 月 8 日例行新闻发布会介绍全国护理工作发展情况[EB/OL]. (2022-08-03)[2022-08-13]. http://www. nhc. gov. cn/xwzb/webcontroller. do? titleSeq=11159&gecstype=1.

③ 中国保险行业协会,中国社会科学院人口与劳动经济研究所. 2018—2019 中国长期护理调研报告[R/OL]. (2022-08-30)[2022-09-10]. http://www. iachina. cn/module/download/downfile. jsp? classid=0&filename=38c14c4ed2b84339a46ea921c105fbdc. pdf.

④ 王晓慧. 2030 年空巢老人家庭比例或达 90％老龄化城乡倒置农村养老问题何去何从? [EB/OL]. (2022-08-05)[2022-09-10]. https://mp. weixin. qq. com/s? __biz=Mzg4MDY5NDMyMg==&mid=2247520693&idx=1&sn=1567e2ed0713206b0467dfe82acb57bf&source=41 # wechat_redirect.

⑤ 韩秉志. 应对人口老龄化发展养老服务业[EB/OL]. (2022-08-05)[2022-09-10]. http://www. ce. cn/xwzx/gnsz/gdxw/202010/11/t20201011_35872271. shtml.

年人 2.49 亿人,其中患有慢性病的老年人 1.5 亿,占老年人总数的 65%。[①] 这种反差显示出目前我国机构养老服务覆盖范围相当有限,医养结合服务整体可及性不高。相对于城市,农村地区医养结合服务存在地理可及性差和经济可及性差双重困境。

公立医养结合服务资源集中于大中型城市,广大农村地区存在严重的地理可及性差问题。与城镇形式多样、发展较快的医养结合服务资源相比,农村医疗与养老在服务设施、资源分布、质量水平等方面存在巨大差距,针对失能半失能老年人的医养结合服务基本上处于缺失状态。农村养老产业行业集中度低,生活、照护、心理关怀以及相关培训等服务体系建设离老人需求相距甚远。

民办医养结合服务收费高,对农村老年人而言经济可及性差。医养结合服务相对于单纯养老服务而言收费较高,有调查显示,普通医养结合服务机构收费标准一般是当地居民人均收入的 2~3 倍[②],高中档服务机构可达 10 倍以上。在农村居民养老保险整体支付水平不高、农村老年人整体收入偏低且缺少稳定收入保障的情况下,大多数老年人只能通过子女付费方式填补医养项目支出,失能半失能老人更是如此。

(三)乡镇卫生院开展医养结合服务存在政策障碍

一是专项政策缺失。党的十九大报告把推进医养结合确定为建设健康中国、提升民生水平的战略任务,但至今还没有出台有关基层医疗卫生机构拓展养护功能的专项政策。受制于禁止利用公共资源牟利的制度约束,即使存在大量医疗资源闲置,公立乡镇卫生院也不被允许提供营利性医养结合服务。农村地区医养结合服务面临医疗机构“不积极”、养老机构“做不了”的现实困境。其次,旨在为基本生活照料和医疗护理所需费用提

①　国家卫健委宣传司.健康老龄化:活得长还要活得好[EB/OL].(2022-08-05)[2022-09-10].http://www.nhc.gov.cn/xcs/wsjksy/201909/b1d07d89b79c4a10a72607e55293d027.shtml.

②　黄佳豪,孟昉.“医养结合”养老模式的必要性、困境与对策[J].中国卫生政策研究,2014,7(6):63-68.

供资金保障的长期护理保险制度仍在试点探索之中,医养护中心标准体系和管理办法均未出台,农村医养结合还缺乏统筹性制度设计。

二是多部门协同机制缺失。目前医养结合服务相关职能隶属于政府多个部门,相关政策也大多分散在民政、财政、人社、卫健等部门文件中。目前,医养结合涉及的医疗卫生与养老服务主要由卫健、民政部门负责,实践中容易出现职责不清和资源浪费情况,如医疗服务支出主要通过医保报销,养老服务支出由民政补助与自理方式解决。农村地区医疗资源和养老资源更是呈现碎片化状态,民政部门主管养老床位、卫健部门主管医疗床位。不同部门之间协同机制缺失严重制约乡镇卫生院医护功能的资源整合和服务效率提高。

(四)农村地区缺乏医养结合专业护理人才

全国医养结合养老服务技术人才紧缺,乡镇卫生院专业康复治疗人才供应更是严重不足,特别是专业护理人员紧缺、流动性大。普通医护人员缺乏专业老年康复护理技能,无法满足失能半失能老年人需求,标准化、规范化培训及上岗资质认证体系还不健全。我国康复医师占基本人群的比例约0.4:10万,而发达国家该数据则一般为5:10万,相差12.5倍。[①]按照相关要求,社区综合康复人员需要90.2万人,是现有康复人才的10倍以上,专业康复护理人才存在严重不足。截至2017年底,浙江省共建成城乡社区居家养老服务照料中心2.36万个,拥有日间照料及托老床位28.75万张,专职护理人员仅3.17万名。[②]

---

① 胡浩,王思北.我国康复医师占基本人群比例约为0.4:10万[EB/OL].(2022-08-06)[2022-08-13].http://www.xinhuanet.com/politics/2015/12/16/c_1117485179.htm.

② 浙江省民政厅.2017年浙江省民政事业发展统计公报[EB/OL].(2022-08-06)[2022-08-13].http://mzt.zj.gov.cn/art/2018/6/29/art_1229262778_2165798.html.

二、拓展乡镇卫生院养护功能的若干建议

（一）出台卫生院医养结合服务倾斜性支持政策

一是加快制定乡镇卫生院开展医养结合服务政策。将医养结合、卫生院医养功能拓展以及长期护理保险制度等纳入国家整体规划，清晰界定医养结合服务的内容标准，编制医养结合专项规划。尽快制定并出台医养结合服务条例，在修订老年人权益保障法等相关法律时，明确医养结合工作内容、监管部门及其职责，为卫生院开展医养结合服务提供法律依据。参考现有医疗服务与养老服务各自管理制度，出台卫生院医养结合服务标准、收费标准、管理规范等，为规范医养结合服务提供统一依据。

二是加大医养结合服务财政资源投入力度。加强稳定性经费投入，设立长周期和非竞争性的农村乡镇卫生院医养结合专项基金。把乡镇卫生院医养结合服务项目列入公共卫生事业规划，科学设定财政预算科目，明确专项经费和试点补助标准。明确各级政府投入责任，地方对应设立医养结合专项经费预算并衔接好配套资金支持，鼓励统筹地方资源支持卫生院拓展养护功能。鼓励地方政府遴选具有地方特色、医护功能完善、医养结合服务开展良好的乡镇卫生院，给予10～20年长周期定向资助。

三是探索建立乡镇卫生院医养结合服务专项补偿机制。针对设施建设、运营管理、人员培训等制定扶持政策及补偿标准，有效补偿开展医养结合服务乡镇卫生院的运行成本。坚持医养结合服务的公共物品属性，形成政府调控为主、市场运作为辅、政府规制下的乡镇卫生院医养结合服务专项补偿市场化运作体系。建立有效的激励相容机制，引导和撬动各类社会主体参与乡镇卫生院运营，适度引入市场化机制解决卫生院开展医养结合服务的资金困难。

（二）加快医养结合服务管理体制机制改革进程

推动多部门协同与数字化精准治理。县级以下政府要建立一把手负责的卫健、民政、残联、老龄委、医保等部门联席会议制度，协同开展乡镇卫生院医养结合服务工作。参照扶贫工作中建档立卡经验，定期评估辖区范围内 60 岁以上老年人失能情况，无论是否因病导致失能半失能，均纳入医养结合服务范围。根据失能特点建立监控体系，整合医保、电子病历、健康档案等大数据资源，因地制宜提供及时、连续、综合、有效、个体化的医养护一体化智慧健康服务。在有条件的地区，试点推进基于乡镇卫生院现有失能老人数据及其后续医疗康复护理强度和费用等动态管理考评体系。

注重医养结合服务的地区间差异，特别关注老少边穷地区。根据地域、老年人口数量和需求类别，合理布局医养结合服务机构数量和种类，对老少边穷农村地区乡镇卫生院拓展养护功能提供特殊扶持。支持服务能力较强的医疗卫生机构就近以托管、对口援建、合作共建等方式，与一个或多个养老机构开展合作，提供预约挂号、双向转诊、急诊绿色通道、健康管理等医疗护理服务。

深化长期护理保险制度试点改革。加快推开长期护理保险制度试点范围，适度扩展保障范围，探索完善筹资机制、参保保障范围、待遇支付、标准体系等长期护理保险制度框架。在长护险制定过程中给予农村失能与半失能老年人特别关注，构建失能半失能老人获取专业生活照料与医疗护理的基础保障。在乡镇层面建设"一站式"医养结合服务网络平台，实行医疗护理费用"一站式"实时结算，切实解决农村老年人在医养结合型养老机构的就医结算问题。

（三）建设高水平卫生院医养结合服务人才队伍

扩大老年护理专业人才供给。在部分高校尤其是职业院校增设老年护理专业，适当降低入学门槛，定向培养具有初中以上学历、40 岁以下的成人。依托就业训练机构等，针对养老护理人员建立常态化在职养护培训,通过技能鉴定之后取得相应的国家职业资格证书。统一卫生、民政部门的培训政策,对完成课时、达到考核标准的医护人员、护理员可统一发放资质证书。

提升养护人员职业认同感。卫生院内设的医养机构、护理院、护理站及其康复治疗人员均纳入卫生部门统一管理,在资格认定、职称评定、技术准入和推荐评优等方面,与其他医疗机构及其专业技术人员同等对待。仿效国外康复治疗执业体系,承认康复治疗师的职业地位,并设立 PT/OT/ST/心肺物理治疗师四种治疗岗位,执业时治疗岗位不得相互兼任,通过专科化以保证老年人康复治疗质量。单独设立长期照护护理资质职业,训练内容既包含目前护理常规课程又包含老年失能相关专业课程。鼓励医护人员到乡镇卫生院多点执业,医护人员在卫生院医养结合机构从事的专业技术工作可计入总工作量中,对所取得的与本专业相关的业绩成果予以认可。建立健全岗位补贴制度,不断提升基层一线养护岗位吸引力。

第22篇　完善互联网医疗运营模式^①

报告核心内容

近年来,互联网医疗呈现快速发展趋势,近年来人们对于线上问诊的需求量和接受度持续升高。互联网医疗市场蓬勃发展,涌现出众多互联网医院和线上平台,帮助提升了医疗服务效率。与此同时,互联网医疗的发展也面临着产业升级困难,没有充分赋能传统医疗运营业务的提升,同时缺乏高效的价值共创协调机制、监管和保障机制等问题。本报告结合互联网医疗的优势和面临的挑战,提出进一步完善运营模式的若干建议,包括建立统一患者档案系统、推进建设医疗决策系统、建设区域资源协调中心、稳步推广预防性医疗、落实建立有效的监管和保障体系等。

一、互联网医疗对于医疗服务降本增效意义重大

现阶段,我国人口老龄化加剧、慢性病患者低龄化等问题突出,医疗资

---

① 本报告撰写于 2022 年 8 月,撰写人:张政(浙江大学管理学院研究员)、廖旋(浙江大学管理学院本科生)。

源难以满足爆发式增长的服务需求。互联网医疗利用数字化技术和网络化配置手段能够帮助提升我国医疗服务的运营效率。

（一）互联网医疗的出现极大提升了就医便捷度，降低了患者的异地就医成本

互联网医疗利用数字化技术优势，打破了传统的患者就诊时空限制，提供了新的预约和问诊模式，实现了更便捷的预约服务、更低成本的问诊服务，同时扩大了医疗资源的辐射范围，让更多、居住地更远的病人能够接受快速高效的医疗服务。互联网医院和线上平台等为患者提供网上挂号、问诊治疗、在线购药等多类型医疗服务，并将大量非必要线下的医院就诊需求分流至线上，让患者足不出户就可以及时享受到优质的医疗服务。尤其是，互联网医疗为偏远地区患者节省了大量的路途时间，同时也通过线上咨询减少无效问诊数量。例如仅在宁波市，互联网医疗每年就能够帮助患者节省就诊时间约6000万小时。[①] 进而，互联网医院通过将优质医疗资源整合到线上、下沉到基层，为异地患者提供一系列远程诊疗服务，能够打破区域间医疗资源配置的不平衡，有效提升异地患者尤其是欠发达地区患者的医疗可得性。[②]

（二）互联网医疗的实施提升了信息透明度、促进了医疗资源的高效匹配

配合国家分级诊疗制度与"医联体""医共体"模式的广泛推行，互联网医疗的介入帮助实现了区域内的医疗数据互通，增加了区域内的信息透明度。例如，浙江省东阳市医共体开发了完整的医院运行监督平台，可以实时观察区域内医疗设施及其医疗资源的使用情况，包括各医疗机构的就诊数、在院人数、转诊人数等数据，并由系统计算相关的运营数据。借助区域

---

① 陈敏.宁波智慧医疗让看病更方便一年为患者节省6000万小时[N].宁波日报,2017-04-06(002).

② 中国社会科学院健康业发展研究中心陈秋霖研究团队.中国互联网医疗价值报告2021[R].北京:八点健闻,2022.

内的信息透明度,一方面可以利用运营数据与需求信息分析区域各医疗设施的瓶颈资源与过剩资源,有效改善区域资源配置;另一方面可以借助大数据技术更为准确地预测区域内的医疗需求,为区域医疗资源供给与需求管理提供决策依据,引导患者根据病情到合适的医疗机构就诊,避免过度医疗,达到降本增效的效果。

(三)互联网医疗所积累的诊疗大数据,可助力诊疗与医疗管理模式创新

数据作为一类全新的生产要素,发挥着巨大的价值创造作用。互联网医疗凭借网络天然的数据"留痕"性质,随着时间的推进可以不断积累诊疗全过程的大量数据,这些数据具有重要应用功能。例如,通过分析某类病种的患者群体的历史健康数据,可以有效刻画病种患者的一般状态,及时发现潜在患者的患病可能,从而实现疾病的预防性医疗。再如,通过开发大数据算法可以创建相应的患者特征画像功能和个性化医疗决策工具,通过输入患者多维度的健康数据,预测患病风险并产出定制化的医疗诊疗方案。同时可以根据患者的就诊结果实时评估工具的有效性并进行再优化,从而提升个性化医疗的实施效果。此外,互联网医疗改变了医疗服务评价体系和价值分配模式。传统的医疗管理是以医院供给端为主的价值创造,患者在医疗过程中处于劣势。由于这样的地位不平等,医患矛盾成为严峻的社会问题。伴随着互联网医疗的兴起,医院、患者、政府机构、各类资源供应商等各方主体都将被整合到一起,构建起更广泛的价值共创生态圈。例如,互联网平台允许患者对医生进行评价打分,建立医生的信誉体系,从而提高医生改进服务质量的意识,构建起良性的医患互动关系。再如,药企、物流公司联合医院共同构建线上配药供应链,使患者足不出户就能及时获得医生建议的配药。这样的价值共创服务模式以患者服务为导向,强调多方参与多方共创价值,能够有效促进医疗水平的全面提升。

二、现阶段互联网医疗产业发展的主要挑战

互联网医疗在 2014 年之前处在萌芽和探索阶段,2015 年之后整体呈现快速发展态势。互联网医疗的快速发展离不开政策支持的红利,同时疫情因素也反向促进了该产业的发展。然而互联网医疗市场出现了多次震荡和调整,尤其是 2021 年以来国家出台了一系列监管政策,加强了该产业的规范化运营,同时也使得资本市场更加理性看待互联网医疗的发展。总体来说,互联网医疗在资本市场的失宠绝对不是因为强监管,而是因为其至今没有探索出一条成功的盈利模式。大部分的线上平台仍然没能摆脱"挂号"和"卖药"的标签,这意味着现阶段的互联网医疗更多是分流现有的医疗服务价值,而缺乏创造价值和解决问题的能力。

（一）互联网医疗没有充分赋能传统的医疗运营

互联网医疗的应用由于盲目追求快速发展与技术使用,容易忽略医院供给端的运作规则与患者需求端的使用体验,导致实际上未能充分赋能传统的医疗运营。例如在医院供给端,公立医院互联网平台的上线数量快速增加,但在系统设计上普遍忽略了人机协同的重要性,大多数平台或仅停留在简单的挂号问诊功能而缺乏对医院运作的数据赋能,或未能实现功能闭环而缺乏服务柔性与线上线下多渠道的融合效应,求"快"而未落"实",导致价值偏离甚至反作用。

在需求端,患者对互联网医疗的接受程度也非完全尽如人意。有研究抽样调查发现,28％的患者对互联网医疗的功能使用持中性至负面评价,认为平台的功能在衔接和应用上并不具有用户友好性,大部分患者仅将其

视作一个预约平台。^① 互联网医疗的"功能孤岛"极大影响了患者的使用体验，患者对平台的依赖性与依从性不足，使得互联网医疗无法配合分级诊疗制度有效实现对患者医疗需求的合理预测与主动引导，导致患者过度医疗等问题依旧严峻，对于缓解关键医疗资源紧张的难题收效甚微。

（二）互联网医疗缺乏统一高效的价值共创协调机制

互联网医疗将传统的医疗运营模式的医院单方参与扩展到了医疗过程中不同主体的价值共创，但在资源整合过程中容易出现各主体诉求不一致的情况，如何协调各主体间的决策目标、建立统一的价值引导的问题亟须解决。除此之外，伴随着公立医院互联网医疗平台的入驻，市场原来的第三方平台商受到一定冲击，两者普遍"各自为政"，容易陷入非良性的竞争局面，弱化价值共创模式，导致优质医疗资源的分散。而对于已实现初步整合的互联网医疗平台，由于缺乏统一高效的价值共创机制，同样容易步入医疗资源无法有效协同而导致整合效率低下的困境。

另外，对于医疗过程中最重要的医生资源，由于合理激励机制的欠缺导致医生参与互联网医疗的积极性并不高，数据显示互联网医疗"总体服务时长未见明显增长"^②。这一方面是由于制度约束的医生上线的项目类别有限，医院投入有限，难以激发医生参与动力。另一方面则恰恰是由于互联网医疗对成本投入要求较高，而价值共创模式未能得到有效发挥，单独的平台能力有限，难以实现降本增效，无法更大程度上吸引医生参与。

（三）互联网医疗缺乏实现有效的监管和医疗保障

在互联网医疗的长足发展中，医疗质量把控、隐私安全等重要问题需要引起关注，政策法规需要持续跟进、深化完善。2022年国家出台的《互

---

① 毛颖华.患者在线服务应用实证研究——工具理性与价值理性二元分离到统一[J].上海商业,2022(5):232-236.

② 中国社会科学院健康业发展研究中心陈秋霖研究团队.中国互联网医疗价值报告2021[R].北京:八点健闻,2022.

联网诊疗监管细则(试行)》初步明确了医疗机构监管、人员监管、业务监管以及质量安全监管等各维度的监管细则,例如机构须取得执业许可证、医师须实名认证、医师必须本人开具处方、建立患者反馈投诉渠道等具体措施。《细则》颁布表明互联网医疗开始走向规范化,但具体如何将这些监管措施具体落实到医疗机构,明确各级机构责任,防止互联网医疗"野蛮生长",依旧有很长的路要走。

除有效监管措施的落实外,有效的医疗保障制度也需要紧跟行业发展的步伐。目前大部分互联网医疗服务不在国家医保政策范围内,患者网上看病无法报销,"看病贵"的现象普遍存在,这一问题阻止了互联网医疗的健康发展。目前,"互联网＋"医保服务在北京、上海、浙江等地已有相关探索,但由于统一的标准、规范仍未出台落实,医保部门无法进行项目明确、合理定价,医保也迟迟未能全面覆盖互联网医疗。

三、加快推进互联网医疗模式升级的若干建议

(一)建立统一患者档案系统,推进线上＋线下问诊渠道的数据融合

互联网医疗不是简单地将传统医疗运营线上化,而要充分利用数字化技术打通医疗服务过程中的环节壁垒,通过建立统一的患者档案,以实时更新、实时查询、统一通用的理念使得就诊信息透明化、规范化。各级政府需要投入财政资金支持建设线上＋线下问诊渠道数据融通工程的基础设施,以试点医院、医共体出发建立统一数据库,将线上＋线下问诊逐步推向统一管理与标准化。

建立统一患者档案帮助提升多渠道问诊服务的数据融合度,同时多渠道的集成医疗服务能够最大化提升服务柔性,促进病人分流。研究表明多渠道集成化医疗服务有效促进了线下和线上问诊的转化,同时帮助提升了医生的职业声誉,尤其是对于慢性病治疗,集成化医疗服务的优势表现得

尤为明显。[①] 另外,利用互联网医疗技术实现远程分诊也能有效分流医疗需求,帮助患者在不同问诊渠道间做出合适的选择,有效减少线下问诊次数和总体的就医成本。有学者使用马尔科夫决策模型刻画了患者的就医行为,指出了远程分诊可以显著提升患者对自身病情的认知程度并帮助其做出更优的就医决策。[②]

(二)推进建设医疗决策系统,充分利用数据提升医疗智能化程度

加快提升数据要素的价值发挥,在诊前、诊中、诊后各阶段构建起统一的互联网医疗数据生态圈,通过平台商的供应链整合能力,协助医院进行各类医疗资源的集中整合。通过可穿戴设备、智能仪器、电子档案等手段采集数据,利用医疗辅助系统管理、分析数据,辅助科学的运营管理决策。改善系统设计,增强医生患者与系统交互的友好性,实现"人机协同",真正让医疗决策系统"智能化"。

建设医疗决策系统,实现医疗智能化是精准医疗的重要指标。医疗智能化的关键在于合理利用患者特征、监控档案、初检结果等高维度数据实现患者的动态个性化风险预测与决策,提高疾病诊疗决策精度和有效性。多个研究表明医疗决策模型能够实现差异化诊疗策略,提升癌症筛查与监护等重大疾病的决策效率和效果。[③]

(三)建设区域资源协调中心,提高医疗资源匹配效率

配合国家分级诊疗制度与"医共体""医联体"模式,加快建设区域内的资源协调中心,由主要医疗机构牵头,各方共同参与,明确区域内权责机制

---

① Huang, N., Yan, Z. & Yin, H. Effects of Online-Offline Service Integration on e-Healthcare Providers: A Quasi-Natural Experiment[J]. Production & Operations Management, 2021, 30(8), 2359-2378.

② Cakici, O. E. & Mills, A. F., On the Role of Teletriage in Healthcare Demand Management [J]. Manufacturing & Service Operations Management, 2021,23(6), 1483-1504.

③ Zhang, Z., Denton, B. T. & Morgan, T. Optimization of Active Surveillance Strategies for Heterogeneous Patients with Prostate Cancer [J]. Production & Operations Management, Forthcoming, 2022, doi: 10.1111/poms.13800.

与激励方案。区域内实时监测各机构工作情况、实时调整医疗资源,将医疗资源广泛下沉到基层,实现资源价值最大化,提高医疗资源匹配效率。

建设区域资源协调中心可以帮助统筹协调各方资源,并通过优化调度实现资源的更高效利用。多个研究表明通过资源的集中调度可以提升服务柔性,增强应对不确定干扰因素的能力,从而显著提升整体的服务水平。例如,通过对手术室的集中调度可以显著减少加班时间同时提高准点下班率[1];通过对多个服务者及其等待队列的集中预约调度可以显著减少总体的患者等待时间和医生加班时间等。[2]

（四）稳步推广预防性医疗,将医疗需求的被动应对变为主动管控

通过试点方式进行主动医疗管控模式的探索,鼓励各医疗机构推广慢性病常态化管理、早期癌症筛查与监护管理、健康管理等,利用互联网医疗的数据优势精准预测医疗需求,合理对患者进行各渠道、各层级医疗服务的引流,完善患者诊疗全过程监测的健康管理模式,实现疾病的早预防、早发现、早治疗,化被动为主动,提升整体预防性医疗水平。

推广预防性医疗既可以提早发现和治疗疾病,又可以在时间维度调节医疗需求量,进一步实现医疗资源的供需匹配。例如,可以在资源负荷空闲状态采取主动干预措施,提前激发问诊需求等。相关研究包括建立早期癌症的监护网络与风险评估体系[3],以及长期监护策略的激励策略[4]等。

（五）落实建立有效的监管和保障体系,进一步规范线上问诊行为

---

① Zhang, Z., Denton, B. T. & Xie, X. Branch and Price for Chance-Constrained Bin Packing [J]. INFORMS Journal on Computing, 2020, 32(3):547-564.

② Zhang Z. & Xie, X. Simulation-based Optimization for Surgery Appointment Scheduling of Multiple Operating Rooms[J]. IIE Transactions, 2015, 47(9):998-1012.

③ Ankerst, D. P. et al. Precision Medicine in Active Surveillance for Prostate Cancer: Development of the Canary-Early Detection Research Network Active Surveillance Biopsy Risk Calculator [J]. European Urology, 2015, 68(6):1083-1088.

④ Zhang Z., Modi, P. K., Shahinian, V., Herrel, L. A., Dupree, J. M., Yan, P. & Denton B. T.. Active Surveillance vs Immediate Treatment—Which Has a Greater Financial Incentive for Urologists? [J]. Urology Practice, 2020, 7(3):182-187.

在新出台的相关指导政策法规的基础上持续深化探索,坚持制度创新。根据实际情况颁布实施办法,根据实践经验完善监管机制,严格控制互联网医疗的市场准入,规范互联网医疗的市场运行,制定全面化、标准化的行业规范。同时进一步明确互联网医疗的医保范围,研究网上挂号、问诊、购药等各类项目的报销目录,早日实现线上医保的"解封",提升各方参与互联网医疗的积极性。

有效的监管和保障体系是互联网医疗健康发展的基础。推行必要且有效的监管可帮助规范线上医疗服务的内容和质量,增加价值评价的透明度。相关研究基于真实数据从实证角度证实了加强监管能够显著影响医疗服务质量。① 另外,要建立有效的医疗保障体系帮助疏解线上问诊的报销阻力,进一步规范医疗报销流程。相关研究指出当代社会需要改革医保制度以适应日益增长的线上医疗服务。② 因此,规范线上问诊行为需要监管与保障两手抓,且两手都要硬。

① Kool, R. B., Kleefstra, S. M., Borghans, I., Atsma, F. & Van De Belt, T. H.. Influence of Intensified Supervision by Health Care Inspectorates on Online Patient Ratings of Hospitals: A Multilevel Study of More Than 43,000 Online Ratings[J]. Journal of Medical Internet Research, 2016, 18(7): 1-8.

② Smolič, Š., Blaževski, N. & Fabijančič, M.. Remote Healthcare During the COVID-19 Pandemic: Findings for Older Adults in 27 European Countries and Israel [J]. ORIGINAL RESEARCH article, Frontiers in Public Health, 15 July 2022.

第23篇 加强数字医疗服务创新体系建设①

报告核心内容

在数字社会改革不断发展背景下,国内数字医疗服务体系创新进步较快。其中,浙江省利用数字化综合发展水平领先全国的基础条件,不断塑造区域医疗卫生发展新格局,在重视数字发展、需求牵引改革、打造区域数字化样板等方面积累了宝贵经验。但仍需认识数字化医疗服务创新体系建设的三大短板:医疗需求与资源错配明显;政策创新改革的数字化体系不完善;数据积累与信息互通壁垒仍然存在等。本文建议:完善顶层"三医联动"的框架设计,精准打通改革堵点,建立市场服务主体的利益共赢体系,建设科技医学相融合的创新生态等。

医疗健康服务体系的数字化创新,是回应人民群众急难愁盼问题、深化医药卫生体制改革和推进健康中国建设的重要实践。我国医疗信息化起步较晚,但在政策推动之下发展迅速。2009年,我国提出深化医疗体制改革意见,其后陆续颁布相关政策,指导并规范医疗信息化有序发展。

---

① 本报告撰写于2023年1月。撰写人:王益静(浙江大学金华研究院智库中心助理研究员)、吴伟(浙江大学中国科教战略研究院副研究员)、张政(浙江大学管理学院研究员)。

2020年底,国家卫生健康委联合国家医保局、国家中医药局印发《关于深入推进"互联网＋医疗健康""五个一"服务行动的通知》;2021年3月,《中华人民共和国第十四个五年规划和2035年远景目标纲要》提出:加快医疗平台标准化、一体化,深度运用5G,打造智慧医院,深化新场景、新技术的应用,推动医疗信息化高质量发展。近年来,随着全球地缘政治动荡及美西方的不断施压,尤其是美国一系列科技创新相关法案出台,生命健康科技创新的战略价值不断凸显。在技术及治理体系上,加快数字化医疗体系整体建设已迫在眉睫。

一、浙江数字化医疗体系建设基本经验

浙江省是数字化医疗体系创新实践先行省,在加快数字技术与医疗卫生行业的深度融合发展方面已经取得了一系列先进经验。

（一）重视数字化发展,夯实数字动力

2003—2021年,浙江省省域信息化建设快速推进。时任浙江省委书记习近平同志在省十届人大一次会议上指出,数字浙江是全面推进浙江国民经济和社会信息化、以信息化带动工业化的基础性工程。同年出台《数字浙江建设规划纲要(2003—2007)》,详细阐述了建设"数字浙江"的指导思想、总体目标、主要任务等。2013年"四张清单一张网"、2017年"最多跑一次"改革、2018年政府数字化转型,到2021年的数字化改革新阶段,都为数字生态环境的建设,以及创新医疗服务改革提供了一脉相承的支持性宏观环境。

浙江重视数字化改革的突破路径,即"小切口、大场景",不断加强数字科技与商业模式联动创新,数字经济与实体经济深度融合,有为政府与有效市场协同发力等措施。①《数字中国发展报告（2021 年）》显示,浙江在数字基础设施建设、数字技术创新、数字经济发展、数字政府建设、数字社会建设、网络安全建设及数字化发展环境建设等方面均位居全国前列。《2021 长三角数字经济发展报告》显示,浙江在数字化治理、数字产业化、产业数字化领域优势突出,其中,消费互联网和工业互联网领域产业竞争力位居国内第一梯队。数字化技术与治理的良好成效均为卫生健康领域高质量发展提供了重要保障。

医疗服务数字化创新借力于全省数字化发展。2021 年 2 月发布的《浙江省国民和社会发展第十个五年规划和 2035 远景目标纲要》提出大力发展智慧医疗和加快实现卫生健康全面数字化转型要求,还提出构建"健康大脑＋健康医疗"体系框架,其中包括云网中心、数据中心、算法中心、组件中心、交换中心、标准中心六大中心。在卫生健康信息化基础设施较完善的条件下,浙江省实现了平台汇聚电子健康档案、电子病历、全员人口信息等数据积累,逐渐推广公益预约诊疗服务平台、监管服务为一体的互联网医院等。

(二)强调需求牵引数字发展,提升改革张力

医疗服务体系涵盖就医群众、医务人员、医疗卫生机构及卫生健康部门等多主体。浙江省强调数字化医疗服务的价值逻辑,坚持以人民为中心、以需求为导向,不断聚焦医疗卫生服务的"高频需求",积极探索并迭代升级,产出越来越适应医疗服务主体的数字赋能医疗场景应用。

2018—2021 年,浙江逐步发布各类医疗服务改革行动方案、实施指南、改革意见等文件,通过"小切口大牵引"将群众医疗相关的各类需求进行反馈和优化。梳理卫生健康领域核心业务、持续形成创新应用。2022

---

① 陈畴镛."数"造浙江优势[EB/OL].（2023-04-23）[2023-03-27]. https://news. hangzhou. com. cn/nzjne ws/content/ 2023-03/27/content_8500746. htm.

年编制的《浙江省卫生健康数字化改革指南 V2.0》①，进一步优化了数字化改革的"三张清单"的作用；其根本点在于：将需求清单作为谋划创新应用的起始点，将场景清单作为实践的着力点，将改革清单作为突破点，打通不同维度和改革主体的协同作用，使数字化改革赋能落到实处。

通过需求清单的靶向效应，浙江持续打磨迭代预约诊疗在内的多个医疗需求，并整合形成了"看病就一件事""浙医互认""浙里急救"三个场景清单，继而倒逼重塑体制机制、业务流程及政策制度供给等。"浙医互认""浙里急救""浙里防疫"等入选了全省数字化改革"最佳应用"，多次获国家相关部门肯定。

（三）打造区域数字化服务样板，形成帮扶引力

在数字医疗服务体系的创新过程中，浙江坚持"两端发力、点面结合"以及"一地创新、全省共享"的方法，坚持顶层高起点谋划聚力、高站位统筹推动的同时激励基层创新，形成帮扶拉动的良好生态。

实施路径为：一方面对数字医疗基础建设内容明确、各地需求存在共性、以各区域发展基础相当的项目，投入由省级层面统筹调度，统一建设，市县共用，避免了重复建设和协同管理难度。另一方面对于需求差异大、基础建设能级不同的数字化改革项目，鼓励基层创新实践，并由省级统筹指导，分工实施。在此基础上，浙江省于 2021 年建立卫生健康系统优秀数字化项目储备库，激励各地区发挥特长，打造一批批具有应用性、创新性、引领性及可复制性的卫生健康数字化项目。再通过专家指导、引育提升、持续跟踪和动态调整，形成可大面积推广的典型案例，带动全省各地提升数字医疗服务能级。

例如，2022 年 10 月起，省卫健委逐步推广宁波市"互联网＋居家护

---

① 浙江省卫健委.2022 年政府工作报告重点工作完成情况（半年度）[R].2022-07-15.

理"项目[①]，迭代升级"健康大脑＋"体系中的"浙里护理"应用，打造全省共享机制。目前，已有 8 家省级医院和杭州、湖州、嘉兴、金华等地的 30 余家医院入驻"浙里护理"应用并开展试运行。再例，金华市"PDPM 点数法付费"改革于 2022 年 4 月得到省医保局试点批复，成为全省试点。[②] 根据患者疾病严重程度和消耗医疗照护资源强度，划分不同病组，从而提高分阶段医保支付的精确度，改善患者频繁转院和分解住院的问题。

二、数字化医疗体系建设面临问题

（一）医疗需求与资源错配较为明显

以需求为导向推进数字化改革，是浙江卫生健康数字化改革的重要路径和宝贵经验。医疗需求清单是"三张清单"改革重要切口，但现实情况是就医需求与资源仍不均衡，个别医院"爆单"，大量医院资源闲置和跨省异地就医情况比较常见。

从就医需求清单来看，省内医院资源仍调动不足，互联网医院作用发挥有限。据《2020 年国家医疗服务与质量安全报告》、《2022 中国卫生健康统计年鉴》、第七次全国人口普查数据以及复旦大学医院管理研究所《2021年度中国医院综合排行榜》，虽然浙江（76）拥有超过上海（32）或北京（56）的三甲医院数量，百万人口拥有的三甲医院资源为 1.15，也高于广东1.02，但是却成为流出患者数量排名第四的地区。同时，互联网医疗还存

① 宁波市护理学会."优享医护，打通居家医疗护理最后一公里"——宁波模式获省共富最佳实践案例[EB/OL].（2023-04-23）［2023-02-03］. https://mp. weixin. qq. com/s?＿＿biz＝MzA3NDg3ODQ1Mw＝＝&mid＝2658683110&idx＝1&sn＝90b750ba7106c86b642c53ea25804389&chksm＝84f5f47cb3827d6a0e93bbb56b0b6b92c4c81acc082004cbbe49d9980c392872757b7a1c2315&scene＝27.

② 刘慧.中国经济时报.金华"破冰"医保付费改革 住院患者不再频繁转院[EB/OL].（2023-04-23）［2023-03-24］. https://baijiahao. baidu. com/s? id＝1761175417036842311&wfr＝spider&for＝pc.

在诸多问题,例如优质医生资源的平台接入率不高、线上平台问诊量少等,限制互联网医疗对医疗供需的调节作用等;有的医院和平台之间还存在两套服务系统,存在服务价格标准不统一、医保不报销等问题。

在急救需求清单中,整体"上车即入院"的闭环流程仍未搭建完整,数字定位及智慧调度等技术应用还不到位。亟待提升调度急救中心子场景的精准度,完善应急处置子场景的协同度、加快分析子场景的决策效率等。省内急救资源仍然存在地区发展不均衡情况。体现在:一是山区海岛急救的数字技术及基础设施还有所欠缺;二是对老龄重点人群急救仍待提高重视。老龄化社会趋势易导致急救年龄结构中老年人占比接近四成[①],他们是应当重点关注的人群;三是基层协同的急救机制效率仍待加强。根据以往的公共卫生应急经验,医联体内群众偏好首诊基层医疗机构的占比不到两成[②],更容易造成医疗资源挤兑的情况出现。

在浙医互认需求清单中,系统性检查结果信息化及安全共享仍有待提高。省内各地区接入"浙医互认"网络的时间有先后、程度有高低,很多地区依然存在着标准不统一、互认门槛苛刻、检验利益分配不均等问题。很多市级及以下地区的医疗机构、各层级医疗服务站、智慧药房等仍未构建安全有效的共享平台,"最后一公里"的医疗服务仍未有效打通,区域医共体建设仍需加强。

(二)政策创新改革的数字化体系仍待完善

政策创新改革需要通过数字改革和医疗改革"双轮驱动",跨部门协同推进。多个市级层面现阶段有序推进的各项数字医疗体系创新相关服务,是创新改革数字化进程中的先手棋。但是与之对应的"健康大脑＋智慧医疗"及公共服务社会化、数字化改革的程度,与省卫生健康数字化改革指南

① 梁潇,高文慧,李思颉.270003例Ⅰ～Ⅲ级急诊患者流行病学研究[J].临床急诊杂志,2019,20(10):779-783.

② 谢贤宇,赵梓钧,吴勤德,等.福建省医联体内群众就医选择影响因素分析[J].中国卫生统计,2022,39(5):755-759.

2.0 提出的"V 字模型"要求相比仍有较大差距。

各地市对数字化医疗服务体系的概念理解,系统性政策体系探索仍较为初步。很多地区对数字化改革仍未深刻了解,或者将技术层面的革新作为数字改革的全部内涵,这与数字社会构建要求还有距离。通过多年探索,虽然一部分地区的特色数字化医疗实践取得成果,但系统性政策架构尚待加强。例如金华作为省医保康复 PDPM 点数法付费试点,实际收治患者医疗机构仅 52 家,占比市医疗机构的 8.5%。政策医保与医保金融的有效结合,仍对数字化严管立规提出挑战。

数字改革参与主体的指导与扶持较为欠缺,也包括多维合作平台的政策体系支持,"V 字模型"潜力有待释放。如何有效鼓励创新创业公司聚焦医疗场景的数字改革,拉动资本和人才汇聚,需要通过相应的政策释放信号以及牵线搭桥。同时,数字改革"组合拳"涉及多方主体,能否形成改革合力和平台生态至为关键。医务人员、医学专家、数字技术及管理人才、政策研究专家、企业等与场景实验、产品开发、政策布局等工作亟待有机协同,跨部门、跨业务、跨层级的协同关系需要进一步明确,形成每项任务指标体系、工作体系、政策体系及评价体系等。

(三)数据积累与信息互通壁垒仍待打通

浙江省提出构建的"健康大脑＋"体系内容丰富,包含了改革任务的"1＋3＋N"总体架构。但在各地具体推进过程中,N 个数字化改革支撑平台上的重大应用落地步伐参差不齐,建而不用的情况较为多见。难点普遍集中在数据累积量不够、信息共享性不足,进而导致数据应用性不强。

基础数据积累量无法满足数字化改革需求,是浙江进行数字化医疗体系改革遇到的重要挑战。各地健康档案库暂不健全,电子病历库的使用则无法真正普及。这将制约医疗服务体系的调度能效及卫生资源信息的应用范围,削弱医疗医药行业的数字改革红利。原因在于:一方面由于医疗信息本身的结构复杂、数据涉及隐私等导致了数据获取难度高,数据标注工作周期长、成本高等问题[①]；另一方面各地市医院及医疗结构在各自探索信息化应用的同时，由于未形成统一数据结构，所应用的技术产品或信息化系统厂家不同，导致基础数据大面积存在，医疗数据不完整、结构各异、不标准、不规范、不准确、严重缺乏关联等现象。[②] 预计涉及 HIS 医院信息系统、EMR 电子病历系统、PACS 医学影像存储与传输系统、LIS 实验室管理系统、RIS 放射信息系统及病案管理系统等总计上百家厂商。[③]

数据互通程度暂未达到"健康大脑"的基本要求，是制约数字化医疗改革纵深的拦路虎。医疗健康基本数据开发、应用没有形成闭环结构，是阻碍医疗服务主体参与数字化改革的主要因素。各地市虽然在努力构建包括三甲医院在内的重点医疗机构以及部分社区服务站、村卫生室等已在积极探索信息化医疗设施及服务，但是"数据孤岛"现象仍是常态。从浙江省卫生健康信息网络质保系统可以看到，各地推进互联网医疗的成效差距较大。其中 2021 年看病就医"最多跑一次"主要指标中，杭州市（68.65%）作为数字化重点实践地区，其门诊患者预约比例也未达到浙江省的平均水平（69.10%）。在健康大脑（健康云）基础模块中，医疗卫健数据仓作为主数据中心，仍存在严重的数据壁垒。

三、加强数字化创新医疗体系建设若干建议

从调研了解来看，上述浙江省数字化医疗体系建设中存在的问题，在全国具有一定普遍性。对此，我们提出加快推进数字医疗体系建设的以下

---

① 郭强，王丛，衡反修.医疗大数据平台建设机遇、挑战及其发展[J].医学信息学杂志，2021，42（1）：1-8.

② 阮彤，邱加辉，张知行，等.医疗数据治理——构建高质量医疗大数据智能分析数据基础[J].大数据，2019（1）：12-24.

③ 中国医院协会信息专业委员会.2018—2019 年中国医院信息化状况调查报告[R].2019-09-10.

建议,供有关方面参考。

（一）完善顶层三医联动的框架设计

深化"三医联动一张网"①"六医统筹"等工作时,组织与协调涉及主体层面繁杂,实施困难众多。继续完善"健康大脑＋智慧医疗"信息化平台的各模块仍需要进行更深入的可行性研究和顶层设计。要不断推进医疗卫生体制涵盖的五个基本制度建设的数字化改革,包括分级诊疗制度、现代医院管理制度、全面医保制度、医药供应保障制度以及综合监管制度。

利用"健康大脑＋"体系中健康云模块的数字技术和数字仓,深耕集成应用中的"互联网＋医疗健康"公共服务平台。将"三医"信息共享交换、数据业务联动的目标持续推进。第一个环节将卫健、医保、药品信息通过基层、公卫、医院等终端进行要素数字化,统一汇聚、储存、处理。重点在第二个环节,即搭建省级数据中心。前端制定统一的数据汇聚标准,将基础数据进行数据清洗;中端进行医保、医疗、医药数据治理和联动监管。例如,医保中的参保基础数据、参保待遇数据、医保支付数据、医保基金数据等,可对医疗系统中的全员人口、健康档案、电子病历、卫生资源等数据在监管支持、政策参考及改革决策等方面提供帮助,反之亦然。再如,医药中的医药基础数据、医药价格数据、医药监管数据及医药招采数据等可为医保和医疗数据进行联动分析,实时监管和评价医疗资源及综合服务的效能。同时搭建数据孪生、异地备份中心,进行数据安全保护。末端依托现有的"浙里办""浙政钉""浙里督"等开放平台,对数据集成产品进行具象化应用落地。第三个环节不断优化数据在各平台上的应用功能,服务使用主体,包括患者、政府决策部门、监管部门、科研机构、企业等。让数据有效流转,并与第一个环节紧密衔接,形成不断迭代赋能的闭环系统。

（二）精准打通数字医疗服务堵点

民生服务是数字化医疗体系改革创新的基本立足点,数字化管理是路

---

① 夏金彪."三医联动"推动公立医院高质量发展[N].中国经济时报,2021-07-28(003).

径而不是目标。所以要坚定民生服务需求导向的改革方向,积极应对"六医"中的服务断点,防止出现"建而不用"的数字资源浪费,并以需求导向倒逼流程再造、制度重塑、机制重构,持续推动治理增效。例如,通过数据监测空间或时间上的供需分配不均现象,采取必要的干预或调节;通过数据刻画人群的就医需求和行为因素,及政策精准引导医疗创新,为患者提供更有价值的个人化医疗服务等。

进一步巩固基层医疗创新成果,需要提防改革中的数字鸿沟。把农村和社区作为数字创新医疗改革的工作重点,警惕由于数字红利的倾斜而导致的发展差距扩大。更要关注医疗资源稀缺、受教育程度不高、数字改革接受度较弱的人群和地区,加快数字化服务能级提升。用更简化的操作、强大的应用和友善的人性化服务,因地制宜提供软硬件扶持和教育宣传,持续帮助弱势群体共享数字医疗服务。此外,可借鉴福建三明市 AI 医疗大数据平台、推广浙江临安市(现杭州市临安区)"乡村医疗优质共享"改革建设等经验对各地市社区和乡镇进行查漏补缺式扶持,专人专项进行数字服务指导。

(三)建立市场服务主体的利益共赢体系

除了信息技术的研发水平和统一的医疗话语体系以外,数据壁垒牢固来自原有的利益均衡系统难以形成数据流动的动力。原有均衡利益的打破包括数据信息(生产要素)的资源利益,以及数字化医疗改革背景下,流程简化、主体转变等所产生经济利益的重新分配。

在医疗改革中亟待解决的"八统一"[①],尤其是服务流程(线上服务)统一、数据编码统一、数据查询统一、医保电子凭证统一等涉及不同主体的利益均衡问题。需妥善帮助包括医院、医保、医生、医药等多维主体应对在参与数字医疗改革时产生的风险转变。例如医院在主动分享医疗信息上存

① 黄守勤,杨秋波,郑加明,等."三医联动一张网"信息化建设内涵与外延研究[J].中国卫生信息管理杂志,2022,19(6):830-834.

在诸多障碍[1],可帮助其在数字化改革过程中降低医院主体信息分享行为的转变成本和隐形风险。加快医疗分享信息系统建设及推广,解决信息分享的渠道问题。协助医院将其半显性甚至隐性的信息显性化,如进行门诊手术案例总结等工作,减轻医院的负担。对医院分享的信息进行规范,完善相应的法律法规及规范体系,让医院贡献和使用信息都有保障。建立合理的奖惩和监管机制,对医疗信息分享行为加以考核,建立对信息分享行为的奖惩机制等[2]。再如医疗保险治理方面,"三医联动"和医疗保险制度的整合成为研究焦点。"三医联动"不只是政府部门间的联动,更是各方利益主体通过利益的平衡,形成改革合力[3]。这些研究都在一定程度上反映出了医疗保险治理现代化需要利益相关方共同参与的基本要求。

（四）建设科技医学相融合的创新生态

数字化政策体系的建设及"健康大脑"各模块的完善,需借助于医疗服务场景建模与集成的应用实验平台。所以需牵引多方资源,搭建统一的数字医建孵化平台。可在多地市借鉴麻省理工学院 M2D2 的孵化器模式,探索政府、高校、社区、医院、企业相结合的数字医疗生态。通过提供场地、汇聚资源、辅导咨询等服务,用数字赋能医疗应用初创阶段,使数字化改革的参与主体联动赋能,促进综合提升、持续迭代。按照全生命周期管理原则,针对数字化医疗服务应用及产品,帮助地方出台对应的改革指导方针、评价体系及精细化扶持政策等。

需继续强化横纵资源融合,完善数字医联体、医共体体系。一方面,横向扶持各地继续探索市县级医共体信息化建设。以电子病历为核心,电子

① Zhou, L, Baptista N M. Barriers to knowledge sharing in Chinese healthcare referral services: an emergent theoretical model[J]. Global Health Action, 2016, 9(1).

② 张强, 王丽亚, 耿娜, 等. 政府监管下的医院医疗信息分享演化博弈分析[J]. 运筹与管理, 2020, 29(1): 23-31.

③ 黄国武, 仇雨临. 医疗保险治理现代化:内在逻辑和路径推演[J]. 四川大学学报(哲学社会科学版), 2019(2): 94-102.

健康档案为载体,乡镇卫生室、社区医生为基础,实现电子病历共享、检验检查结果互认,建立区域影像、区域检验、区域心电共享中心,双向转诊平台等。同时,通过强调医共体的绩效评价导向,提升医务人员参与的积极性。另一方面,纵向推动市级、省级以外优质数字医疗资源流动。牢牢把握"高起点谋划、高站位推动"的改革逻辑,向相关部门提出省市一体化、长三角一体化数字医疗资源共享方案等。进而,区域协同推动健全数字化驱动的医学价值及医疗服务传递机制,促进高端人才要素下沉与流转。

第 24 篇　构建"医养结合"居家养老体系①

报告核心内容

随着"银发危机"的冲击,我国人口老龄化进程不断加速,解决老龄人口的养老问题迫在眉睫。健康中国战略提出,深入推进老龄事业和产业发展,构建养老护理体系。国家层面陆续出台了不少相关政策。但是,由于我国养老产业起步较晚,目前医养结合居家养老服务体系建设仍不够完善,其模式、制度和配套措施亟待探索。本报告建议,加快长期护理保险服务体系建设,加强养老服务及慢病管理体系标准化、专业化、智能化,持续普及老年人群健康知识,进而稳步推进我国老龄事业发展和养老服务体系建设,实现健康老龄化的发展目标。

健康老龄化是推进健康中国战略的重要内容,也是实施积极应对人口老龄化战略的重要举措。2022 年 8 月 30 日,《国务院关于加强和推进老

---

① 本报告于 2022 年 8 月份撰写。撰写人:任桑桑(浙江大学国内合作办公室副主任)、陈智(浙江大学医学院卫生政策与医院管理研究中心主任)、姚梦琦(浙江大学医学院公共卫生学院博士研究生)。

龄工作进展情况的报告》提请十三届全国人大常委会第三十六次会议审议①，报告指出，"十三五"时期，中央财政共计安排约50亿元，支持203个地区开展居家和社区养老服务改革试点，2021年至2022年共计安排22亿元支持实施居家和社区基本养老服务提升行动项目。有研究统计表示，截至2021年底，我国老年人口中患慢性病的有1.9亿人，部分或完全失能的约有4000万，参加基本养老保险人数已达10.3亿人。可见，我国老年人"长寿不健康"问题比较突出，亟须加快建设社会健康场景，形成良好的健康生活氛围，提升老年人的健康水平，进一步推进医养结合，实现健康老龄化的目标。

伴随我国人均寿命的增长，人口老龄化程度持续加深，人口老龄化已然变成我国现存的一个重大的社会现象和问题。根据国际通用的老龄化标准，"当国家或者地区60岁以上老年人口占比达到10%，或者65岁以上老年人口占比达到7%，则表示该国家或地区进入老龄化阶段；当国家或者地区65岁以上老年人口占比达到15%，则表示该国家或地区已进入老龄社会"②。据我国第七次全国人口普查统计③，截至2020年底，我国60周岁及以上老年人数量由2010年底18720.20万人增长到2020年底的26400.29万人，人口比例也有13.26%增长到18.70%；全国65周岁及以上老年人口则由2010年底12522.49万人增长到2020年底的19059.03万人，人口占比由8.87%升至13.50%。（见图1）由此可见，随着老龄化的快速发展，失能、半失能老人也随之增加，使我国总体呈现出"老龄化、高龄化、失能化、空巢化"四化叠加的形势。

① 中国人大网.国务院关于加强和推进老龄工作进展情况的报告[EB/OL].(2022-07-10)[2022-08-11].http://www.npc.gov.cn/npc/c30834/202208/889a7e67a7794176b3a718f972447cac.shtml.

② 联合国.2019年世界人口展望[EB/OL].(2022-08-22)[2022-08-31].https://www.un.org/zh/global-issues/population.

③ 国家统计局网站.第七次全国人口普查公报[EB/OL].(2022-04-25)[2022-08-11].http://www.stats.gov.cn/xxgk/sjfb/zxfb2020/202105/t20210511_1817200.html.

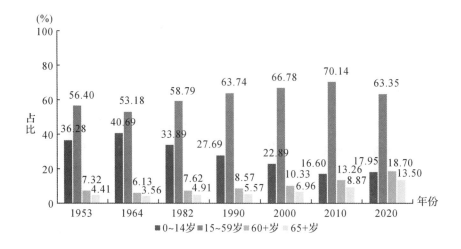

图 1　全国历次人口普查人口年龄构成图

一、目前居家养老模式存在的主要问题

健康是不断满足人民群众对美好生活向往的必然要求。人口老龄化已使得"老有所养"成为我国一项长期的战略任务,积极应对日益提高的老年人口的照料需求也成为我国一个极其重要的社会需求。面对严峻的人口老龄化形势,党的十九大明确提出,要实施健康中国战略,加速老龄化产业的发展,加快老龄事业的建设;2019 年的全国卫生健康工作会议也强调,要深入推进医养结合,构建养老护理体系。近年来,经过持续探索与改革创新,我国社会养老服务体系已逐步发展,但养老产业起步较晚,其模式、制度和配套措施仍亟待完善,其中一个关键制约因素就是医养结合服务体系建设相对落后。

目前,我国社会和家庭的养老服务能力弱,体系结构不完善、服务队伍建设薄弱、运作机制不健全等各方面因素都制约了养老体系的快速发展。如何将政府、社区、机构、家庭等多方主体有机结合,解决老龄化背景下社会的养老问题,满足老年人对养老品质的需求,已成为关系家家户户的现实问题,也是衡量社会发展和治理水平的重要指标,任重而道远。

(一)"养儿防老"传统观念下居家养老更为普遍

受"养儿防老"传统观念影响,居家养老在我国养老体系中仍然占据主导地位。然而,由于我国自20世纪70年代开始实行计划生育政策,形成家庭结构小型化的现状,居家养老给子女带来了巨大的时间和经济负担,普遍存在子女对老年人的照护和生活照料不足、精神慰藉缺失等问题,老人被赡养的需要不能得到完全满足。此外,传统的养老模式已无法满足老年人当下的养老需求,家庭所承担的老年人照护功能逐渐弱化。我国是世界上老年人口最多的国家,在老龄化过程中,老年慢病人口大幅增加,失能老人、半失能老人、失智老人的照护、养老及医疗护理服务的需求更是向全社会提出了更大的挑战。

(二)人口老龄化加剧提出了医养结合急迫需求

如上,我国人口老龄化趋势明显,且有加快之势,这必然加剧了养老服务资源和医疗服务资源的双重短缺,也对社会资源的利用与配置效率提出了更高标准。我国养老产业起步较晚,尚属新兴产业,其模式、制度和配套措施依旧有待探索与开发,缺乏规范性,普遍存在整体利用率不高、无法满足老年人医养护需求的情况。并且,目前养老机构人员配备不完善,存在服务人才短缺、技能素质偏低、专业化程度不高、队伍年龄偏大、从业意愿低、人员流失率较高、社会认可度低等诸多问题,这导致我国医养结合养老市场始终处于供不应求的状态。

(三)现有养老机构没有充分体现医养结合特色

目前,养老机构服务供给项目主要以生活照料、家政服务为主,而关于疾病防治、慢病管理、康复治疗、精神慰藉以及文化层面的服务依旧较少,存在养老机构分布不均、服务质量良莠不齐、服务内容供给不足、服务层次相对较低、缺乏文化认同和亲情抚慰、不重视老年人精神文化需求等问题。

　　为积极应对人口老龄化,2016 年我国人社部提出了开展长期照护保险试点工作,以满足老年人口的社会长期照护需求。长期照护保险自试点以来,在减轻失能老年人家庭经济负担,改善老年人生存质量等方面的确发挥了重要作用,但依旧存在长期照护服务发展不成熟、制度覆盖人群范围过窄等问题。近年来,虽然政府不断充实养老保险资金,引入市场和社会的力量发展社会化养老服务,以加强对贫困、高龄、失能老年人的社会救助,探索了不少经验,但面对剧增的失能、半失能及失智老人数量以及养老需求,我国养老保险资金供给依然面临资金投入主要依赖政府财政、市场主体和社会组织参与不足、地区之间差异较大等诸多挑战,而养老机构也在资金筹集、支付以及监管等方面存在诸多困境。

二、日本居家养老模式的借鉴

　　日本较早进入老龄化社会,经过多年实践,建立了较为完善的居家养老服务体系。其主要经验包括:政府非常重视养老服务业的发展,制定了健全的养老服务法律和政策体系作为养老服务的法律法规和政策保障。同时,通过各种养老保险制度,提高老年人的消费保障能力,并通过引入第三方市场的机制共同建立完善的居家养老服务体系。

　　(一)急剧老龄化挑战传统养老模式

　　根据日本内阁府 2022 年 6 月 14 日发布的《令和 4 年版高龄社会白书》[①],指出"目前,日本 65 岁及以上老年人口已达 3621 万人,占总人口的 28.90%;65～74 岁老年人口数为 1754 万人,占总人口的 14.00%;75 岁及以上老年人口数为 1867 万人,占总人口的 14.90%"。从新发布的数据中

---

　　① 日本内阁府网站.令和 4 年版高龄社会白书を公表しました [EB/OL]. (2022-06-23) [2022-08-11]. https://www8.cao.go.jp/kourei/whitepaper/index-w.html.

可以看出,人口老龄化的形势在日本日趋严峻,人均寿命增长,婴儿出生率持续下降,使得年轻人占比持续下降。有预测显示,到 2065 年时,平均每 3 个人中就有一个年龄超过 65 岁的老人。

日本政府在明治维新时期曾推行"家庭主导型"养老模式,培养国民"忠君爱国"意识;但由于过度重视家庭养老,导致养老保障制度建设的滞后。随着时代变迁,日本妇女进入劳动力市场,由女儿和儿媳妇承担照料父母的家庭照护模式逐渐改变,且年轻人结婚后离开父母独立居住的现象已十分普遍,家庭规模逐渐萎缩,这直接导致传统家庭的照护功能弱化。匮乏的社会护理设施以及不专业的居家照护服务,使得很多老年患者为得到专业的护理服务而不得不在结束治疗后长期滞留医院,医院成为多数老年人接受长期护理的场所,这占用了大量医疗资源,也给医疗系统带来巨大的压力,致使医疗费用飙升,中央政府和地方政府面临越来越困难的财政局面。面对日渐严峻的老龄化趋势,日本各地建立了"特别养护老人之家",日本国会于 2000 年通过了《护理保险制度》,将长期介护保险正式列入社会保险体系,并由地方政府负责管理。

(二)长期介护保险实现养护投入多元化

雇主、政府、参保人是长期介护保险缴费的三个主体方。根据被保险者年龄不同,其所缴纳的保险费用占介护保险费的比例也不同。65 岁及以上被保险者占比为 17%,40～65 岁的被保险者占比 33%。另外,由中央政府、都道府县及市町村共同负担剩余的 50%(各自负担 25%、12.5%、12.5%)。此外,《介护保险法》规定,"所有年满 40 岁的公民必须缴纳长期介护保险费"。该法规将 65 岁以上的老年公民归为一类被保险人,由于介护服务需求量较大,其个人交费部分直接从养老金中扣除;40～65 岁的公民归为二类被保险人,因其护理服务需求量相对较小,该类公民的个人交费与医疗保险费同时缴纳,长期介护保险与护理服务的使用者共同承担养老产生的总护理费用,由介护保险承担 90%,护理服务的使用者承担剩余的 10%。

在日本,长期介护保险已经形成了严格的需求评估流程。首先,符合要求的公民或其家属向市町村护理保险机构或代办处提出申请,由相关管理人员进行初次评估,评估内容涉及心理和身体状况等 85 项,完成调查表后通过计算机对该公民所能获得的服务和时间进行分析推算,最终经由"介护认定审查会"进行再次判定,最终确定其所需的介护等级。根据介护等级,被保险人及其家属与工作人员共同制订"介护预防计划"和"介护服务使用计划"。在保险实施后,被保险者每隔半年都要重新进行健康状况评估,从而进行介护等级的调整和新介护计划的制定。

(三)整合养老服务体系降低养护支出

在养老服务方面,日本也有许多经验和模式值得学习和借鉴,比如以社区为基础的"整合式"照护体系。日本于 20 世纪 90 年代后期开始推行"整合式护理",将预防、医疗、康复、护理等环节进行的服务进行整合,统筹投入、分配、管理和组织。通过这个模式使医疗部门和福利部门无缝对接,协同提供综合服务,提升老人们的整体生活品质,同时也减少他们入住养老机构或者长期住院的支出。照护服务体系包括:①夜间上门陪护;②痴呆症日间照护;③小规模多功能型居家照护;④痴呆症应对型共同生活住宅;⑤社区内定员 29 人的老年照护专用住宅;⑥社区内定员 29 人的特别养护老人之家;⑦联结调整医疗保健与福利服务的社区整合支援中心等。

三、加快完善我国养老服务体系的对策建议

为了稳步推进我国老龄事业发展和养老服务体系建设,实现健康老龄化的发展目标,针对当前我国居家养老模式的瓶颈问题,本报告提出如下建议。

（一）加快长期护理保险服务体系建设

长护险作为一项社会保障制度，为失能老人提供照顾和护理保障，给失能老人提供了更有尊严、更有质量的晚年生活。2016年6月，我国人社部办公厅发布《关于开展长期护理保险制度试点的指导意见》[①]，明确将河北省承德市、上海市等15个试点城市以及山东省、吉林省2个重点联系省份作为开展我国长期护理保险制度的国家试点。2020年9月，我国医保局发布《关于扩大长期护理保险制度试点的指导意见》[②]，明确了扩大试点的城市，目前全国涉及长期护理保险制度试点的省区市已达到49个之多，惠及1.45亿人。长护险作为一项创新性社会保障制度，不但为老年人的生活照料和医疗护理服务提供了保障，同时也给现代家庭提供了"花得起"的居家养老费用支撑。通过借鉴目前日本等发达国家的养老保险制度以及结合我国国情，建议及时总结推广试点城市的经验，进一步扩大保障范围，包括院外护理和照料人员的费用，并充分发挥市场机制的优势，建立多种资金共同筹措的长期护理保险筹资形式，有机结合保险机制和养老保障基金，与医疗保障基金分开进行独立管理，作为支付相关养老服务的资金保障。

（二）整合养老服务与慢病管理体系

随着"银发危机"的冲击，我国失能、半失能老人比例不断增加，伴随着老龄化而来的慢病化已是日趋严重的健康问题。近年社会健康服务产业兴起，我国在相关政策引导下开始逐步摸索老龄人口慢性病管理的运作模式，但与国外多部门高效合作联动模式相比，在体系、管理、信息等方面还需要进一步完善。推行养老服务与慢病管理相结合是将健康干预拓展到

---

① 中华人民共和国人力资源和社会保障部.人力资源社会保障部办公厅关于开展长期护理保险制度试点的指导意见(人社厅发〔2016〕80号),2016-06-27.

② 国家医疗保障局.国家医保局财政部关于扩大长期护理保险制度试点的指导意见(医保发〔2020〕37号),2020-09-16.

为老服务中的一种管理模式,可有效降低慢性病患病风险,减少慢性病给个人和社会带来的危害和经济负担。通过云计算、大数据、移动互联网等信息技术手段建立智能化养老服务体系,是实现医院、社区、家庭智能联动,解决护理、慢病管理不规范、就医不方便等现状,最终实现健康养老服务资源有效配置的重要手段。建议政府部门和疾控部门充分发挥主导及引导作用,专家提供技术指导,行业及社会各方资源大力支持,进一步统筹规划并共同推进社会广泛参与的养老服务与慢性病管理体系的构建。

（三）加强养老服务标准化、专业化和智慧化建设

随着社会的发展、进步和老龄化进程的加快,对养老服务的需求更加多元化,对养老服务的相关标准和人才队伍建设提出了更高的要求。标准化服务规范的建立、专业化人才队伍的打造,是居家养老服务有序开展的前提、服务质量的保障和可持续发展的关键。因此,加快养老体系的标准化、专业化建设具有非常重要的意义。同时,信息技术的发展为居家养老提供了强有力的技术支持。我们建议:1.制定养老服务机构人员配置、资质、服务内容和要求、监督管理等方面标准,以及需求评估、服务流程、质量管理、风险控制、服务评价等体系;2.相关高校设立老年医学专业以及老年护理专业,为养老服务的高质量发展奠定人才基础,通过持证上岗、加强管理、定期考核、终身学习、待遇保障等机制,确保养老服务质量和水平;3.通过信息化手段为居家养老提供精细化管理和服务,提升社区设施建设和社区健康管理服务水平,实现居家和养老机构的互相联动,使医疗机构和家庭的信息互动更为充分,并在信息技术基础较好、具备创新条件的城市进行智慧康养试点,让居家养老的老年人生活得更安全、更健康、更舒适。

（四）加强老年人群健康知识普及

2016 年 10 月,中共中央、国务院印发的《"健康中国 2030"规划纲要》

提出，到 2030 年我国居民健康素养水平要提升至 30％。[1] 2020 年 4 月，世界卫生组织（WHO）提出了"积极老龄化"的行动纲领，其目标是"尽可能增加健康、参与和保障机会的过程，以提高人们在老年时的生活质量"，健康仍然是生命的重中之重。健康促进将有效提升居民健康素养水平，是效益极高的公众健康促进途径，也是居家养老的重要环节。老年疾病的诱发与个人行为、生活方式、家庭经济情况以及社会环境等相关。缺乏健康和疾病方面的相关知识和消极情绪的影响，也会对老年人造成身心双重影响。因此，推进健康促进与教育机制的建设，落实疾病防控科普和健康知识宣教，将大幅提升养老和健康水平。建议疾控部门和健康教育单位重视健康教育，采取更为有力的宣教措施，定期发布兼具专业性、通俗性和实用性的健康科普宣传知识和健康教育信息；加强健康教育宣传联动，充分发挥社区在健康宣教中的重要作用，让健康教育工作更为深入、细致，最终有效提高老年人的健康意识和疾病预防知识，有效提升老年人的生活能力和社会交往能力。

① 新华社．"健康中国 2030"规划纲要［EB/OL］．（2016-10-25）［2022-08-11］．http://www.xinhuanet.com//politics/2016-10/25/c_1119785867.htm.

第 25 篇　颜值经济:医美乱象亟须合力治理[①]

报告核心内容

医疗美容本是通过医学技术方法对人开展修复与再塑的治疗手段。近年来,医疗美容行业迅速发展,深受资本青睐。同时,医疗美容的适用范围不断扩张,医美乱象迭起,在经营管理、价值引领、售后服务等方面都暴露出了严重问题,主要集中在违规经营、虚假宣传、维权困难、套路贷等方面。对此,本报告认为构建健康有序、可持续、有活力的医美行业生态环境,需要强化医美行业主体责任,完善医美行业的法律和制度,建立和规范医美行业的就业标准,建立大数据医美行业监管机制,加大违法行为整治力度,发挥社会舆论监督作用。

近年来,作为新经济的典型代表,我国医美行业迅猛发展,医美市场规

① 本报告于 2021 年 9 月份撰写报送,获国家相关部门采纳,编入本书过程中做了适当调整。撰写人:林成华(浙江大学中国科教战略研究院副研究员、浙江大学国家制度研究院特聘研究员)、吴毓颖(温州医科大学第二临床医学院副教授)、张维佳(浙江大学公共管理学院博士研究生)、魏丽娜(北京大学教育学院全国医学教育发展中心博士后)。

模年均增长率超过 20%[1],截至 2020 年底,我国纯医美市场规模达到 1975 亿元[2],颜值经济深受资本青睐。医疗美容原本是通过医学技术方法对人开展如唇腭裂手术等修复与再塑的治疗手段。然而近年来,医疗美容的适用范围不断扩张,医美乱象迭起,在经营管理、价值引领、售后服务等方面都暴露出了严重问题,引起了社会广泛关注。如大连宜兴医美医院隆胸死亡、深圳南山区整形医院麻醉致残、杭州华颜医疗美容机构抽脂感染去世等医美事故层出不穷。医美乱象严重危害人民生命健康,造成恶劣社会影响,须予以高度重视并深化综合治理。

一、当前医学美容的乱象

由于监管缺位、资本加持等各方因素,医学美容行业在经营、宣传、服务等环节都存在不规范、不合理的现象,亟须高度重视。

（一）医美机构违规经营现象普遍

医美行业经营过程中存在违规、违法经营情况。一是医疗美容机构无资质营业或者超范围经营。根据卫生部 2009 年印发《医疗美容项目分级管理目录》,美容外科项目分为一至四级,美容医院可开展一至三级美容项目,三级整形外科医院和设有医疗美容科或整形外科的三级综合医院才能开展一至四级美容项目。不乏美容门诊部、诊所等机构超出核准登记诊疗项目开展诊疗活动,超范围开展高级别美容手术项目,未核准麻醉科目进行全麻诊疗;甚至诸多私人工作室开展双眼皮、前额填充、鼻基底填充等医疗美容手术。二是医美从业门槛低,执业医师资质不匹配。[3] 已有医美医

---

① 经济日报.我国跻身全球第二大医美市场,但行业相关投诉却增加了 10 倍多——医美行业该给自己"整形"了[EB/OL].(2019-11-15)[2022-08-30].https://www.chinanews.cn/cj/2019/11-15/9008148.shtml.

② 新氧数据颜究院与每经智库·未来商业研究中心.2020 医美行业白皮书[R].2020.

③ 景雨阳.试析医疗美容行业中的乱象与监管缺位[J].法制博览(中旬刊),2013(3):305.

疗事故中，主刀医生为执业医师却独立开展三级手术，整形外科的医师、执业助理医师执行美容皮肤科项目，非卫生技术人员从事医疗卫生技术工作等情况比比皆是，医美业内完成 3000 元的进修培训，即可成为医美咨询师。[①] 三是医疗设备不合规、针剂以假乱真。医美光电设备被国外市场垄断，国内医疗器械只流通给合法医美机构，非法经营市场设备中主要回收国外淘汰翻新设备和山寨设备，设备使用质量和稳定性难保证。[②]《2020年中国医疗美容行业洞察白皮书》中指出，大量水货、假货等非法医美针剂流通于市场中，正品率仅为 33.3%。[③] 非法医美针剂中包括美白针、少女针、非法渠道入境的肉毒素、水光针等，未经国家药监局认证，对消费者安全有重大隐患。四是部分医美项目违背医学伦理。2021 年 7 月 30 日国家卫健委发布通知全面禁止"小腿神经离断瘦腿手术"，该手术以切断腓肠肌内、外侧头肌支神经的方式使小腿肌肉萎缩，达到瘦腿的视觉效果。此类手术冒着致人体不可逆损伤的风险而追求"病态美"，有悖于医学伦理原则。医美领域中是否还存在着"灰色空间"里的其他项目，有待于医学论证的"负面清单"。

（二）医美广告虚假宣传甚嚣尘上

共享经济时代，医美的营销方式以网络传播为主，主要包括网红直播带货医美项目和社群领袖 KOL（key opinion leader）图文带货，同时通过返点的形式实现用户分销裂变。税务稽查部门对医美行业专项检查中发现，医美机构有高于 50% 左右的成本和费用为广告宣传费和劳务费，这部分支出实际为医美机构在各 App 及门户网站的引流费用和医美营销人员的回扣。以网络社区平台"小红书"为例，美容机构雇佣水军炒作，与网红博

① 中国青年网. 3000 元就能当"咨询师"，23 万元一针的维生素 C 卖给消费者［EB/OL］.（2019-11-01）［2022-08-30］. https://baijiahao.baidu.com/s? id=1648956396488502534&wfr=spider&for=pc.

② 第一财经. 医美行业乱象：从业者不专业，假产品泛滥［EB/OL］.（2019-09-23）［2022-08-30］. https://baijiahao.baidu.com/s? id=1678636551177736567&wfr=spider&for=pc.

③ 数据来源：艾瑞咨询研究院. 2020 中国医疗美容行业洞察白皮书［R］. 2022-08-30.

主开展业务合作，或是假借整形医院"院长助理"等从业人员之名，拼凑撰写形形色色"种草文"，开展医美项目宣传。网红"雪梨"直播带货医美项目，"医美直播节"直播带货金额破亿元，然而直播间售卖的热玛吉项目在后期收到强烈投诉，相关合作机构资质存在巨大问题。根据《医疗美容服务管理办法》要求，非医生人员不得从事医疗美容诊疗工作，不得发布虚假信息，不得诱导患者过度医疗。医美机构趋利避害，对医美风险危害缄口不提，营造"容颜焦虑"；网络红人、直播机构、社交平台赚得盆满钵满，却不对受众负责，鼓吹"冲动消费"。虚假宣传针对女性群体展开精准营销，包装成亲身体验实行精准欺骗，通过不正当竞争扰乱市场秩序，极有可能对消费者提供"虚有其名"、质量低下的医美治疗服务。

（三）医美纠纷维权困难重重

据中国消费者协会统计，2020 年医美有关投诉超过 7000 件，近年来激增。医美纠纷案件平均审理周期是普通民事案件平均审理周期的 2.3 倍，是医疗纠纷案件平均审理周期的 1.31 倍。[1] 医美行业医疗纠纷维权困难点一是无法有效固定证据，举证难。消费者不重视病历留存，在手术失败后缺乏保留照片证据意识，此时更难从医美机构获得真实病历和手术记录。困难点二是消费者面临隐私和权利两难选择，维权意识弱。相比较其他就医治疗而言，部分消费者在建立档案、支付费用环节不想暴露真实身份，使用化名，难以确定就诊关系，也就难以确定主诉身份。消费者不愿意公开维权，担心自己的医美整形事件被亲友知晓、谈论。困难点三是医美感官效果因人而异，判定难。[2] 对于没有明显伤疤的医美手术，主观上的美丑判断较为困难，尤其是像双眼皮术等医美项目不是实施完就能见到完全效果，需要较长的修复时间，在投诉过程中更是困难。除此之外，近期

---

① 中国消费者协会. 2020 年全国消协组织受理投诉情况分析［EB/OL］. （2021-02-03）［2022-08-10］. https://cca. org. cn/tsdh/detail/29923. html.

② 张守坤，文丽娟. 医美维权难在何处［N］. 法治日报，2021-09-13(004).

"济南一美容整形机构女老板殴打顾客""四川成都医美维权被抬出医院"等事件中，一些消费者倾向于直接与医美机构协商、投诉、闹事，而医美机构一方面因资本加入，缺少法治意识，采取辱骂、威胁的手段试图压下纠纷；另一方面在管理机制上医美工作人员流动快、外包人员管理难、缺少医务部门来专业解决医美纠纷，使得医美机构在遇到消费者诉求时无法采取正确的应对措施。

（四）"医美贷"灰色产业链牟取暴利

医美机构营销"医美贷""分期贷"，套路满满，主要分为三类。一类是医美项目执行后由医美机构直接开展营销。[①] 此类医美分期贷款产品存在高额利息、隐形费用等问题，医美机构诱导消费者过度借贷，这种分期产品利息高达 500％，实属高利贷产品，但是宣传推介时避重就轻，混淆年利率、月利率相关概念，借助网络借贷平台收集个人信息予以放款，在还款时对借款人进行暴力催收、暴露隐私。第二类是医美机构与第三方公司联合设计展开贷款营销。传媒公司、艺术培训机构以招模特、主播、广告代言人的名义诱导年轻女性贷款整形，实现"假招聘、真贷款"的骗局，最终双方公司相互推诿，还款由个人承担。第三类是医美咨询时被盗用个人信息，消费者在不知情的情况下办理贷款。这种方式主要针对年轻学生，往往多对一开展洗脑说教，消费者糊涂中下载贷款软件，或是谈话时手机被工作人员进行操作，贷款的钱直接转至医美机构。"医美贷"伴随着骗贷、诱贷的盛行，消费者极有可能陷入多次医美、多次贷款的螺旋式深渊当中，背负上巨大的还款压力，同时平台的非法催收对个人人身安全产生重大威胁。

（五）传播"美貌恐慌"的价值焦虑

在各类软广告中，医美机构及从业人员对"美"进行过度宣传，过分强调外貌与个人际遇的联系，试图以"女人应该对自己好一点""没有变美就

---

① 周慧虹.“医美贷”亟须“整整容”[J].金融博览,2021(7):60.

是浪费生命"等言论进行医美精神 PUA,这种舆论环境容易导致"容颜焦虑""美貌恐慌"①,尤其不利于青少年的成长。医美行业曾有统计调查,2019 年 18 到 19 岁群体占全体医美消费者人数的 15.48%,调查显示"00后"消费者参加医美的意愿比"90 后"消费者的意愿更为强烈。② 在三甲医院整形科里,家长带着孩子咨询隆鼻、双眼皮、填充下巴等整形的人数逐年递增,在中考、高考结束后迎来学生整形、医美手术高峰期。未成年人生理发育和心智发育不够成熟,盲目引导医美不利于其身体成长和价值取向建立。部分青年试图指望医美成为改变人生的工具。医美技术不同程度地改善人们的外貌,容易导致青年沉迷医美,长期进行医美治疗,以维持整形效果,最终沦落至为整形而整形的困境。

二、医美乱象的治理策略

乱象背后,我们看到医美行业自律性弱、监管缺失等问题,对社会稳定、人民幸福生活、经济高质量发展都产生着影响。构建健康有序、可持续、有活力的医美行业生态环境,需要强化医美行业主体责任。

（一）完善医美行业的法律和制度

首先,要在全国范围内开展一次医疗整形美容行业现状调查,制定切实可行的适合我国国情的《医疗整形美容行业发展规划纲要》。③ 其次,要完善和落实医疗整形美容行业相关的法律法规,统一行业技术操作方法和程序,推动和规范临床专业技术人员提高专业技术。有必要用法律的形式,来硬性约束和规范整形美容业。当务之急,要把已有的相关法律法规和行业标准落到实处。再次,发挥行业协会的作用,协助政府主管部门做

---

① 董超.容貌跟能力没关系[N].保健时报,2021-09-09(002).
② 新氧数据颜究院.2019 医美行业白皮书[R].2019.
③ 如何治理医疗美容行业乱象[J].中国防伪报道,2018(12):59-61.

好行业监管工作,对医疗整容从业人员素质进行把关。同时,提高行业准入门槛,对于不合格的机构或医生需要有退出机制。此外,充分利用现有的医药资源,加大整形美容人才的培养和产品的开发力度,也殊为重要。

(二)建立和规范医美行业的就业标准

提高医美行业就业门槛,严格落实从业人员和医美机构资质审核。[①]医美机构应规范执业,认真对待消费者的合理诉求。加大医疗美容行业人才专业化、规范化培养。国家卫健委以及全国医美行业协会应该尽快建立中国医疗美容安全质量管理标准和控制体系。我国可参照美国实行医疗美容许可制度,严格医疗机构、医生资格审查,无执业许可者,一律不允许从事医疗美容工作。行业协会也应自觉加强行业自律,加强执业医师法、医疗美容服务管理办法等宣传教育。

(三)建立大数据医美行业监管机制

传统医疗平台并不专业聚焦于医美,整形医院管理系统则不能覆盖所有的医美机构。近年来,互联网医美平台崛起,因其沉淀了大量用户交易数据及真实评价,成为输出中国医美质量评价体系的基础。比如,平台会对上线的医美机构和医生进行全面质量审查,积累行业资质的相关数据。自然沉淀的用户反馈、购买量及关注度等数据实时更新。再根据对机构进行抽检和回访的情况,不断调整数据库,展示情况也会随数据库更新而变化。医生能力象限的维度就是中国医美质量评价体系的前身。通过不断积累行业数据,完善医生安全信用分级,提高求美者的评判依据信度和效度。

(四)加大违法行为整治力度

建立医美安全监管体系,取缔高危项目,对于违法经营和经营中的违法行为予以严肃查处。加大医美广告整治力度,强化网络社区平台责任,

---

① 钟云松.山东省济宁市医疗美容行业政府监管研究[D].济南:山东大学,2020.

整顿虚假宣传软文,提高平台监测功能,对于内容雷同、体验造假、IP造假的账号及时关停和查处。引导树立正确价值观,实现"颜值经济"在新的经济社会形势下合理自洽。规范未成年人美容整形管理条例,立法禁止未成年人美容目的整形,强化未成年监护人的保护责任义务。抵制"容貌焦虑"的医美广告,助推医美行业回归理性,促进行业健康有序发展。

(五)发挥社会舆论监督作用

鼓励媒体积极关注医美行业发展,尤其是互联网背景下可能滋生的灰色地带。通过曝光非法医美案例和常态化监督,形成警示作用,倒逼从业人员规范行医和行业健康发展。鼓励社会专业人士、医学专家开展整形美容健康科普,在视频科普节目、问答社区等平台开展市场教育工作,提醒消费者做医疗美容时认准正规医院、正规医生、正规药品,避免医疗事故和维权艰难。同时,畅通意见反馈渠道,引导群众发现违法违规问题和线索后,及时向相关部门举报投诉。①

---

① 蔡一.医疗美容政府监管现状研究[D].武汉:华中科技大学,2021.

第 26 篇　加快推进全科医生队伍建设[①]

报告核心内容

全科医生是人民健康的"守门人",是践行大卫生、大健康理念的战略性医疗技术人力资源,也是分级诊疗制度的重要保障。我国全科医生队伍建设面临能力培养薄弱、技术水平偏低、队伍结构失衡、岗位吸引力较弱等突出问题。为此,本报告建议:一是优化医教协同三段衔接的全科医生培养体系,不断提升全科医生人才供给和战略储备;二是完善全科医生岗位激励机制和职业发展体系,不断提升全科医生职业荣誉感和吸引力;三是强化全科医生资源投入机制和政策保障体系,不断缩短区域差距,服务健康中国战略目标。

2020 年 2 月 14 日,习近平总书记在中央全面深化改革委员会第十二次会议上指出,要持续加强全科医生培养、分级诊疗等制度建设,要健全公

①　本报告于 2020 年 3 月撰写报送,获国家相关部门采纳,编入本书过程中做了适当调整。撰写人:林成华(中国科教战略研究院副研究员,浙江大学国家制度研究院特聘研究员)、吴毓颖(温州医科大学第二临床医学院副教授)、李晓明(浙江大学副校长、教授)、吴伟(浙江大学中国科教战略研究院副研究员),同时还要感谢撰写过程中咨询过的多位医学界专家。本报告为浙江大学新型冠状病毒(2019-nCoV)肺炎应急科研专项《"新冠"疫情与重大公共卫生事件社会治理机制研究》(2020XGZX045)的阶段性成果。

共卫生服务体系,优化医疗卫生资源投入结构,加强农村、社区等基层防控能力建设,织密织牢第一道防线。[①] 一方面,全科医生扎根基层,能第一时间为居民提供公共卫生和基本医疗服务;另一方面,全科医生"治小病、识大病、转重病、管慢病",是基层健康理念宣传和健康管理的核心力量,更是基层疾病预防和重大疫情布控的战略人力资源。

一、从治病到服务人民健康:我国全科医生队伍建设不断深化

20世纪60年代,我国医疗卫生工作的重点聚焦农村,大批医务工作者下乡服务农民,同时也培养了大批乡村医生,共同预防传染病、种植中草药,致力乡村常见病、多发病的治疗。80年代,我国开始引入"全科医生"的概念。随着医疗改革的推进和医学人才培养模式的不断创新,全科医生培养体系不断发展,不仅传承乡村医生的初心,而且以现代理念和技术赋能医学治疗。2011年7月,国务院印发《关于建立全科医生制度的指导意见》,开启了我国全科医生制度建设步伐,提出到2020年要基本形成统一规范的全科医生培养模式和"首诊在基层"的服务模式。2016年,习近平总书记在全国卫生与健康大会上强调要树立大卫生、大健康观念,把以治病为中心转变为以人民健康为中心,倡导健康文明的生活方式。[②] 在经费支持方面,"十二五"以来,中央财政投入大量资金建设全科医生培养基地、开展住院医师培训;在教育支持方面,持续深化临床医学人才的培养改革,推进临床医学专业硕士招录办法、培养模式改革;在人才激励方面,如全科

---

① 习近平主持召开中央全面深化改革委员会第十二次会议强调完善重大疫情防控体制机制 健全国家公共卫生应急管理体系[M]. 人民日报,2020-02-15:01.

② 新华社. 习近平:把人民健康放在优先发展战略地位[EB/OL]. (2016-08-20)[2023-09-12]. www. xinhuannet. com/politics/2016/08/20/c_1119425802. htm.

医生特设岗位不受县级公立医疗机构岗位总量等限制,同时加快职称制度改革等。①

2018 年,国务院办公厅下发《关于改革完善全科医生培养与使用激励机制的意见》,推出了全科医生培养和使用激励的众多举措,明确提出到 2020 年,全科医生数量达到 30 万人,城乡每万名居民拥有 2～3 名合格的全科医生。到 2030 年,全科医生达到 70 万人,城乡每万名居民拥有 5 名合格的全科医生,全科医生队伍基本满足健康中国建设需求。截至 2018 年底,我国经培训合格的全科医生已达 30.9 万人,每万人口拥有全科医生上升到 2.2 人②,提前完成了 2020 年目标。但与人民群众日益增长的健康需求相比,我国全科医生队伍建设在能力培养、技术水平、队伍结构和岗位吸引力等方面还存在突出问题。

二、从培养能力到职业吸引力:我国全科医生队伍建设难题亟待破解

(一)培养能力薄弱,人才供给能力不足

英国全科医生培养采用"5＋2＋3"模式,即五年医学本科教育、两年基础医疗培训、三年全科医学专业培训相结合。美国采取"4＋4＋3"模式,德国采取"6＋5"模式。我国目前以"5＋3"模式为主体,即五年临床医学本科教育加上三年全科医生规范化培训或三年临床医学硕士专业学位;以"3＋2"助理全科医生培养模式为补充,即完成三年全日制医学类专科教育加上两年助理全科医生规范化培训。但规范化培训较少,培养水平较发达国家

① 武宁,程明羕,闫丽娜,钱文溢,张光鹏.中国全科医生培养发展报告(2018)[J].中国全科医学,2018(10):1135-1142.
② 中国新闻网.我国经培训合格的全科医生已达 30.9 万[EB/OL].(2019-04-30)[2022-08-10].https://www.chinanews.com/gn/2019/04-30/8824453.shtml.

有一定差距。^① 当下我国开展全科医学教育的高校数量有限,全科医学学科建设薄弱,全科医生专业培训基地数量和培训质量还有较大提升空间。

（二）总体技术水平和服务质量偏低

当前,基层医疗机构中全科医生的数量虽然有了一定的覆盖,但是出于地方政府对基层医疗机构的投入相对较少,医疗设施相对简陋、高级技术人员相对短缺,现有全科医生专业水平不足等原因,很多居民看病往往"舍近求远",这导致三级医院人满为患,而基层医疗资源在一定程度上又处在闲置状态,这个问题不解决,家庭医生签约只能流于形式,分级诊疗制度也就难以真正确立。

（三）队伍结构呈现结构化失衡

我国医疗体系总体上呈现金字塔形状,顶端大城市医疗资源富足,医生队伍群英荟萃;底端基础松散,医疗服务能力较差,基层医务工作人员流失严重。在地区分布上,呈现严重失衡,东部地区拥有超过一半的全科医生,中西部地区全科医生基数小,增长缓慢。^② 医院全科医生人数少,但是学历高、职称高的全科医生集中在医院。社区卫生服务中心和乡镇卫生院全科医生基数大,职称层次和学历层次明显偏低。

（四）岗位吸引力较弱,全科医生人员流动性大

基层人才流失严重,如何提高全科医生职业价值感是治理难题。根据调研,薪资水平低、工作压力大、职业认同感低、职业前景差等是影响全科医生岗位吸引力的主要因素。我国全科医生的工资水平与社会平均工资水平基本一致,而在部分地区全科医生的待遇还达不到社会平均收入水平,西部城市更加不容乐观。加之普通公众对基层工作认知度不高的社会

---

① 沈士立,于晓松.英国基本医疗卫生体制及其改良对中国全科医学发展的启示[J].中国全科医学,2019(19):2286-2292.

② 武宁,程明粼,闫丽娜,钱文溢,张光鹏.中国全科医生培养发展报告（2018）[J].中国全科医学,2018(10):1135-1142.

性因素,总体上造成了全科医生岗位吸引力低下的现实。

三、从培养体系优化到机制创新:持续加强全科医生队伍建设

(一)优化医教协同三段衔接的培养体系,加强人才供给和战略储备

面向"健康中国"战略需求,不断优化院校教育、毕业后教育和继续教育三段衔接的全科医生培养体系,不断提升人才培养质量,优化全科医生队伍结构。

一是强化医学院校教育,培养公共卫生事业"守望者"。将全科医生人才培养和队伍建设列入国家中长期科技、人才等发展规划纲要,为其提供财政投入、基础设施、"双一流"建设等多方面支持;在医学院中抓紧培养全科医生人才,壮大人才储备。加强系统化全科医学特色课程群建设,鼓励全科医学专业从临床医学逐步向口腔医学、中医学、护理学等专业扩展。开展岗位调研,了解岗位任务及需求,以需求为引导调整课程体系建设,注重课程的开放性、实践性、专业性要求。[①] 探索复合型人才培养模式,分类培养应用型和科研型人才,尤其是强化跨学科、应用型人才培养。不仅在医学学科内部设置交叉培养,比如将预防医学与临床医学、基础医学整合,而且可以实现医学与其他学科的跨学科交叉。[②] 扩大定向本科医学人才培养规模,在农村订单定向免费医学生培养中要着重对基层医疗卫生体系的认知引导和全科医师能力培养,尤其是人文素养培育、叙事医学能力培养、科普素养提升,促进专业认同和履约行为。鼓励探索全科医学教育纳

---

① 张学思,刘其礼,张少华,江少华,汤之明,苏丽环.以需求为导向的全科医生转岗培训课程体系的构建思路[J].中国全科医学,2011(31):3599-3601.

② 夏青,王耀刚.新医科视角下公共卫生与预防医学一流学科建设策略[J].中国公共卫生,2019(10):1453-1456.

入中医教学计划的路径,以中医全科医学促进中医学和中西医结合的发展,发挥中医全科医学在社区卫生体系中预防、治疗、康复的专业作用。

二是强化毕业后医学教育,构建基层诊疗能力"蓄水池"。全面推行住院医师规范化培训制度、助理全科医师规范化培训,以全科医学专业国家住院医师规范化培训重点专业基地为中心,增加全科住培的培养体量、覆盖面、影响力。加强全科规培基地对社区卫生服务和基本医疗的培训内容,丰富教学组织形式,从二级学科层面整合"症状—器官系统"的临床教学整合课程体系,构建普适性教学模式,增加全科医学住院医师的临床思维培养。注重增加规范化培训中的心理疏导和危机干预,营造良好的培训环境,提升全科住培学员的专业归属感和职业自信心,帮助住培学员顺利完成培训后投身全科医学工作。

三是强化全科医学继续教育,提高全科医师岗位胜任力,突破"信任危机"。加强全科医生岗位培训和转岗培训,可以鼓励综合性医院专科医生定期下沉至基层,以解决部分基层全科医生的知识培训和能力提升问题,提高基层医疗服务水平。[1] 结合社区实际工作环境,依据专科医生、民间医生和乡村医生不同的转岗群体特点,定期更新完善全科继续教育培训重点,提升全科医生基础知识、专业技能和服务能力。鼓励三级综合医院设立独立的、以综合诊疗为主要任务的全科医学科,设置全科医学病房和门诊。建立基层医疗机构与三级综合医院全科医师执业后培训交流机制,保障基层全科医生定期学习、交流的时间和成效。根据实际工作需求设置全科诊室＋X模式,准确定位亚专长全科医生的培养,注重全科医生团队成员专长交叉互补,实现延伸服务。完善继续教育平台时,也要完善相应教育评价体系,明确教育目标,重视提高受教育者的学习主动性和积极性。[2]

---

① 秦江梅,张丽芳,林春梅,张幸,张艳春.新医改以来我国基层卫生人力发展规模及配置现状研究[J].中国全科医学,2016(4):378-382.

② 刘妍萌,孔霞,杨旭,祁祯楠,高畅,迟春花.我国三地区基层全科医生对继续教育评价的研究[J].中国社区医师,2022(6):157-159.

（二）完善岗位激励机制和职业发展体系,提升职业荣誉感和吸引力

制定完善本土化全科医生管理办法,切实遵循医疗卫生服务和临床医学人才成长规律,通过覆盖全科医师执业全周期的管理制度,明确全科医生职业发展路径。

一是推进家庭医生签约服务,明确基层全科医生工作职能定位。根据城镇人口基数核定增加社区卫生服务中心(乡镇卫生院)全科医生编制数,建立两年一次人员编制动态调整机制。推动成立以全科医生为主体、专科医生、康复理疗师、健康管理师多元化补充的家庭医生签约团队,提供个性化签约服务。实施签约居民服务不同人群不同费用政策,家庭医生签约费由财政补助、医保基金和居民自付共同组成,不纳入绩效工资总额。

二是优化薪酬绩效管理,提高全科医生薪资待遇。参考广东、海南等地基层卫生机构薪酬管理办法,重新核定基层医疗卫生机构薪酬总量及水平;同时,通过价格调整、财政支持等协调政策,扩大薪资来源,保障待遇。[①] 落实"基层全科医生工资水平与当地县区级综合医院同等条件临床医师工资水平相衔接"实施意见,出台公务员、中小学教师奖励性补贴政策时,确保基层医疗卫生机构在编在岗的注册全科医生平均工资收入水平不低于或高于公务员平均工资收入水平。督促落实住院医师规范化培训合格的本科学历全科医生,在人员招聘、职称晋升、岗位聘用等方面享有倾斜政策待遇。设立全科医生培育基金,鼓励全科医生提升学历,取得学历提升则给予一定奖励。加大基层公共卫生机构的编制数量,给予相关机构统筹各类编制资源及更大的用人自主权,保障全科医生的职业荣誉感与获得感。[②]

三是完善全科医生评价体系和职称评审制度。坚持需求导向、质量导

①　秦江梅,李思思,林春梅.我国全科医生培养与使用激励机制改革进展及发展策略[J].中国全科医学,2020(19):2351-2358.

②　王朝昕,石建伟,徐刚,蔡泳,王慧.我国公共卫生卓越人才培养的"痛点"思考与展望[J].中国科学院院刊,2020(3):297-305.

向和贡献导向，构建分层分类、符合实际且有利于推进公共卫生事业发展的"中国特色全科医生人才评价指标体系"。卫生健康部门应建立完善全科医师专业技术能力评价体系，将专业技术能力评价结果作为全科医师岗位聘用、薪酬定级、职称评审、人才评定的主要参考依据。全面落实全科医生职称单独评审政策，将临床工作能力、治理服务质量、患者满意度评价等工作业绩纳入职称评审指标体系。加大全科医生参加中高级职称评聘倾斜力度，对于长年服务基层医疗机构且表现优秀的全科医生，基层工作达到一定年限，中级、高级专业技术岗位结构比单列评聘，不受本单位岗位结构比例限制。

四是建立健全荣誉激励制度，提升全科医生职业荣誉感和社会地位。在市级层面建立全科医生荣誉体系，推动更高级别政府设立卓越全科医生、星级全科医生等荣誉表彰，鼓励实际贡献突出的全科医生扎根基层，增强全科医生职业荣誉感。推行基层全科医生"礼遇优待"工作，同享高层次人才公共服务相关政策优待，着重解决基层全科医生的子女留城教育问题、配偶两地分居问题。

（三）强化资源投入机制和政策保障体系，不断缩短区域差距

全科医生队伍是健康中国的基层保障，要在优化配套措施、技术环境、资源投入、政策保障以及体制机制改革方面不断探索完善。

一是在机制层面上要积极探索落实分级诊疗、双向诊疗，并完善配套措施。建议政府部门加大财政投入，提升基层医疗机构医疗条件，满足常见病、多发病、慢性病在基层医疗机构的检查随访需求。卫生主管部门联合基层医院、街道社区卫生服务中心，实现区域内药品、疫苗流通流转，畅通用药堵点，灵活调剂配备，满足群众用药需求。发挥医保政策在"首诊在基层"中的引导作用，进一步探讨各级医疗机构医保阶梯报销差距的合理范围。健全转诊机制，明确转诊流程与条件，畅通转诊手续办理。

二是在技术层面上要加强信息化建设，"智慧推动"全科医学事业发

展。建立全科医疗数据平台中心,通过"互联网＋全科医疗"实现基层医院与上级医院诊疗信息、临床数据全面共享,完善居民健康电子档案管理制度、信息安全管理规范,实现医院、公共卫生机构、社康中心三者对居民健康档案、电子病历的信息互联。探索"互联网＋智慧医疗",提升全科医疗的医防融合服务能力,提供高品质健康管理;推动卫生健康信息数据与公安部门、交通运输部门、进出关境监督管理部门互通,完善城市公共卫生体系建设。在推进"互联网＋全科医疗"时,注意完善信息安全保障体系与医疗责任界定,除却线上线下医疗结合,还可以推进线上学习和联合诊断,推动医疗产业全链条的线上衔接。[①] 推进医院智慧服务分级评估工作,提升医疗服务智慧化水平。

三是在资源层面上要整合人力资源、财力资源、政策资源多元投入,实现健康共建、成果共享。加强顶层设计,构建稳定的全科医生建设体系,提高全科医生队伍建设在医药卫生系统中的战略地位。做好经济落后地区基层卫生人才的政策保障,加强对口支援和技术指导,通过倾斜性政策激励全科医生长期扎根基层,让优秀的全科医生进得来、留得住,优化欠发达地区人才队伍结构。在财力资源方面,提供稳定性经费投入,设立长周期和非竞争导向的公共卫生专项基金。探索建立多渠道的可持续筹资体制,吸引社会投资参与建设公共卫生事业,拓宽经费来源,形成国家、社会共同参与的投资模式。同时,加大全科医学专业学科建设力度,加强医教研协同发展的支持力度,鼓励市场力量补充基层医疗。提升基层医疗卫生服务能力,提升专项资金使用效率,加快推进社区医院和区域医疗次中心建设。加强全科医生队伍建设的政策宣介和政策评估,总结试点,推陈出新,不断完善政策供给。

---

① 吴义天,杨燕绥.荷兰基层互联网医疗的发展经验及启示[J].卫生经济研究,2021(4):39-42.

第 27 篇　加快高层次医学人才战略储备和高质量培养①

报告核心内容

高层次医学人才队伍的规模和质量代表国家医疗卫生水平,是引领医疗卫生事业进步的核心力量。应对国家战略部署和人的全面发展需求,全国高度重视、严密部署医学人才培养工作。但是高层次医学人才培养过程中仍然存在数量和质量不够高、先进性和后续力不够足、培养体系和模式不够完善等短板。为此,本报告建议紧扣"高精尖""新医科""新领域"三个关键词提出高层次医学人才培养关于"新"的要求,从评价体系、激励机制、体制改革方面提出高层次医学人才队伍提升建议,做好培养平台、培养环境、培养模式建设。

党的十九大以来,健康中国战略成为全面建成小康社会的重大任务,是实现"两个一百年"奋斗目标和中华民族伟大复兴的重要基础。党的十

①　本报告于 2021 年 5 月份撰写报送,获国家相关部门采纳,编入本书过程中做了适当调整。撰写人:林成华(浙江大学中国科教战略研究院副研究员,浙江大学国家制度研究院特聘研究员)、杨舒心(浙江大学中国科教战略研究院助理研究员)、吴毓颖(温州医科大学第二临床医学院副教授)、王达(浙江大学第二附属医院副教授)、周红坊(浙江大学中国科教战略研究院博士研究生)。

九届五中全会再次强调"面向人民生命健康""全面推进健康中国建设"。国务院办公厅印发的《关于加快医学教育创新发展的指导意见》明确提出："到 2025 年，……医科与多学科深度交叉融合、高水平的医学人才培养体系基本建立；到 2030 年，建成具有中国特色、更高水平的医学人才培养体系，医学科研创新能力显著提高，服务卫生健康事业的能力显著增强。"具备高水平知识技能、善于开展理论实践创新、勇于承担国计民生重大任务的高层次医学人才，是推动卫生医疗事业高质量发展的主要动力，是回应未来医学挑战、建设实现"健康中国 2030"的关键力量。目前，我国高层次医学人才培养工作仍存在数量质量不够高、冲劲后劲不充足、体系模式不完善等短板，明显制约医学科研创新能力和卫生健康事业服务能力的进一步增强。

一、当前高层次医学人才培养的主要困境

应对国家战略部署和人的全面发展需求，全国高度重视、严密部署医学人才培养工作。2019 年新增中国工程院院士共 75 人，其中医药卫生学部 10 人；新增中国科学院院士 64 人，生命科学和医学学部 10 人，其中 6 人从事医学领域研究。此外，国家研制各类高层次医学人才的引进、培养、激励措施，全面布局中华医学科学技术奖、恩德思医学奖、白求恩奖章、国医大师、国家特支计划等人才项目，以医学科技创新推动健康中国建设。然而对高层次医学人才培养重视程度不足、培养能力较弱、人才培养后继无力等问题依旧严峻，难以迎接未来医学挑战。

（一）高层次医学人才数量质量不足

近年来，国内医学院校的建立和发展得到重视，42 所一流大学建设高

校中有 35 所已建立或正在筹建医学院。① 医学院校本专科招生、毕业生人数快速增加,但医学人才供给侧仍存在明显的结构性失衡。

一是高层次医学人才总量不足。医学博士生培养是医疗卫生行业重要的人才来源,医学学科博士生招生、毕业量仅为工学的 1/3。② 目前卫生健康领域的高级职称人数占比较低,除了临床医生,护理、药剂、医技等医科队伍的高级职称占比严重偏低。③

二是高层次医学人才队伍结构性短缺。高层次医学人才年龄结构老化,41~45 岁中年技术骨干呈现断层。④ 儿科、中医、麻醉等专业高层次医学人才明显不足。高层次医学人才集中于一线城市,基层医院人才引进吸引力弱。

三是高层次医学人才质量不高。世界级顶尖医学人才缺乏,本土人才国际化水平较低,医疗界国际影响力不够,能角逐国际奖项的高层次医学科研项目的人才凤毛麟角,成果总量仍有较大成长空间。⑤

四是医学人才转岗流失严重。高层次医学人才选择机会较多,当发展环境不理想时或个人发展到一定的程度,容易脱离临床一线队伍,从而加剧人才短缺。

(二)高层次医学人才培养模式不健全

目前,我国医疗领域尚未形成成熟完整的高层次人才培养模式,仍广泛存在"头疼医头,脚疼医脚"和"一条腿走路"的粗糙管理方式。

一是重引进、轻培养。用人单位出于发展需要和考核压力,往往把工

---

① 肖伞伞.42 所"双一流"35 所沾"医",医学院为何成为高校"必选项"?[EB/OL].(2020-06-26)[2020-08-14]. https://www.cn-healthcare.com/article/20200626/content-538588.html.

② 孙轶楠,杜建,郭倩影,唐小利.医药卫生科技人才现状分析[J].中国科技资源导刊,2019,51(3):102-109.

③ 周筱莹.南平市卫生人力资源配置公平性研究[D].福州:福建农林大学,2019.

④ 何艳燕,王大新,周罗晶,沈裕欣,宋晓莉.公立医院高层次医学人才培养激励机制研究[J].现代医院,2018,18(4):491-493+497.

⑤ 唐迪,杨新潮,丁晓宇,帅文.打造上海医疗及医学人才高地建设亚洲医学中心城市[J].科学发展,2020(2):32-36.

作重点放在直接引进高端人才担任学科带头人、快速提升成果产出上,忽视了队伍的长期建设,疏于对中青年后备力量的梯次培养,不注重团队间利益资源的统筹平衡,导致长期创新活力和潜力受限。另外,对医学高层次人才培养的配套政策也相对匮乏,大多停留在宏观层面,缺乏操作性强的具体措施和奖励办法。

二是重科研、轻临床。现有医学高层次人才政策向科研倾斜度较高,由于科研高层次人才和临床高层次人才的前置基本条件相同,导致多数单位青睐科研型人才,对临床人才照顾较少。[①] 另外,还存在海外医学留学、研修的人员主要从事基础医学、转化医学方面研究,开展实践型进修和获得执业医师资质人数较少,高层次人才培养选拔标准国际化水平不足等问题。

(三)高层次医学人才培养评价体系不完善

评价指标和评价体系是规范和促进人才培养的关键要素,但当下高层次医学人才培养评价体系存在目标层次不清、指标体系不全、激励效果不足、长期效益和社会贡献评价匮乏等问题,不能满足医学学科发展、医疗卫生事业进步以及医学人才自身成长的现实需求。

一是全周期评价链条缺失。目前医学高层次人才的引进、培养工作主要采用"严进宽出、货币约束"的考核方式,缺乏后期评估机制,往往出现后继乏力的情况。

二是量化指标过多、柔性指标不足。考核指标依然以科研绩效为主,对实践技术能力、团队合作精神、医患关系处理、救死扶伤精神等不易量化的指标缺乏探索。[②]

三是长期激励和晋升机制不完善。高层次医学人才职业生涯规划不

---

① 张全,王晓东,朱卫华,贺丽娟,顾璟,郑逸飞,戴卉,丁强.江苏省医学高层次人才发展影响因素、问题与对策研究[J].中国医院,2016,20(12):40-42.

② 钟政.深圳市医疗人才引进制度优化策略研究[D].深圳:深圳大学,2018.

明确,鼓励人才长期投身医学研究实践一线的激励不足,加速了人才流失。

四是各类人才计划缺乏统筹,各部门、各省市的各类各层次人才计划重叠交叉,青年人才忙碌于申请、评选工作,一定程度上影响了潜心研究工作,加剧了科研和临床诊疗之间的不平衡。

二、优化高层次医学人才培养的若干对策建议

高层次医学人才知识层次高、影响力大,是推动卫生医疗事业的主要动力,也是建设健康中国的中流砥柱,在大规模、全球性重大公共卫生事件中发挥着至关重要的作用。为加强高层次医学人才战略储备,笔者提出如下建议。

(一)培厚创新土壤,全面提升高层次医学人才队伍规模水平

社会变革的推动和疾病谱的改变催生了"大健康""大卫生"观念和新的对人类生命全局的认识论和方法论,培养有创新能力、有国际竞争力、能解决公共卫生突发事件等复杂问题、能推动未来医学发展的复合型高层次医学人才成为健康中国战略背景下的重要课题。

一是聚焦"高精尖",在顶层设计注重创新精神培育。进一步明确高层次医学人才培育的"顶尖"标准和创新要求,要兼具临床综合能力和临床科研潜质,回应人民健康新需求,探索医疗行业新标准,推动医学技术新发展,能够以科技创新突破引领研究成果转化,实现临床诊疗水平进步。

二是发展"新医科",推进医学教育的学科交叉融合。[①] 进一步完善学科交叉机制,推动理工文医学科集群发展,进一步推进创新八年制临床医学培养模式,大力吸引优秀非医学专业学生攻读医学博士,培养"医学+X"高层次复合型医学人才。鼓励"双一流"高校发展"新医科",以领军人

---

① 青海省人民政府办公厅关于印发青海省加快医学教育创新发展实施方案的通知[J].青海省人民政府公报(汉文版),2021(19):12-20.

才标准培养战略医学科学家。

三是面向"全球健康",发展对接医学新领域的培养方向。瞄准世界医学科技前沿,拓展国际合作规模水平,对接精准医学、转化医学、智能医学新理念,打造具有全球化视野的全民健康守护者。

(二)优化评价考核,打造适合高层次医学人才成长微环境

一是建立科学有效的评价体系,把握医疗卫生高层次人才成长规律。高层次医学人才应当兼具"功成不必在我"的精神境界和"功成必定有我"的历史担当。在评价考核体系中,应允许评价时间周期的弹性限制,减少科研成果数量的硬性要求,将评价重点放在鼓励高端人才带领团队健康发展、积极发挥领头雁作用上,注重其工作成果对推动医疗事业发展的贡献。应基于高层次医学人才的专业背景、岗位特征,结合临床工作和科研工作特点制定个性化考核方案,医学院校、医院要厘清医疗服务、人才培养与学术研究的统筹关系,积极探索人尽其长的评价方式。[①]

二是完善层级式激励机制,畅通职业生涯上升渠道。[②] 高层次医学人才具有实现自我价值的强烈愿望,要充分调动高层次医学人才干事创业积极性,需做好物质激励与精神激励相结合、公平与效率相结合。以保障性激励为基本,建立与岗位职责相匹配的薪酬制度,定期调整薪酬绩效;以成长性激励为抓手,坚持以人为本的理念,紧密围绕高层次医学人才职业生涯规划,提供培训、晋升各项发展性机会;以认可性激励为纽带,关注阶段性成长成果,积极给予成就激励和精神激励,实现高层次人才动态管理。

三是推动体制机制改革,创造人人皆可成才、人人尽展其才的职业环境。进一步赋予医院用人自主权和职称评审权,盘活释放医学人才培养活力,积极破除人才发展方面的体制壁垒和政策障碍。加大对高层次医学人

① 孙倩影,张琳.医院高层次人才考核评价体系探析[J].中国医院,2021,25(1):55-57.

② 张全,王晓东,朱卫华,贺丽娟,顾璟,郑逸飞,戴卉,丁强.江苏省医学高层次人才发展影响因素、问题与对策研究[J].中国医院,2016,20(12):40-42.

才长期发展的保障政策,鼓励吸引公立医院与社会机构之间高层次医学人才的双向流动,充分发挥市场对资源配置的灵活性和医院体系对人才培养的保障性。

(三)坚持深度培养,建构高层次医学人才培养新范式

既要深入高层次人才队伍项目计划,落实到各县区、各医院的人才培养中长期规划;又要将高层次人才培养纳入地区发展战略的人才总盘子中,打造重点人才项目,形成高水平人才团队,实现攻坚克难。做好高层次医学人才服务支持,培育"金字塔"形梯次人才构架,既要尖端突出,又要重视人才自身基础建设。

一是优化医教协同三段衔接的教育培养体系,探索专业融合、实践复合的卓越医生人才培养。加强紧缺医学人才培养,构建"招生—培养—就业"三级联动机制,强化基层医疗卫生人才队伍建设,全面推行住院医师规范化培训制度,完善全国统一的培训基地认证和动态定期评估管理,以岗位胜任力为核心加强医学继续教育。增加高水平大学医学院招生规模,注重多学科交叉培养,打通基础医学、临床医学、预防医学、药学等基础课程教育,完善医学生通识课程体系和知识能力结构。试点推进高水平医学院"4+4"学制医学教育改革,培养多学科交叉融合的高素质医学人才。

二是依托多平台培养,加大高层次医学人才培养力度。[①] 借助海外研修、联合培养、短期访学等方式建立医院、高校、科研机构的深度国际交流与合作,在国际化医学平台上培养本土优秀的医学教育人才、科室带头人、护理骨干人才等,实现全球范围的信息、人才、资源共享。运用一流学科建设的育人平台,主动探索疑难危重症疾病的诊治,聚集重大科研课题,把握前沿研究方向,使高层次医学人才在临床工作和科研工作中起到引领作用,不断提升专业素养和实现自我价值。

---

① 刘辉.我国高层次医学信息人才培养体系建构的思考[J].医学信息学杂志,2021,42(11):2-6.

三是立足个性化培养,谋划医学高层次人才培养工作。实行各类医学人才分层次培养,通过公开遴选、硬性引进、柔性引进等方式,对不同类别、专业背景的高层次人才定制分层次、个性化培养、资助及考核方案。构建终身教育培养体系,建立健全毕业后教育制度,开展高水平会诊、讲座会议、科研合作等学术活动,延长高层次医学人才成长线,培养卓越医学人才。

第 28 篇　加快医学教育改革[①]

报告核心内容

　　近年来,随着人们健康需求不断提升,我国公共卫生人才队伍建设中存在的短板逐渐暴露出来,进而突显医学教育改革的迫切性。医学教育方面存在的突出问题包括缺乏系统性顶层设计、人才培养与社会需求不匹配、人才评价制度科研导向严重、中西医结合较弱等。对此,本报告建议:一是持续完善医学教育顶层设计,充分体现"大健康"教育理念,全面提升医学人才培养质量;二是持续促进医学人才培养和社会需求对接,充分适应高质量医学教育特点,全面优化医学人才培养结构;三是持续优化健康人力资源管理评价体系,充分契合全民健康医学发展内在规律,全力支撑"健康中国"建设。

---

　　① 本报告于 2020 年 7 月份撰写报送,获国家相关部门采纳,编入本书过程中做了适当调整。撰写人:辛越优(浙江大学区域协调发展研究中心副研究员)、林成华(浙江大学中国科教战略研究院副研究员)、吴毓颖(温州医科大学第二临床医学院讲师)。

一、我国医学教育短板问题分析

（一）我国医学教育缺乏系统性的顶层设计

长期以来，我国医学教育中预防医学与临床医学分化严重，公共卫生教育理念薄弱，公共卫生话语权弱，忽视医学生大健康人文素质的培养，由此带来我国在应对公共卫生安全问题中存在预防能力弱化、教育定位偏差、学科特色弱化等短板问题。第一是传统医学院校重治轻防，打造"高精尖"专业，公共卫生教育不足。临床医学、口腔医学、护理学等只注重专业培养，没有开展全面的公共卫生教育，尤其是非预防医学专业的预防医学和公共卫生教育缺乏问题突出，表现为聚焦个体治疗层面，群体防疫和自我防护的战略意识缺乏。第二是医学专业实践教学环节薄弱。一方面，传统医学教育更注重学生科学知识体系的建构，忽视实践能力的培养。学生更重视书面成绩而忽略实践操作，接触临床较晚。[1] 另一方面，实践教学医院的数量、教学师资力量不能满足扩招后学生需求。同时，考研对实习质量产生冲击，影响本科生临床实践教学质量。部分医院实践教学管理存在漏洞，对实习大纲没有做到完全落实。而 PBL 教学缺乏配套教师队伍，且需要大量的教学资源保障，在实际教学中医学教育理论教学与实践教学未能紧密融合。[2] 第三是医学专业大健康人文教育滞后。医学专业人文教育教学薄弱，医学生没有充分展现出服务社会大众、敬畏生命、预防疾病的健康素养和维护群众健康权益的职业素养。[3]

---

[1]　王文星,李豫凯.关于医学教学改革的思考——以基础临床医学课程整合为例[J].教育教学论坛,2014(40):49-50.

[2]　王沁萍,陈向伟,李军纪.我国高等医学教育中 PBL 教学模式应用的研究现状[J].基础医学教育,2011,13(12):1071-1074.

[3]　张玉龙,李一鸣.传统医学教育人文精神的缺失及对策[J].医学与哲学,2002(4):10-13.

（二）人才培养与社会需求不匹配

我国现有医疗卫生人才的层次结构和质量水平与经济社会的发展不相适应，离"以人民健康为中心"的大健康人才培养理念和现实需求还有较大距离。首先是全科医生数量缺乏。在分级诊疗制度推进中，我国全科医生的缺口仍然很大。其次是小专业学科力量薄弱。医学教育专业细分严重，部分小专业学科边缘化，队伍结构失衡。再次是医学高层次复合型人才稀缺。医学面临越来越多的挑战，传统的单一医学教育模式，缺少多学科知识背景和技能融合，很难立足于未来临床医学领军队伍。

（三）人才评价制度的科研导向过重

医学人才培养过分注重科研导向，学术造假现象严重，传统考核体系片面追求科研成果，医学教育偏离重心。公共卫生事件暴发，中国疾病预防控制中心专家组冲在前线，获取数据资料后第一项工作是"回实验室做文章"，引发巨大争议。一方面，生物医学领域陷入学术造假泥潭，国内外医学院校、重点大学附属医院论文涉嫌造假被撤稿，产生了严重的学术诚信危机。另一方面，医学人才考核体系以科研、职称、学历、奖项为重要指标。临床医生面临科研任务和临床工作双重压力，在国内高校附属医院医生评价指标体系中，教学和科研情况也是大部分高校卫生技术类职务评判的重要指标。院校教育中，为推进"双一流"建设，高校在学生评奖评优的环节加入相当大占比的科研创新成绩赋分。在发展科研的强大导向下，低年级的医学本科生，即便缺乏相应的学科基础知识和技能，也热衷于科研实验。有调研显示，接近70%的大一医学生希望参与科研，实际开展科研的学生数达50%，相当一部分同学为了获得学分和综合测评分数而盲目跟随。

（四）中西医结合阻力大

近年来，中医学发展乏力，中西医学隔阂严重，较难发挥重大疾病治疗中的协同作用。此次疫情防控中，曾在非典疫情中有良好治疗效果的中医学再度进入人们视线。在缺乏特效西药的情况下,中医学运用整体理念和辨证论治,中成药"连花清瘟胶囊"参与救治过程,驰援海外。事实证明,中医与西医结合是开出中国药方的必由之路,但是在医学教育中,中西医结合存在观念冲突和操作困难。首先是中医学不受重视,医学教育缺少中医药自信。中医药起源于中国,现代医学的围剿导致中医学教育严重失衡,高层次中医学人才缺乏、传统药方严重流失、国际化进程受阻。当前,中医院校设置西医课程,中医专业毕业生对中西医结合接受程度高;相反西医院校中医内容涉及极少,西医专业毕业生很少借鉴中医疗法。其次是中西医的医学理论和治疗方法不同,双重教育体系较难实现逻辑自洽。西医建立在病理解剖学的基础上,关注组织系统、病理生理、微生物学,使用双盲试验验证药效。中医学《黄帝内经》理论起源古代哲学,讲究天人合一,对人体生理机能进行系统性、辨证性地诊断和治疗。两套不同的体系无法糅合,药物同时使用可能引发药性中毒或者过度治疗。此外,我国中西医结合教学实践中也存在教学目标模糊、教学体系混杂、师资力量相对薄弱等问题。[①]

二、加快医学教育改革的建议

（一）加强顶层设计,以"大健康"理念提升培养质量

新时代的医学教育发展要适应新要求,融入"大健康"理念,"以创新促改革,以改革促发展",加快转变医学人才培养目标,完善顶层设计。[②] 在"健康中国 2030"战略布局下,提高医学教育质量要在优化学科课程体系建设上下功夫,夯实医学院校基础教育,体现顶层设计的科学性、全面性。

---

①　孙志,孔令斌.中西医结合专业教学改革探讨[J].西北医学教育,2008(5):864-865.

②　吴凡,汪玲.大健康视域下的医学人才培养"组合拳"[J].中国卫生资源,2020(1):1-6.

首先要加强预防医学和公共卫生教育。将公共卫生预防理念融入医学教育体系，强化公共卫生课程设置和实践教育，加强医学生公共卫生知识的普及教育，强化医学生防疫抗疫能力。通过政策宣讲、社区宣传、媒体报道等形式落实卫生运动，开展公共卫生普适教育，促使卫生健康教育发展成新时代必备文明内容。其次要加强全科医学教育教学。以政策引导院校调整办学定位，重视全科医学人才培养，树立"以健康为中心"的教育理念，打造本土化的全科医学教育生态环境，提高培养质量。例如，结合医学院校与社区联系，共同打造全科医学社区实践基地，提高学生的社区服务意识和专业实践能力。① 再次要加强医学生的中医药自信教育。积极发挥中医药在医学领域的专业特长，重视中医学知识传授，挖掘中医药防病、治病、康复功能，发展药物和非药物治疗，推进中医药传承创新。探索蒙、藏、苗、彝等民族药，进行药理验证，促进民族药产业发展，开设中西医结合的桥梁课程，实现中西医有机结合。

（二）对接好社会需求，以高质量为导向优化培养结构

医学教育培养高质量医学人才队伍，积极响应社会诉求，既要满足庞大的健康需求群体，又要满足医学尖端人才的发展需要。探索创新医学人才培养模式，既要整合国内院校优质资源，又要借鉴国外成熟的培养模式。② 一要创新教学模式，教学内容与时代要求、成才规律紧密契合。医学本科教育强调核心素养，学术学位研究生教育强调科研创新，专业学位研究生教育强调培养岗位胜任力。做深做实专业教育与通识教育相结合，做细做好知识传授与技能培养相结合，采用灵活的教学方式，培养医学生综合素养。同时，可以通过"线上＋线下"的国际交流合作项目，推动高层次应用型医学人才培养。二要优化医教协同三段衔接的教育培养体系，完

---

① 杜文娜，许璐璐. 全科医生制度下全科医学教育的思考[J]. 黑龙江高教研究，2012(4)：69-71.
② 段丽萍，李晨曦，崔爽，王青，王晓军，罗希，刘璐. 健康中国视角下高层次医学应用型人才培养的探索与实践[J]. 学位与研究生教育，2017(10)：1-4.

善医学人才链。一方面,积极构建校园教育与继续教育全链条全覆盖的医学人才培养体系,密切不同体系的交流,优化人才政策。[1] 另一方面,加强紧缺医学人才培养,构建"招生—培养—就业"三级联动机制,强化基层医疗卫生人才队伍建设,全面推行住院医师规范化培训制度,完善全国统一的培训基地认证和动态定期评估管理,以岗位胜任力为核心加强医学继续教育。三要探索专业融合、实践复合的卓越医生人才培养。扩大高水平大学医学院招生规模,注重多学科交叉培养,打通基础医学、临床医学、预防医学、药学等基础课程教育,完善医学生通识课程体系和知识能力结构。试点推进高水平医学院"4+4"学制医学教育改革,培养多学科交叉融合的高素质医学人才。亦可以在新医科发展中,推动医学专业与理科、人文等专业教育结合,提高数理基础、大数据等课程在培养方案中的比重。[2]

（三）尊重医学发展规律,不断改善人力资源管理评价

不断加强健康人力资源过程管理,把握医学教育"以人为本"的基点,为建设"健康中国"提供人力保障。首先是注重医学人才评价的实践导向,纠正科研导向的评价体系。进一步落实教育部、科技部《关于规范高等学校 SCI 论文相关指标使用 树立正确评价导向的若干意见》,坚决破除科研评价中论文"SCI 崇拜",大力推进科研成果评价制度改革,设立涵盖不同年龄阶层的学术委员会,遵循小同行评审原则,开展学术成果综合定性评价。其次是完善人才使用激励政策。深化医药卫生体制改革,坚持医疗服务价格改革,体现医务人员技术劳务价值,建立符合行业特点的人事薪酬制度;要扩大医疗卫生机构人事自主权,形成科学有效、充满活力的用人机

---

[1]　杜建,詹启敏.后疫情时代促进我国医学发展的思考与建议[J].北京大学学报(医学版),2020(3):405-409.

[2]　顾丹丹,钮晓音,郭晓奎,胡翊群."新医科"内涵建设及实施路径的思考[J].中国高等医学教育,2018(8):17-18.

制;要探索医学职业新业态,创新医生集团、签约服务等新模式。① 最后是推行全民健康教育,为建设"健康中国"提供坚实的人力资源保证。加强医学普适教育,将健康教育纳入国民教育体系,优化应急实操、传染病学相关课程,积极推广健康生活方式,提高全社会医学认知水平和能力,提升全民健康素养。

---

① 国务院办公厅关于深化医教协同进一步推进医学教育改革与发展的意见[J].中华人民共和国国务院公报,2017(21):13-17.

第29篇　建设一批高水平公共卫生学院[①]

报告核心内容

医疗卫生的事业发展和公共卫生内涵外延的变化对新型公共卫生人才培养、学科范式变革提出了新要求。当前,我国公共卫生人才数量不足和质量不高、培养体系不健全、学科建设较为薄弱等瓶颈突出,无法满足大健康治理需求。本报告建议结合"双一流"调整等重大政策,加快统一布局建设一批高水平公共卫生学院。新型公共卫生学院应加强多学科协同和科、教、医、卫一体化建设,同时要注重数智赋能和数据资源平台建设,全面支撑我国建设公共卫生和生命健康全球创新中心。

近年来,公共卫生体系建设在维护国家安全、保障经济社会运转、提升国家治理能力等方面的重要性不断凸显,而新的历史阶段又不断赋予公共

———————
①　本报告于2021年上半年撰写报送,得到有关部门重视,编入本书过程中做了适当调整。同时,教育部于2022年7月14日发布《关于高水平公共卫生学院建设高校名单的公示》,认定北京大学等18所高校为高水平公共卫生学院建设高校。本报告撰写人:吴伟(浙江大学中国科教战略研究院副研究员)、周旭东(浙江大学公共卫生学院社会医学系教授)、魏丽娜(北京大学教育学院全国医学教育发展中心博士后)等。同时感谢曾咨询过的吴息凤(浙江大学公共卫生学院院长)、华中生(浙江大学管理学院教授)等专家。

卫生以新内涵、新使命。习近平总书记在 2020 年 6 月主持召开的专家学者座谈会上提出要建设一批高水平公共卫生学院,并在当年 9 月 11 日科学家座谈会上提出"面向人民生命健康"的重大要求[①]。党中央也已把保障人民生命健康置于国家科技创新和经济社会发展全局的战略地位,如十九届五中全会提出"全面推进健康中国建设,把保障人民健康放在优先发展的战略位置"。我们认为应结合"双一流"重大政策、"十四五"教育规划和科技规划实施等,加快布局建设一批高水平公共卫生学院,加强学科建设、科学研究和专业人才培养。

一、建设高水平公共卫生学院的必要性

我国公共卫生体系仍然存在不少短板,新时代对公共卫生体系改革发展提出了迫切需求,公共卫生人才培养则是其中的基础性工作。作为培养公共卫生人才的主阵地,高水平公共卫生学院建设已经迫在眉睫。

(一)公共卫生事业需求对公共卫生人才培养提出了新要求

党的十九大报告明确提出"实施健康中国战略"。健康中国行动在定位上从以治病为中心向以健康为中心转变,在策略上从注重"治已病"向注重"治未病"转变[②],这赋予了公共卫生体系更高的职责和使命。在健康中国战略和预防为主的卫生方针下,公共卫生人才应具备扎实的理论知识、过硬的实践能力、卓越的创新思维和良好的人文素养。[③] 不仅如此,一些突发公共卫生事件具有复杂性、不确定性、破坏性和跨界性,对公共卫生人才能力提出了新要求,尤其表现在迫切需要兼具数据科学、信息学、环境科

---

① 习近平:在科学家座谈会上的讲话[EB/OL]. (2020-09-11)[2022-08-01]. htpp://www.gov.cn/xinwen/2020/09/11/content_5542862.htm.

② 国务院新闻办. 健康中国行动从注重"治已病"向注重"治未病"转变[EB/OL]. (2022-07-15)[2022-08-11]. http://www.gov.cn/xinwen/2019-07/15/content_5409806.htm.

③ 刘亦凡. 如何完善公共卫生人才培养[N]. 中国教育报,2020-03-25(004).

学、工程学、病毒学和管理学等多学科背景的高层次人才队伍。[①]

（二）公共卫生内涵外延变化对学科建设、科研范式提出了新要求

公共卫生要解决的问题范畴不仅包括传染病防控，还包括占极大比例的慢性非传染性疾病防治，是属于全人群、全生命周期的健康管理。[②] 公共卫生还正从预防控制重大疾病，不断向遗传咨询、营养与健康、精准治疗、健康城市建设、康养等领域拓展。传统公卫体系的行业性、小专业特征已不能适应新需求，亟待加强多学科协同并实现与社会应用场景之间的贯通。在近年来的公共卫生实践中，"传统公卫＋数智化"的"新公卫"发挥了重要作用，进一步凸显出适应创新范式变革趋势并加强数据要素渗透的迫切性。

二、我国公共卫生人才培养的主要瓶颈

我国公共卫生人才数量不足和质量不高，培养体系不健全，学科建设薄弱，这无法满足大健康治理需求。

（一）人才数量不足和质量不高

现有公共卫生人才供给和质量与社会发展不相适应。据国家卫健委监测统计，2009—2018 年，疾病防控系统从业人员减少 4.5％，2018 年总量仅 18.8 万人，不足 SARS 疫情之后 2004 年总量的 90％。[③] 从国际比较看，我国每万人疾控中心人数仅为 1.35 人，低于国家编委规定的 1.75 人

---

① 马剑.战疫只防人是不够的——专访中国疾病预防控制中心首任主任李立明[J].瞭望,2020（25）:12-13.

② 王朝昕,石建伟,徐刚,蔡泳,王慧.我国公共卫生卓越人才培养的"痛点"思考与展望[J].中国科学院院刊,2020(3):297-305.

③ 国家卫生健康委员会.2018 年我国卫生健康事业发展统计公报[EB/OL].（2022-07-20）[2022-08-11]. http://www.nhc.gov.cn/guihuaxxs/s10748/201905/9b8d52727cf346049de8acce25ffcbd0.shtml.

核定值,甚至低于美国的 9.3 人和俄罗斯的 13.8 人。[①] 可见公共卫生人才规模仍有待进一步扩大。在学历结构方面,我国各级疾病预防控制中心人员中,超半数(54%)人员仅为专科学历,约 1/3(37%)为本科学历,具有研究生学历者仅占 7%。[②] 加上薪资待遇和社会地位偏低,造成人才流失严重,高水平、高学历的人才存在较大缺口。

(二)培养体系不健全

我国公共卫生人才的培养理念尚未实现由"生物"医学模式向"生物—心理—社会"的复合模式转变[③],过于强调理论性和学术性,培养体系与公共卫生体系架构不契合。这导致的结果就是应急科研攻关和公共卫生实践一线人才培养不足,新型传染病预防、疾病预测、突发事件应对管理等领域高层次人才匮乏。建设高水平公共卫生学院就是要着力培育一大批具备疾病预防控制、公共卫生事业管理、公共卫生一线科研等综合素养的专业化人才。更重要的是,通过公共卫生的教育体系和模式的转变与提高,为构建更为科学的疾病预警、预测和干预模式,以及建立更为科学、合理、适应中国国情的健康宜居生活模式,建立和推广更为科学的健康生活观念,并最终促进人与自然和谐相处的健康维护机制提供理论支持和人才支撑。

(三)学科建设较为薄弱

根据《第四轮学科评估分析报告》对 54 个各类公共卫生学院/机构的评估结果上看,医学院校相关的公共卫生学院的评估结果相对最优,综合性大学公共卫生学院(作为一级学院)多分布于中等区间,而对于具有公共卫生学科但仅以系所为建制存在于大学内的公共卫生学科的学科评价结果普遍

---

① 韩金伟.秦海涛委员:公共卫生人才队伍建设需久久为功[EB/OL].(2022-07-20)[2022-08-11].http://www.ngd.org.cn/jczt/jj2020qglk/2020jyxc/74515.htm.
② 詹启敏.后疫情时代公共卫生人才培养的若干思考[N].中国青年报,2020-04-27(006).
③ 任欢.完善公共卫生人才培养已成时代之需——访北京协和医学院公共卫生学院院长刘远立[N].光明日报,2020-04-12(007).

较差。这表明我国非专业医科院校下的公共卫生学院发展处于弱势地位，综合性大学支撑高水平公共卫生学科建设的潜在优势远远没有发挥出来。

三、打造高水平公共卫生学院的建议

高水平公共卫生学院必须区别于传统的学科性院系框架，实现功能综合化、学科交叉会聚和数字赋能创新，着力推动科学研究与应用场景的协同。

（一）强化综合化功能体系建设

要强化高水平公共卫生学院的综合化功能体系建设，服务健康中国、教育强国和科技强国。一是高水平人才培养，打造"公共卫生＋X"的交叉新专业和新培养体系，优化学位结构和层次结构，布局公共卫生专业博士学位点，着力培养与国情相适应的高水平复合型人才。二是高水平人才汇聚，引育世界一流人才，集聚政产学研各界智力，形成具有全球影响力和集群竞争力的公共卫生相关人才集聚高地。三是高水平科学研究，促进大数据、人工智能等新兴技术渗透并实现数智赋能，推进公卫、医药、社会科学之间的大跨度学科会聚型研究，支撑我国医药卫生科技创新走向全球前列。四是高水平国际合作与交流，开展我国主导的全球公共卫生研究项目，积极参与全球公共卫生治理，塑造全球公共卫生领域的国际交流中心，逐步成为全球知名的公共卫生新理论、新技术、新政策的策源地。五是高水平公共服务，开展公共卫生培训、打造数据资源平台、提供政策咨询服务、推动卫生健康普及等，助力全社会从以疾病治疗为中心向以健康促进为中心转变，提升全民健康福祉。

（二）系统谋划区域布局

在考虑区域创新资源和经济发展水平基础上，最大程度上发挥其服务功能和辐射效应。一是院校布局上，应着力发挥综合性大学的学科综合优势，也要依托部分高水平医科院校的行业专业基础，推动建设功能各有侧重、领域各有差异的专业学院。二是在区域布局上，优先考虑京津冀、长三角、珠三角三大区域及中西部、东北等地区，统筹布局重大设施及条件、学科及培养规模、研发各领域等。三是培养体系布局，将公共卫生硕士专业学位列入公共卫生研究生教育的主体培养计划，设立公共卫生博士专业学位，将公共卫生与预防医学相关学科专业纳入"国家关键领域急需高层次人才培养专项招生计划"支持范围，增加招生数量，开展多学科交叉培养改革试点。四是专业设置上，要综合考虑在强化理论研究的基础上，推进应用型公共卫生人才的培养，兼顾理论与实践能力的结合，尤其是要针对传染性疾病和慢性非传染性疾病预防而有针对性地建立针对不同类型疾病的技能培养体系。

（三）推动科、教、医、控一体化发展

要着力实现科学研究、人才培养、临床医疗和公共卫生的一体化，推动公共卫生学院在科学研究、疾病控制、临床治疗协同机制中发挥关键作用，促进研究成果及时转化并提升公卫人才实践应用能力。加强公共卫生学院与医学院、疾病预防控制中心、附属医院的医教研合作，打造高水平的公共卫生实训示范基地，完善教育管理运行机制。推动培养单位深化自然科学、人文社会科学与公共卫生学科相融通的教育教学改革，并加强多学科背景的公共卫生师资队伍建设，推动医院、卫健及疾控系统、相关院所之间的人员流动。将医学检测、医学救治、健康护理、营养支持、卫生应急、卫生监督执法、医疗信息分析、健康咨询、心理疏导等纳入培养内容。支持试点"医学＋MPH"双学位项目，鼓励全日制基础医学、临床医学、护理学等医科研究生兼修MPH，加强医学与公卫的交叉渗透和全科医学规培。同时要强化信息化技术和互联网技术、大数据在公共卫生领域的渗透和应用，培养医防结合复合型人才，推动理论与实践的结合，强化实践和操作能力的培养。探索建立公共卫生与预防医学专业认证制度，建立国家标准，以提升人才培养质量。

（四）建立中央和地方双多元化资源投入机制

高水平公共卫生学院必须实现公共卫生科学研究、人才培养与地方发展需求和社会治理场景相结合，以实现集成效应。在国家顶层设计基础上，统筹安排医、药、卫相关学科及研发资源布局，并推动纳入相关地区经济社会发展总体规划。教育部、国家卫生健康委加快推进与省级人民政府共建高水平公共卫生学院，充分发挥地方政府对公共卫生学院投入的主体责任。公共卫生学院要深度参与政府公共卫生政策制定过程，承担地方医疗卫生事业公共服务，在公共卫生重大风险研判、评估、决策、防控协同机制中扮演关键角色。建立与疾控部门、卫生健康部门的联动机制，贯通研究、临床、预防和政策实施，进而更好实现高水平公共卫生学院与高水平公共卫生平台的协同发展。积极鼓励社会捐赠，探索建立多渠道的公共卫生学院建设筹资机制。

（五）打造重大基础设施和数据资源平台

面向国家目标和战略需求，一流公共卫生学院应依托重大医学任务攻关组建大型基础设施和科技创新基地，全力支撑支持高水平公共卫生学院开展前沿基础研究、关键技术攻关和成果转化，打造世界领先的医学基础研究和技术创新中心。此外，还应强化公共卫生学院的数字智能特征，建议依托国家级高水平公共卫生学院打造以数据资源平台为基础的高能级智能防控创新中心，作为国家生物医学大数据基础设施的重要组成部分，全面助力公共卫生治理体系和治理能力现代化。针对重大疾病防控中的关键技术，以智慧预防医学研究为切入点，推动个性化、精准化、全生命周期的健康管理，促进生命科学和信息技术交叉融合。与各级 CDC 深度合作，打造健康医疗和生物大数据资源平台，破解数据能力碎片化问题，整合全方位信息，建立重大公共卫生事件预测、预警、应急响应机制，尤其是新型传染病的实时、自动、量化上报，提升数据整合及转化利用能力。

第30篇　警惕医疗领域资本无序扩张现象[①]

报告核心内容

当前,社会资本参与医疗卫生事业的广度和深度不断延展,社会办医体量持续增大。非法行医、灰色产业链、服务质量低下、医学人才流失、价值观冲击等问题凸显,种种乱象折射出资本扩张的逐利性、无序性、蛮横性。医疗领域需要怎样的资本? 社会资本进军医疗领域是否可以促进经济增长? 社会资本是否可以缓解就医难问题? 监管是否到位? 针对这些问题,本报告提出制度建设、监管规范、合理运用资本等建议,从而把握好资本市场规律,建好、管好、用好社会办医的平台,更好地满足人民群众健康服务需求。

2021年中央经济工作会议强调,"要正确认识和把握资本的特性和行为规律""要为资本设置'红绿灯',依法加强对资本的有效监管,防止资本野蛮生长"。自2009年新医改实施以来,社会资本参与医疗卫生事业的广

---

① 本报告于2022年2月份撰写报送,被国家相关部门采纳,编入本书过程中做了适当调整。撰写人:林成华(浙江大学中国科教战略研究院副研究员、浙江大学国家制度研究院特聘研究员)、吴毓颖(温州医科大学第二临床医学院讲师)、张维佳(浙江大学中国科教战略研究院博士研究生)、赵文鹏(浙江大学中国科教战略研究院硕士研究生)。

度和深度不断延展。据统计,截至 2020 年底,国内登记注册民营医院达到 2.4 万个,占医院总数的 68.57％,非公立医院卫生技术人员数、床位数、出院人数占比均持续增加。[①] 然而,社会办医体量持续增大的同时,资本扩张的逐利性、无序性、蛮横性逐渐显现出来,对保障人民健康、市场运行、共享社会福利埋下隐患。

近年来,国务院、国家卫生健康委员会、国家发展和改革委员会等部门相继出台涉及社会办医设置规划、支持监管、规范化发展相关通知意见以及配套政策,以扶持社会力量在医学领域的健康发展。2017 年国务院办公厅印发《关于支持社会力量提供多层次多样化医疗服务的意见》,明确社会办医的任务目标和路径,提出加强行业监管,提升行业诚信经营水平的指导意见。2019 年国家卫生健康委等印发《关于促进社会办医持续健康规范发展的意见》,强调以落实监管责任、健全信用体系、发挥行业自律等方式完善综合监管体系,促进社会办医健康规范发展。与此同时,2018 年以来国家卫健委、药监局牵头组织医疗器械整治行动、药品安全专项整治行动、医疗乱象专项整治行动、改善医疗服务行动,切实维护人民群众的健康权益。这一系列政策措施对于净化、优化民营医疗行业环境颇具成效,但是由于资本趋利的本质属性,社会办医行为规范差、救治能力弱、行业信誉低等问题依然严峻。

一、医疗领域资本无序扩张带来的突出问题

古有药房贴对联"但愿世间人无病,宁可架上药生尘",今有医院挂横幅"虎虎生威迎新年,手术室里全是钱"。2022 年年初,广东东莞康华医院总结大会上的横幅引起社会各界强烈争议。医疗领域需要怎样的社会资

[①]　国家统计局.中华人民共和国 2020 年国民经济和社会发展统计公报[R/OL].(2021-02-28)[2022-08-10].http://www.stats.gov.cn/xxgk/sjfb/zxfb2020/202102/t20210228_1814159.html.

本？社会资本进军医疗领域是否可以促进经济增长？社会资本是否可以缓解就医难等问题？监管是否到位？社会资本办医的必要性、有效性、合理性引人深思、值得审视。

（一）非法行医悄然滋生，资本加持民营医院有恃无恐

近年来，民营医院是超范围执业、违规使用医疗技术和医疗器械的重灾区。为牟取额外收入，部分民营医疗机构非法开展医疗手术或开具处方，违规使用未经注册或过期失效的医疗器械，以群众健康安全为代价降低经营成本。2020 年 6 月到 2021 年 6 月，上海 11 家民营医院因"诊疗活动超出登记范围"而被吊销医疗机构执业许可证。① 2019 年 3 月，国家卫生健康委、中央网信办、国家发展改革委、公安部、市场监管总局等八部委联合印发《关于开展医疗乱象专项整治行动的通知》，打击各类违法违规执业行为，着重整顿民营医院队伍。甘肃省于 2020 年立案查处 1327 家医疗机构，对九百余家医院进行罚款。② 陕西省结合扫黑除恶专项斗争开展医疗乱象专项整治。③ 然而"无病女学生被推上手术台"事件中的陕西安康兴安医院经过多次改名，仍有医疗事故、医疗器械违规使用等记录。违法违规行为屡禁不止，其违法成本与资本市场利益无法抗衡，监管力度亟待加强。

（二）诈骗横行、套路泛滥、投机取巧，诚信问题制约行业发展

诚信经营是社会办医的考验，民营医院在经营中发生诸多欺诈事件，严重损害行业信誉。一是民营医院诈骗牟取医保基金形成灰色产业链。个别民营医院通过中介组织、亲友推荐、义诊活动的形式"雇病人"虚假住

---

① 上海市卫生健康委员会.2021 年第一季度上海市医疗机构、医务人员许可证吊销情况统计表［EB/OL］.（2021-07-26）［2022-08-10］. http://wsjkw. sh. cn/yljg4/20210726/08ee67ec08034c6fb6a9399ec6fc7000. html.

② 信用甘肃.甘肃重拳整治医疗乱象，立案查处医疗机构 1327 家［EB/OL］.（2021-01-08）［2022-08-10］. https://credit. lanzhou. gov. cn/136. news. detail. dhtml? news_id=95221，2021-01-08.

③ 陕西省卫生健康委员会.关于开展全省卫生健康行业乱象专项整治行动的通知［EB/OL］.（2019-05-13）［2020-08-10］. http://wjw. baoji. gov. cn/art/2019/5/13/art_2301_312571. html.

院,许多雷同套现医保基金案件重重上演。如辽宁沈阳两家医院经央视节目曝光、安徽省太和县开设"医院宾馆"、四川什邡民办非营利性医院院长带头骗取医保金 176 万元等事件。[①] 社会办医机构利用医保定点医疗机构利好政策谋取不当利益。二是虚假宣传铺天盖地,患者就医遇到满满的套路。[②] 在资本加持下,医疗宣传也已转型升级,呈现高端化、网络化、套路化的态势。通过在搜索引擎、门户网站上投放广告,民营医院以公立医院之名做链接推广,在 2021 年央视 315 晚会上其"偷梁换柱"的行为被点名批评。医疗养生节目已从电视平台走进移动网络端,在短视频社交网络平台针对性推送,收割"银发经济"。医疗服务实施中,利用金融分期贷款平台混淆视听,甚至有手术台上"持刀要价"、暴力催收等荒诞怪事频频发生。三是投机资本涌进医疗领域。部分资本缺乏医院管理经验,频频收购公立医院,利用公立医院改制相关政策制造热点以套利。在资本市场上,大量资本空前涌进医疗医药行业,诸多房地产行业招兵买马进军生命健康领域。[③] 然而医疗领域研发投入、四期临床试验、产品占据市场的环节漫长艰难,逐利性资本很难适应,2021 年 AI 医疗独角兽融资告败便是例子之一。[④]

(三)资本资质参差不齐,医疗服务质量难以保证

国际上医疗体制通常分为两种形式,以英国、新加坡为代表的国家,公立医院占医院总数超过 80%;以美国、日本为代表的国家以私立医院为医疗主体单位,美国私立医院绝大部分为非营利性医疗机构。[⑤] 根据国际经

① 光明网.诈骗犯罪典型案例:医院合伙骗医保 多人盯上失业保险金[EB/OL]. (2021-11-04)[2022-08-11]. https://m.gmw.cn/baijia/2021/11/04/35285974.html.

② 刘佳音.杭州市民营医院经营现状及发展对策研究[D].杭州:浙江大学,2014.

③ 经济观察网.开发商扎堆进军大健康产业意欲何为[EB/OL]. (2019-07-27)[2022-08-11]. http://www.eeo.com.cn/2019/0727/362334.shtml.

④ 动脉网.为何医疗难做? 盘点 AI 四小龙的医疗布局[EB/OL]. (2021-09-09)[2022-08-11]. https://www.cn-healthcare.com/articlewm/20210908/content-1262031.html.

⑤ 温春.社会办医发展现状分析及对策研究[D].重庆:重庆师范大学,2021.

验来看,资本介入医疗领域还是以非营利性为主。我国社会办医在政策扶持下得到迅速发展,比如在互联网医疗领域,阿里巴巴、京东、字节跳动等互联网巨头纷纷落子布局,各行各业公司资本纷纷来投,追逐利益的目的显而易见。国内目前社会办医低准入门槛与医疗服务的强专业性形成冲突,在非专业管理下医疗服务质量严重受损,而行业的特殊性致使事后监管成本高、成效弱。再者,社会资本办医管理制度和工作机制不同,以利益为核心的民营企业应对紧急事件时,缺少以人为本的医疗理念、紧急决策的魄力和正确处理的能力。2022 年初,西安高新医院孕妇流产事件、西安国际医学中心医院心肌梗死患者延误治疗致死事件的发生,引起哗然。公关声明、舆论解读为"墨守成规、机械执行防疫政策"明哲保身的无奈之举,雷同惨案的背后却指向同一家上市公司市值蒸发 65 亿元。[①] 社会办医必须与资本逐利划清界限,如若不能,医疗治疗和医学规律势必会受到利益的挑战,最终损害医疗服务质量和人民健康。

(四)资本冲击医疗供需均衡,医疗体系结构性失衡

首先,医学人才队伍结构体系受到影响,公立医院人才流失现象逐渐凸显。传统民办医院人才呈现"一老一小"的特点,即公立医院退休人员返聘和学历起点相对偏低的医学毕业生。[②] 执业医师区域化注册、多点执医政策的推行畅通了人才流动机制,在一定程度上促使公立医院人才迁移至民营医院。整形美容、口腔等机构在资本发酵下更加吸引人才,导致全科医学、预防医学等医学人才短板问题更加严峻。其次,医疗救助体系专业发展结构、医疗资源分配失衡,分级诊疗制度受到挑战。资本助推高端医疗、贵族医疗等现象滋生,对比之下,基层医疗工作任务重、医患沟通难、待

---

① 潇湘晨报.延误救治,心梗患者去世,西安国际医学中心医院道歉,背后上市公司跌停[EB/OL].(2022-01-13)[2022-08-11].https://baijiahao.baidu.com/s? id=1721838205383599821&wfr=spider&for=pc.

② 朱莉萍,周令,陈麒,王希晨,吕欣桐.我国民营医院的现状及发展策略研究[J].医学与哲学(A),2015,36(10):61-64.

遇收入低，相形见绌。通过价格筛选病人的机制，损害了医疗公平性，从而加剧了"看病难"的问题。再次，过度医疗破坏医疗价格体系，医疗成本转嫁患者。国民过度医疗的现象缘于患者医学依赖度高但医学科普率低，以及保守的风险规避偏好。除此之外，治疗费用、耗材费用、药品费用是民办医院收入主要来源，利润追逐性使得资本在医疗服务中较难做好对过度医疗、过度用药的把控。长此以往，势必会对冲公立医院医药分离政策、医疗服务价格改革等为降低医疗费用所付出的努力。

（五）"向金力"扭转医学价值观，需高度警惕资本裹挟

医疗治疗过程中医生与患者之间信息不对等，决定了医疗领域不能由资本利益做主导。治病救人作为医疗工作者的宗旨，原不应该受时间、地理空间、国界的限制。然而，逐利性资本正在悄然引导社会办医中的医学价值观向"钱"看。潜移默化中，资本带来的物质财富、资本运行的方式对医学事业接班人产生着影响。医疗工作者的工作动力从实现自我、超越自我的高层次需求滑坡至物质层面满足的需求和生活条件的提高，工作信念和积极性必然受到挑战。目前我国医疗资源分布不平衡、布局不合理、下沉不深入的现象依然是短时间内无法从根本上解决的问题。部分地区医疗资源严重不足，社会办医一家独大，极有可能破坏医疗公平性。长此以往，资本存在的问题倒逼由政府、人民群众或是医生进行买单，这亟待从制度层面探索疏导之道。

二、对策建议

推动医疗资本有序发展不是摒弃社会资本在医疗领域的发展，而是推动企业在逐利过程中与国家宏观政策保持统一，与人民生命健康诉求保持协调，与社会公序良俗保持一致。现阶段，要识别资本的双重性，把握资本市场规律，建好、管好、用好社会办医的平台，满足人民群众不同层次、多种

类型的健康服务需求。

（一）坚持医疗领域公益性，引导社会资本归位

习近平总书记强调要坚持基本医疗卫生事业的公益性，提出让全体人民公平获得医疗卫生服务，明确在医疗卫生服务领域处理好政府与市场的关系。要建立健全医疗领域金融管理制度，限制投机资本恶意炒作行为，减少医疗消费水平不合理提升或是借助社会办医热点制造地产泡沫、金融泡沫风险。完善社会办医扶持政策，加大社会办医的政策宣讲、价值观引导、社会办医人员能力培养，将社会力量办医机构从数量提升转到办医机构医疗服务质量的提升。出台公立医院与社会资本合作更为详细的制度文件和管理办法，严格限制社会资本进入公立医院的非公益性，规避国有资产流失的风险点。引导资本向医疗养老、家庭医生、妇女儿童救助等领域进军，向全科医学机构、资源贫瘠地区开展非营利性投资，发挥企业资本的社会责任和社会效应。[①]

（二）加强监管，主动作为，规范社会办医行为

优化医疗机构和医护人员准入服务，在不断降低准入门槛的背景下做好医疗领域社会资本进入的质量把关，鼓励有能力、有意愿回报社会的资本进入。提高监管力度和查处力度，严厉打击非法行医和各类违规行为。加强行业自律和行业诚信建设，杜绝医疗效果虚假宣传、过度医疗和无作用医疗等现象，设立医疗服务机构"白名单"和社会办医诚信档案，完善医务工作者信用积分制度。[②] 建立医疗领域社会资本退出机制，对于已经过度扩张的资本提供平稳退出的渠道，保护资本医疗机构中守法工作人员的劳动权益，为退出机构的合法劳动者争取培训、创造平等再就业的环境。

①　李丁.政府促进社会办医规范发展研究[D].重庆:重庆大学,2016.

②　裴晔,洪学智,金今花,徐富芹,高佳楠,李雪,孔军辉.医疗机构信用体系视角下的社会资本办医探讨[J].中国卫生经济,2016,35(9):22-24.

（三）从资本逻辑回归医学逻辑，扬长避短，发挥资本有效性

探索社会资本对公办医院的合理补充路径，厘清资本与医疗领域结合思路，以医学规律为主线进行资本规范化发展的再设计。[①] 充分挖掘社会力量在"互联网＋医疗"中的能力与潜力，结合具有较强灵活性和创新性的社会资本试点探索"数字诊疗""智慧医疗"之路，助推医疗行业未来医疗价值链构建。结合社会资本资源优势，通过国际外派交流、企业与医院交流、创业交流等多种形式，培养医疗专业人才和医院管理复合型人才，带动医学人才队伍建设。鼓励有实力的社会办医疗机构发展前沿医学，提供个性化就医服务，促进多业态融合发展，打造有品牌效应的资本经济增长点。

[①]　袁素维,俞晔,曹剑涛,张哲,马进.新形势下对我国推行社会办医的思考[J].中国医院管理,2014,34(2):1-3.

第31篇　规范医疗领域社会资本进入[①]

报告核心内容

现阶段社会资本大量涌入医疗领域,虽然一定程度上扩大了民办医疗机构规模,补充了公立医疗机构的不足和短板,但是也凸显了诸多问题。包括监管体系不健全、防范化解风险力度不够、鼓励和禁止领域不明确等,也暴露出资本的逐利属性、违规操作、债务风险等问题。本报告建议要从坚持公立医疗机构的公益性、正确界定基本医疗和特需医疗、规范社会资本在特需医疗领域发展、对医疗领域新增社会投资予以明确界限范围等方面规范完善我国医疗领域社会资本进入。

当前,资本向医疗领域渗透扩张严重,普华永道发布的报告显示,2013年至2021年上半年,中国医疗健康服务并购投资总额累计超2800亿元,其中2016年和2019年至2021年呈现行业并购投资高峰,得益于医疗消费需求的释放、政策对医疗体系政策的引导,中国医疗大健康市场规模已达到13万亿元,且在过去8年中高速发展,市场规模年复合增长率高达

---

① 本报告于2022年上半年撰写报送,受到国家有关部门重视,编入本书过程中做了适当调整。撰写人:辛越优(浙江大学区域协调发展研究中心副研究员)。

13％,目前已经跃居为全球第二大市场。^① 卫健委官网数据显示,截至
2021 年 3 月底,我国共有医院数量 3.6 万个,其中民营医院的数量达到
2.3 万个,占比超 65％,与 2020 年 3 月底比较,公立医院减少 76 个,民营医
院增加 1246 个。^② 但社会办医数量的蓬勃,并未带来诊疗人次的大幅增
加。因此,需要为医疗领域社会资本设置"红绿灯",依法加强监管,防止资
本野蛮生长。

一、医疗领域社会资本投资的政策法律依据

近年来,我国积极引入社会资本与公立医疗机构合作办医,有效填补
了国家在医疗服务领域的投入不足,促进了竞争与协作,实现了医疗质量
升级、医疗效率提升等方面的社会期待;同时,针对社会资本参与医疗实践
的诸多问题,政府多方管控,保障基本医疗的公益性。从国家政策和法律
来看,《中共中央国务院关于深化医药卫生体制改革的意见》(中发〔2009〕6
号)、《关于进一步鼓励和引导社会资本举办医疗机构意见的通知》(国办发
〔2010〕58 号)、《关于促进健康服务业发展的若干意见》(国发〔2013〕40
号)、《关于加快发展社会办医的若干意见》(国卫体改发〔2013〕54 号)、《国
务院办公厅印发关于促进社会办医加快发展若干政策措施的通知》(国办
发〔2015〕45 号)、《关于开展医疗联合体建设试点工作的指导意见》(国卫
医发〔2016〕75 号)、《关于推进医疗联合体建设和发展的指导意见》(国办
发〔2017〕32 号)、《关于支持社会力量提供多层次多样化医疗服务的意见》
(国办发〔2017〕44 号)、《基本医疗卫生与健康促进法》等对社会资本投入

---

① 普华永道. 2013 年—2021 年上半年中国大健康产业并购活动回顾与展望[EB/OL]. (2021-08-31)[2023-05-05]. https://www.sohu.com/a/486866673_407401.

② 国家卫生健康委员会统计信息中心. 2021 年 3 月底全国医疗卫生机构数[EB/OL]. (2021-05-24)[2023-05-06]. http://www.nhc.gov.cn/mohwsbwstjxxzx/s7967/202105/4f51366f90d2437a8297c cfc8129d95d.shtml.

医疗领域作出了相关规定和引领导向。

一是鼓励和引导社会资本发展医疗卫生事业；积极引导社会资本以多种方式参与包括国有企业所办医院在内的部分公立医院改制重组；适度降低公立医疗机构比重。二是鼓励慈善机构、基金会等投资医疗服务业，逐步放宽中外合资、合作办医条件。三是鼓励大型公立医疗机构对口支援非公立医疗机构，扩大公立医疗机构医务人员多点执业，实现医务人员合理流动。四是鼓励社会办医疗机构纳入医联体，支持社会办医疗机构强强联合、优势互补，培育高水平、规模化的医疗集团。五是支持和规范社会力量举办的医疗卫生机构与政府举办的医疗卫生机构开展多种类型的医疗业务、学科建设、人才培养等合作。六是明确政府举办的医疗卫生机构不得与其他组织投资设立非独立法人资格的医疗卫生机构，不得与社会资本合作举办营利性医疗卫生机构。七是鼓励政府举办的医疗卫生机构与社会力量合作举办非营利性医疗卫生机构。八是明确非营利性医疗卫生机构不得向出资人、举办者分配或者变相分配收益。

综合来看，国家一系列的政策与法规都鼓励社会资本投入医疗领域，并明确和界定了参与方式、合作性质等，有效促进了社会资本涌向医疗卫生领域，扩大了民办医疗机构规模，在一定程度上补充了公立医疗机构的不足和短板；但仍存在监管体系不健全、防范化解风险力度不够、鼓励和禁止领域不明确等问题，也暴露出资本的逐利属性、违规操作、债务风险等亟待解决的问题。

二、医疗领域存在社会资本无序扩张乱象及问题

伴随我国社会经济不断发展、城市化不断推进以及人口老龄化程度日益加深，我国卫生健康领域仍然存在着慢性病患病率居高不下，基本公共卫生服务均等化层次低、质量差等问题，特别是在部分经济欠发达地区基

层,城乡群众日益增长的健康需求和供给之间的矛盾尤为明显。[①]近年来,随着人民群众对医疗卫生需求的提高,在限制公立医院发展规模的改革形式下,在"非禁即入"的政策鼓励下,大量社会资本涌入医疗卫生领域,不规范、无序扩张、野蛮扩张的社会资本稀释了基本医疗的公益性,也暴露出社会资本在医疗卫生领域的"野蛮"扩张乱象和监管漏洞。

(一)社会资本违规进入公立医疗机构项目建设和设备购置

一是社会资本违规融资医疗卫生基础设施建设项目。随着医疗需求的快速增长,公立医院的服务供给压力越来越大,政府投入责任也越来越大,在政府投融资渠道全面收紧形势下,部分社会资本利用当地政府和公立医院稳定的现金流作为担保,参与新建、改扩建公立医院的基础设施建设,导致公立医院负债增加,违背了国家社会办医的初衷,违背了公立医院的公益性。

二是社会资本向公立医院违规投放医疗设备。相比基础设施建设,同样社会资本对向公立医院免费投放设备,定期收回成本的模式,违背了公立医院的公益性,在围猎公立医院的同时,社会资本存在诈骗和强取豪夺公立医院资本现象。如:北京远程视界融资风险事件,牵涉全国千家医院,折射出社会资本违规渗入公立医院医疗设备投放和租赁领域现象。

(二)社会资本办医的逐利性稀释了医疗机构公益性

医疗机构的本质要以公益性为中心,但在前期大力鼓励社会资本办医,准入门槛较低的形势下,民营医院得到快速发展,但总体上存在"弱、散、小",社会办医存在急功近利、违规套取医保、骗取费用等现象。如:近几年发展起来的莆田系的民营医院,在全国形成了庞大的民营医院体系。据不完全统计,全国民营医院每 100 家中就有 80 多家莆田系医院,多数医院以开展妇科、男科等常见病诊治为主。非公立医院的收费由市场主体决

---

①　詹祥,许兴龙,王安琪.基层医疗卫生服务能力提升研究:基于社会资本嵌入视角[J].中国卫生事业管理,2022,39(4):241-244+249.

定,这导致收费价格与实际服务不相匹配,甚至出现术中加价等现象,扭曲了医疗卫生服务"以人为本"的宗旨。如:广州某国家医院首次门诊费1150元,专家会诊费1765～2400元不等,又如桂林一家民营医院产生屡次违法术中加价等现象,均暴露了资本进入医疗领域后的急功近利性和谋求利益最大化。

(三)社会资本在部分医疗领域的逐利性威胁到医疗安全和社会安全

一是社会资本在特需(高端)医疗方面野蛮扩张。医疗美容整形是最受社会资本青睐的投资领域,也最适合民间投资,但医美行业存在虚假宣传、欺骗消费者和医疗安全等问题。根据更美APP《2018年中国医美行业白皮书》显示,中国医美市场规模高达4953亿元,而且以每年10％的年增长率快速增长,同时催生了"诱导医疗""医美速成班"等行为的野蛮扩张,医疗安全存在风险。二是新生的互联网医院领域缺乏规范引导。互联网医院作为医疗行业的新生业态,在资本准入、行为规范上还存在监管漏洞,互联网涉及的智能穿戴设备、医药配送等存在信息安全和质量控制问题。三是社会资本在涉及医疗伦理领域存在安全隐患。主要表现在生物制品、生物安全和基因编辑方面,如:十分短缺的人血白蛋白、疫苗垄断等资本大多数由境外资本控股,不仅存在垄断风险,还存在生物安全风险;社会资本在干细胞移植、基因编辑等方面存在医疗安全风险。四是打着补充公办医院的旗号,虚假设立民办医疗从事"诈骗"活动。如"遵义欧亚医院"打着行医的套路进行"诈骗",被法院认定为"恶势力犯罪集团",涉及违法所得资金2亿多元。

三、规范完善医疗领域社会资本的对策建议

一是坚持公立医疗机构的公益性。严格执行新出台的《基本医疗卫生与健康促进法》,督促各级政府落实政府办医职责,严禁公立医疗机构对外

出租、承包医疗科室,严禁社会资本进入公立医院机构参与项目建设租赁、承包或变相租赁医疗科室和设备,引导社会资本单独兴办医疗机构与公立医院形成补充。

二是正确界定基本医疗和特需医疗。从国家层面定义清楚基本医疗的实施范围,社会资本办医开展的医疗服务项目原则上以特需医疗为主,不纳入医保报销范畴,且其医疗服务定价需开展成本论证和价格审查,不能完全由市场决定;如其开展的为基本医疗服务其医疗收费价格不得高于同级同水平公立医院价格。

三是规范社会资本在特需医疗领域发展。对高端需求的医美行业以加强监管为主,对社会资本从事互联网医院、干细胞移植和基因编辑涉及伦理等高端医疗领域,要严格审查和控制社会资本,尤其是境外社会资本的准入。

四是对医疗领域新增社会投资予以明确界限范围。明确应当鼓励和支撑社会资本向基层、全科、贫困地区、非营利性倾斜,限制对大医院、专科医院、发达地区的投资,限制营利性投资的规模和比例。借鉴教育领域的做法,对医疗领域的社会资本投资作出严格的审批和监管,将效益做到最精准,风险控制到最低。

编后记

　　时光倏忽，落笔已是 12 月，此书汇编工作已持续一年有余。伴随经济社会的快速发展，人们对自身生活质量、生命质量的关注愈加强烈，加之全球性卫生公共事件频发，推动着生命健康事业快速发展。作为一家专注于科技创新和高等教育交叉领域的高端智库平台，浙江大学中国科教战略研究院（以下简称"浙大战略院"）近年来不断加强对生命健康领域重大议题的政策研究和技术前沿研究。院内研究人员密切关注公共卫生、基础医学、药物研发等领域前沿动态，与校内多学科专家开展了不少专题性调查研究，部分成果报送至国家、浙江省有关部门后，得到采纳、批示等不同程度重视，取得了很好效果。

　　启真智库是由中国民主同盟中央委员会与浙江大学合作共建的一个智库平台，旨在围绕国家重大战略和中心工作开展决策咨询研究，并及时报送高质量智库成果，为推进科学决策、民主决策提供学术支撑。启真智库依托浙大战略院建设，充分利用浙江大学北京研究院的工作平台，成立 2 年来，已经取得了很好的建设成效。《启真视界之生命健康》是继《启真论"碳"》之后，启真智库组织编写的第二本研究报告集，涵盖了生物、医药、临床、公卫、康养、仪器、医学人才培养等多个领域，全书共有 31 份专题报告，共 25 万字。

　　本书既汇集了浙大战略院多位研究人员的专题报告，也积极吸纳校内多学科、多领域专家学者的重要成果，以充分体现学科会聚特色。值得高兴的是,本书编写得到了相关专家的积极响应,他们鼎力支持,令人感动。这些报告鞭辟入里、见解独到,充分体现了大家对相关问题的研究积累和认真态度,相信读者也能通过文字体会到这一点。在编写过程中,我们注意对初始报告做再加工,以体现行文上的可读性、内容上的丰富性以及一定的学术性。但需要指出的是,因保留撰写时的政策背景、社会背景因素,各篇目内容的时效性难以充分体现,请读者阅读时留意,各篇脚注中有对撰写时间、背景的简单说明。

特别感谢中国工程院院士、浙江大学医学院院长刘志红教授为本书作序,她对本书篇目编排、收录内容、报告体例等方面提出了许多高屋建瓴的意见。还要诚挚感谢启真智库专家委员会副主任、浙江大学北京研究院常务副院长袁清老师在本书组稿过程中的指导,感谢浙江大学社会科学研究院副院长徐宝敏老师一直以来对启真智库打造科教特色智库的关心,感谢浙江大学科学技术研究院农业与社会发展部副部长王芳展老师给予的专业意见。同时,感谢浙大战略院副院长、管理学院院长魏江教授,浙大战略院朱凌研究员,以及浙大战略院徐贤春副院长、张炜副院长和浙江大学政策研究室副主任陈婵老师等领导对本书出版的大力支持。在文稿征募、报告改写、出版校对过程中,浙江大学图书馆助理馆员何秀、浙江大学先进技术研究院助理研究员韩旭,以及浙江大学公共管理学院研究生沈锦璐、李佳妮、蔡小东、张维佳、王露、陆维康,浙江大学金华研究院智库中心助理研究员王益静和郗雨,浙江大学中国科教战略研究院科研助理冯家浩等付出了大量时间和精力。同时,还要感谢浙江大学出版社的李海燕编辑,是她的认真负责才使得本书得以按时顺利出版。由于我们的知识素养、能力水平所限,书中错漏自然难免,恳请读者不吝指正!

编 者
2022 年 12 月